浙江文化艺术发展基金资助项目

国家出版基金项目
NATIONAL PUBLICATION FOUNDATION

"十三五"国家重点出版物出版规划项目

中国手外科全书

丛书主编 劳 杰 徐建光 田光磊
徐文东 田 文 高伟阳

手外科全书

周围神经卷

主编 崔树森 徐文东

浙江科学技术出版社

图书在版编目（CIP）数据

手外科全书. 周围神经卷 / 崔树森, 徐文东主编. — 杭州 : 浙江科学技术出版社, 2021. 12
（中国手外科全书 / 劳杰等主编）
ISBN 978-7-5341-9957-8

Ⅰ. ①手… Ⅱ. ①崔… ②徐… Ⅲ. ①手–外科学 ②手–周围神经系统疾病–神经外科手术 Ⅳ. ①R658.2

中国版本图书馆CIP数据核字（2021）第280542号

丛 书 名	中国手外科全书
书　　名	**手外科全书：周围神经卷**
丛书主编	劳　杰　徐建光　田光磊　徐文东　田　文　高伟阳
主　　编	崔树森　徐文东

出版发行　**浙江科学技术出版社**
　　　　　杭州市体育场路347号　邮政编码：310006
　　　　　办公室电话：0571-85176593
　　　　　销售部电话：0571-85062597
　　　　　网　址：www.zkpress.com
　　　　　E-mail：zkpress@zkpress.com

排　版　杭州兴邦电子印务有限公司
印　刷　浙江新华印刷技术有限公司

开　本	889×1194　1/16	印　张	17.25
字　数	427 000		
版　次	2021年12月第1版	印　次	2021年12月第1次印刷
书　号	ISBN 978-7-5341-9957-8	定　价	270.00元

责任编辑　李骁睿　王　群　　**责任美编**　金　晖
责任校对　陈宇珊　　　　　　　**责任印务**　田　文

"中国手外科全书"编委会

丛书顾问

顾玉东

丛书主编

劳　杰　徐建光　田光磊　徐文东　田　文　高伟阳

丛书编委（按姓氏笔画排序）

于亚东　王　健　王艳生　方有生　付中国　丛　锐
庄永青　关德宏　许玉本　芮永军　李　军　李宗哲
沙　轲　沈云东　张友乐　张哲敏　陈山林　陈振兵
邵新中　范存义　赵　飞　赵　新　赵世伟　侯书健
宫　旭　宫可同　徐　杰　徐永清　翁雨雄　唐举玉
黄启顺　戚　剑　龚炎培　崔树森　梁炳生　温树正
谢振军　路来金　阚世廉　戴　闽　糜菁熠

丛书顾问

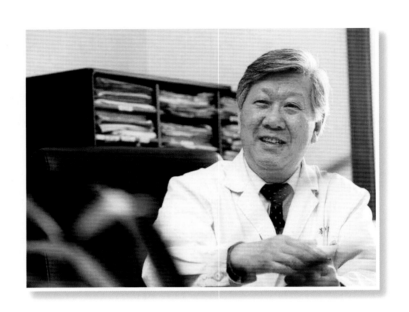

✱ 顾玉东

　　中国工程院院士，我国著名手外科专家、显微外科专家，复旦大学教授、博士生导师。国务院学位委员会委员，中华医学会副会长，国家卫健委手功能重建重点实验室主任，中华医学会手外科学分会第二、三届委员会主任委员，复旦大学附属华山医院手外科主任。《中华手外科杂志》总编辑。长期从事手外科、显微外科临床研究和理论工作。曾参加世界第一例足趾移植再造拇指，首创膈神经移位，首创用多组神经移位治疗臂丛神经根性撕脱伤，首创对无法利用多组神经移位的病例进行健侧颈七神经移位，首创静脉蒂动脉化游离腓肠神经移植，设计的"二套血供手术方法"使我国首创的足趾移植术保持国际领先地位。主编《手外科学》《手外科手术学》《手的修复与再造》《手外科手术图谱》《显微外科手术图解》等10余部著作。

丛书主编

✣ 劳杰

主任医师，教授，博士生导师。中国医师协会手外科医师分会会长，中华医学会手外科学分会第七届委员会主任委员，上海市医师协会手外科医师分会会长，上海市手外科学会第六届委员会主任委员，国际内固定研究学会上海培训中心主任，复旦大学附属华山医院手外科副主任。《中华手外科杂志》编辑部主任、副总编辑。长期从事周围神经和上肢疾病的诊疗及科研工作，擅长臂丛神经损伤和小儿产瘫、上肢皮肤及骨缺损、先天性畸形的诊治，以及应用内镜治疗上肢关节疼痛和腕管综合征。在国内率先提出开展手部骨折内固定技术，并在手内肌萎缩、神经病理性疼痛、神经损伤的人工智能替代治疗等方面开创了新的思路。建立了全国手外科各大区分会，促进了区域性手外科传统技术的推广以及新技术和新理念的传播，从而推动了整个学科的发展。

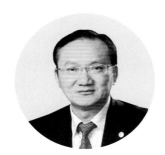

✣ 徐建光

主任医师，教授，博士生导师。中华医学会副会长，中华医学会手外科学分会第四、五届委员会主任委员，中华医学会显微外科学分会副主任委员，上海市医学会会长，上海市医师协会会长，上海市手外科研究所副所长，复旦大学附属华山医院手外科副主任。《中华手外科杂志》《中华显微外科杂志》副总编辑，《中国修复重建外科杂志》《中华创伤骨科杂志》编委和审稿人。擅长臂丛神经损伤的诊治、手外伤后的功能重建、游离组织移植及提高其成活率的基础与临床研究。

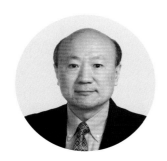

✣ 田光磊

主任医师，教授，博士生导师。中华医学会手外科学分会第六届委员会主任委员，中华医学会手外科学分会华北地区第十二届学术委员会、北京医学会手外科学分会名誉主任委员。曾任北京积水潭医院手外科主任。《中华手外科杂志》《中华创伤骨科杂志》常务编委。擅长手部损伤的修复及功能重建、骨关节疾病的诊治。在国内率先开展尺骨短缩术、三角纤维软骨部分切除术、局限性腕关节融合术、桡尺远侧关节韧带重建术，并采用腕关节三腔造影术诊断腕部疾病。

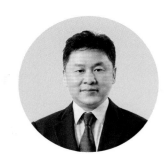

✿ 徐文东

主任医师，二级教授，博士生导师。中华医学会手外科学分会第八届委员会主任委员，中国医师协会手外科医师分会副会长及总干事长，国际腕关节镜协会（IWAS）主席，亚太腕关节协会（APWA）候任主席，复旦大学附属华山医院副院长，上海市肢体功能重建重中之重临床医学中心主任。擅长以微创技术治疗疑难性腕肘关节痛、臂丛神经损伤等。在国际上首创胸腔镜下全长膈神经移位术及内镜下全长尺神经移位术；在国内领先推广胸腔镜下交感神经干切断治疗手汗症和顽固性神经痛、腕关节镜下治疗慢性腕关节疼痛；在国际上首次提出通过对侧神经交叉改变外周神经通路的创新方法以恢复中枢神经损伤后的肢体功能，并在临床推广，获国际神经科学权威的高度评价。

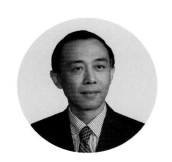

✿ 田 文

主任医师，教授，博士生导师。中华医学会手外科学分会第九届委员会（现任）主任委员兼手部先天畸形学组组长，中国医师协会手外科医师分会候任会长，北京医学会手外科学分会主任委员，中国医师协会手外科医师分会骨关节专业委员会主任委员，北京医学会理事，中国康复医学会修复重建外科专业委员会副主任委员，中华医学会手外科学分会华北地区学术委员会副主任委员，北京积水潭医院手外科副主任。《中华手外科杂志》《实用手外科杂志》《中华骨与关节外科杂志》《中国骨与关节杂志》《中国修复重建外科杂志》《中华医学杂志》（英文版）编委。擅长先天性手部畸形、腕关节损伤与疾病、手部肿瘤的诊断与治疗。在国内改良和制定了一系列与手部畸形有关的先天性疾病的形态学诊断标准；应用基因测序及细胞学分析等先进技术，发现了众多在国内甚至国际上认知度仍不高的先天性疾病，对部分罕见病的病因学研究目前处于国内及国际领先水平。

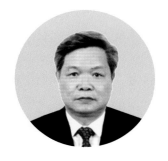

✿ 高伟阳

主任医师，教授，博士生导师。中华医学会手外科学分会第七、八届委员会副主任委员，中国医师协会手外科医师分会副会长，中国康复医学会修复重建外科专业委员会副主任委员兼四肢先天畸形学组组长，中国医师协会美容与整形医师分会手部整形亚专业委员会副主任委员，温州医科大学附属第二医院骨科学系主任。对跨越掌指关节的手背部创面提出采用分叶皮瓣进行一期分指修复以及皮瓣任意分叶的基本原则；对一些复杂的断肢（指）提出寄生再植的概念；率先在国际上提出前臂桡背侧皮瓣供区，在临床上应用并获得成功。

《手外科全书:周围神经卷》编委会

主　编

崔树森　徐文东

编写人员（按姓氏笔画排序）

于　维　吉林大学中日联谊医院

王丹丹　北京积水潭医院

方锦涛　中山大学附属第一医院

石恩献　中山大学附属第一医院

丛　锐　中国人民解放军空军军医大学
　　　　西京医院

刘　坤　北京积水潭医院

李文军　北京积水潭医院

杨　勇　北京积水潭医院

吴　霞　华中科技大学同济医学院附属
　　　　协和医院

张　航　中国人民解放军空军军医大学
　　　　西京医院

张　展　吉林大学中日联谊医院

张凡亮　中国人民解放军空军军医大学
　　　　西京医院

陈　涛　北京积水潭医院

陈山林　北京积水潭医院

易传军　北京积水潭医院

赵　睿　中国人民解放军空军军医大学
　　　　西京医院

郜永斌　北京积水潭医院

栗鹏程　北京积水潭医院

顾立强　中山大学附属第一医院

徐　静　复旦大学附属华山医院

徐文东　复旦大学附属华山医院

殷耀斌　北京积水潭医院

郭　阳　北京积水潭医院

诸　寅　北京积水潭医院

黄启顺　华中科技大学同济医学院附属
　　　　协和医院

崔树森　吉林大学中日联谊医院

雷　伟　华中科技大学同济医学院附属
　　　　协和医院

鲜　航　中国人民解放军空军军医大学
　　　　西京医院

薛云皓　北京积水潭医院

主编简介

崔树森 医学博士，主任医师，教授，博士生导师。曾任吉林大学中日联谊医院、白求恩第三临床医学院院长，现任吉林大学中日联谊医院、白求恩第三临床医学院党委书记。

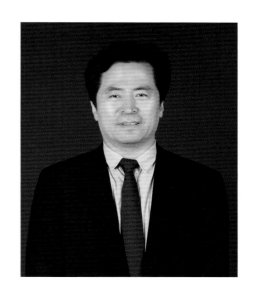

他的名片

中华医学会手外科学分会第八、九届委员会副主任委员
中国医师协会显微外科医师分会副会长
中华医学会手外科学分会臂丛与周围神经学组组长
中国神经科学学会神经发育与再生分会副主任委员
中国医药教育协会骨科专业委员会副主任委员
《中华显微外科杂志》编委
《中华手外科杂志》编委
《中华肩肘外科电子杂志》编委
《中国临床解剖学杂志》编委
《中国实验诊断学》编委

主要从事手外科及显微外科领域相关工作，擅长足趾移植再造拇指及手指、游离皮瓣移植修复大面积软组织缺损的诊断及治疗，对上肢神经各类损伤、臂丛神经根性撕脱伤和胸廓出口综合征的诊断和治疗有较高造诣。主持完成一例伴有瘀斑和粉碎性骨折的十指完全离断再植成活手术。

主持国家自然科学基金项目、卫生部临床学科重点项目、教育部博士点基金项目、教育部留学回国人员科研启动基金等课题20余项。担任国家重大出版工程《中华医学百科全书：显微外科学》编委，主译《上肢神经外科学》《胸廓出口综合征》2部著作。发表科研论文80余篇，其中SCI收录35篇，在《自然—通讯》（*Nature Communications*）上发表"Mutations in COMP cause familial carpal tunnel syndrome"（"COMP基因突变导致家族性腕管综合征"）学术论文，为世界上首次发现与腕管综合征直接相关的遗传基因。

获得加拿大神经精神药理学学会年会优秀青年科技奖1项、吉林省科学技术进步奖及吉林大学医疗成果奖共9项。先后获得"全国优秀医院院长"、全国卫生计生系统先进工作者、"国之名医"、长春市五一劳动奖章、吉林大学白求恩名医等奖励和荣誉称号。

徐文东 　主任医师，二级教授，博士生导师，复旦大学附属华山医院副院长，复旦大学附属静安区中心医院院长，上海市肢体功能重建重中之重临床医学中心主任。

* 中华医学会手外科学分会第八届委员会主任委员
他的名片
中国医师协会手外科医师分会副会长及总干事长
国际腕关节镜协会（IWAS）主席
亚太腕关节协会（APWA）候任主席
上海市"银蛇奖"联合会主任委员

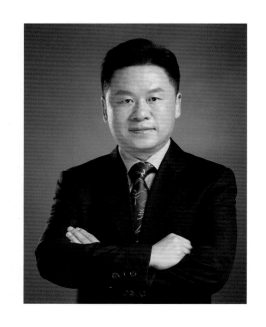

　　长期从事手外科、显微外科疾病的诊治，擅长中枢瘫（脑卒中、脑外伤、脑瘫等造成的一侧肢体偏瘫）的瘫痪手的功能重建，特别是臂丛神经损伤、周围神经卡压、手麻肌萎、复杂上肢外伤后的功能重建等；采用微创技术，如腕关节镜、胸腔镜等内镜新技术治疗疑难性腕肘关节痛、臂丛神经损伤、手汗症等，并开展创新方法治疗。在国际上首创颈七神经交叉移位术治疗中枢性偏瘫，开创了手外科与脑功能联合研究的新领域。其标志性成果发表在2018年影响因子72的《新英格兰医学杂志》（*The New England Journal of Medicine*，简称*NEJM*）上，入选该杂志评选的"颠覆性的最受瞩目研究第一名"，为中国首个原创成果入榜。在国内率先研究腕关节疾病的病因和治疗，并开展腕关节镜治疗手术，是国内在这一领域的代表人物。在国际上首创胸腔镜下全长膈神经移位治疗臂丛神经损伤的新术式，可较传统方法提前一年恢复患肢功能。

　　为国家杰出青年科学基金获得者、国家创新研究群体学术带头人、"万人计划"百千万工程领军人才、国家卫生健康突出贡献中青年专家、科技部中青年科技创新领军人才，享受国务院政府特殊津贴。先后获得国家科学技术进步奖二等奖、上海市科技进步奖特等奖、中华医学科技奖一等奖，以及"全国优秀医院院长""国之名医""上海工匠"等奖励和荣誉称号。

序

"玉不琢，不成器；人不学，不知道。"手，是人体最具特色的器官之一，也是人们使用最为频繁的器官之一。其复杂的解剖结构、丰富的血管神经，使得手外科手术成为骨科手术中精细度最高的手术。

"问渠那得清如许？为有源头活水来。"1958年，王澍寰在北京积水潭医院创建了我国第一个手外科，培养了一大批手外科人才。之后，天津、上海相继建立手外科。此后，陈中伟等实施了世界上首例前臂离断再植，杨东岳等首创第2足趾游离移植再造拇指，顾玉东首创膈神经移位治疗臂丛神经根性撕脱伤。这些成就，初步奠定了我国在国际手外科领域的领先地位。

"请君莫奏前朝曲，听唱新翻杨柳枝。"20世纪80年代，我国在手外科技术方面取得了快速发展。以桡动静脉为血管蒂的前臂桡侧皮瓣及其逆行岛状皮瓣被国外学者称为"中国皮瓣"，踇甲皮瓣游离移植再造拇指、双手足趾组合再造"中国手"、小儿断指再植、指尖再植等技术相继成功，断肢（指）再植成活率不断提高。肌腱和软骨等组织工程的研究与应用、腕关节镜的应用与研究、肌腱分区及愈合机制的研究等方面也都达到了国际先进水平。

"碧海无波，瑶台有路。"进入21世纪后，我国手外科技术不断提高，断指再植的目标已经转向外观美化和功能改善。针对每个患者进行个性化的皮瓣筛选和改进，成为手外科医生不懈的追求。新技术、新设备不断地被引入临床，治疗理念不断改进，闭合固定、关节镜、内镜、计算机辅助技术、康复综合治疗等新技术和新手段如雨后春笋，层出不穷。手外科事业进入了"数字人"、胎儿外科、克隆技术、组织工程等高科技成果研发应用的时代，继续保持着世界领先地位。

"新竹高于旧竹枝，全凭老干为扶持。"欣闻以劳杰教授等为首的中青年手外科行业翘楚，在老一辈手外科专家的指导下，肩负着承前启后的学科重任，建立起一套科学严谨、分工明确的临床指导体系，制定了一系列标准化的诊断治疗模式；并且为了培养和提高临床医生的专业水平、造就训练有素的手外科专业队伍，精心组织国内手外科领域各分支学科造诣深厚的一流专家学者，编写了国内第一套以手外科学组分类为构架的手外科学术专著"中国手外科全书"（以下简称"全书"）。

"长风破浪会有时，直挂云帆济沧海。""全书"汇集了全国手外科领域顶尖专家学者的宝贵经验和研究成果，以规范手外科各分支学科临床工作的原则与实践为目标，涵盖了中国手外科领域最新进展和当今世界手外科学界发展现状，融入了各专科的成熟理念和各著者丰富的临床经验，代表了我国手外科的规范化诊治水平。"全书"的出版，为国内手外科医生提供了一部完整的手外科学综合性著作，反映了我国手外科在世界手外科领域的领先地位，有助于提升我国手外科从业人员的理论水平和技术水平，是具有远见和着眼于培育人才的伟大实践，故欣然为之作序。

中国工程院资深院士
南方医科大学教授　锺世镇
2020 年 12 月

前言

周围神经损伤及疾病的诊断和治疗一直是手外科领域的难点和热点。作为手外科的重要工作内容之一，早期周围神经外科的主要工作是周围神经损伤的修复。在我国，周围神经外科虽然起步较晚，但发展迅速。1970年，顾玉东教授首创膈神经移位治疗臂丛神经损伤；1986年，顾玉东教授再次创造性地应用健侧颈七神经移位修复臂丛神经根性撕脱伤，使我国臂丛神经损伤的诊治水平迈入了国际先进行列。

近年来，随着手外伤及臂丛神经损伤患者人数的减少，周围神经疾病成为手外科医生新的研究热点，腕管综合征、肘管综合征、胸廓出口综合征等周围神经卡压性疾病的诊治逐渐规范化，并取得了一些新的进展。

随着周围神经疾病临床工作的深入开展，与周围神经相关的基础研究也在我国得到了高度重视，同种异体神经、组织工程神经、人工神经导管等神经修复材料的研究也紧跟国际步伐，部分研究工作已进入国际前沿水平。

作为"中国手外科全书"的重要组成部分，《手外科全书：周围神经卷》汇集了国内从事周围神经临床及基础研究领域的一线学者的宝贵经验，分别对周围神经的基础研究、周围神经损伤的基本知识、常见的周围神经损伤、周围神经卡压的诊断及治疗、特殊的周围神经损伤及处理，以及周围神经损伤修复后的康复进行了系统的撰写，结构清晰，重点突出，希望能成为从事周围神经临床和基础研究的学者们的案头参考书。

感谢在本书编写过程中各位编写人员以及出版社编辑老师的大力支持和帮助。不当之处在所难免，希望各位读者反馈指正。

编　者

2021 年 7 月

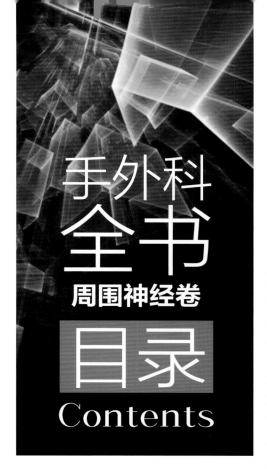

手外科全书 周围神经卷

目录
Contents

第一章 · 周围神经的基础研究

第四章 · 周围神经卡压的诊断及治疗

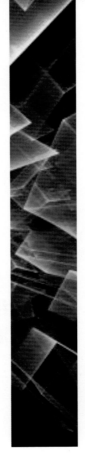

第五章 · 特殊的周围神经损伤及处理

第六章 · 周围神经损伤修复后的康复

周围神经的基础研究

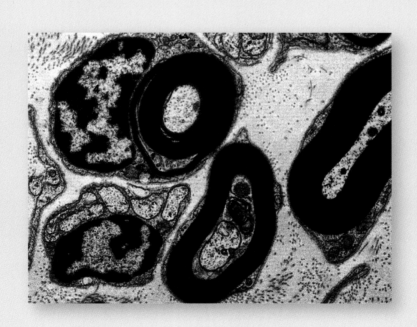

第一节
周围神经的显微解剖

周围神经系统是中枢神经系统（脑和脊髓）以外神经元和神经纤维的总称。神经元胞体集聚在一起构成神经节，神经纤维集聚在一起构成神经，共分为脑神经、脊神经和自主神经三大类。

周围神经中，脊神经共31对，包括8对颈神经（$C_1 \sim C_8$）、12对胸神经（$T_1 \sim T_{12}$）、5对腰神经（$L_1 \sim L_5$）、5对骶神经（$S_1 \sim S_5$）、1对尾神经（Co）。每对脊神经通过前根和后根与脊髓相连。前根属运动性，后根属感觉性，两者在椎间孔处合成一条脊神经干，感觉纤维和运动纤维由此混合。脊神经出椎间孔后立即分为前支、后支、脊膜支和交通支。交通支为连接脊神经与交感干的细支，其中发自脊神经连接交感干的称白交通支，而来自交感干连接每一条脊神经的称灰交通支。后支较细，经相邻椎骨横突之间向后走行，发出肌支支配颈、背及腰骶部深层肌肉；发出皮支支配枕、颈、背、腰、臀部皮肤，其分布有明显的节段性。前支粗大，主要分布于躯干前外侧和四肢的肌肉与皮肤。除胸神经前支保持明显的节段性外，其余前支分别交织成神经丛（颈丛、臂丛、腰丛、骶丛等），由神经丛再分支，分布于相应的区域。

一、周围神经的组成

神经元是神经系统的结构和功能单位（图1-1-1），具有接受刺激、传导冲动和整合信息的能力。神经元是高度分化的细胞，可分为胞体、突起（树突和轴突）和终末三部分。

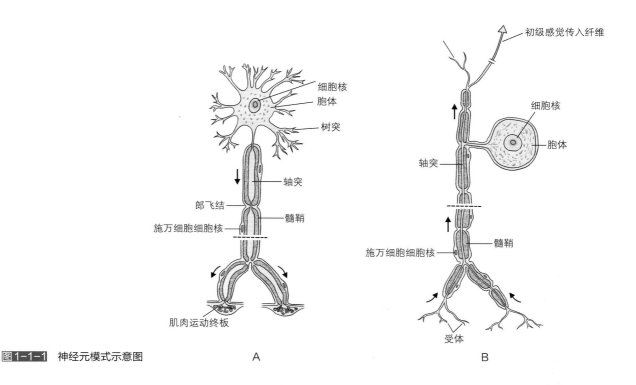

图 1-1-1 神经元模式示意图   A   B

周围神经是混合性神经，以脊神经为例，由躯体运动纤维、躯体感觉纤维和交感纤维组成。躯体感觉纤维始于脊神经节感觉神经元，中枢突组成后根加入脊髓，周围突加入脊神经，分布于皮肤、肌肉、关节的感受器等，将躯体的感觉冲动传入中枢。躯体运动纤维由脊髓前角运动神经元轴突组成，属传出神经纤维，末梢止于骨骼肌运动终板（神经肌肉接头），支配骨骼肌的运动。突触前交感纤维胞体位于胸腰段脊髓侧角（$T_1 \sim L_3$），节后纤维胞体则位于交感神经节，节后纤维经灰交通支加入脊神经，支配腺体、血管平滑肌等（图 1-1-2）。

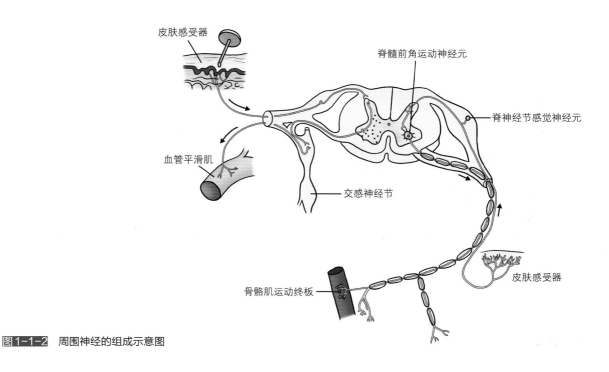

图 1-1-2 周围神经的组成示意图

二、周围神经的显微结构

周围神经系统中的神经纤维集合在一起，构成神经，又称为神经干。周围神经干的结缔组织包括神经内膜、神经束膜、神经外膜等（图1-1-3）。

周围神经的每一条有髓神经纤维或一组单个无髓神经纤维的全长，由一薄层胶原纤维膜环绕或包裹，称神经内膜（endoneurium）。若干条神经纤维聚集成一个神经束，由多层束膜细胞组成的结缔组织鞘包绕，称神经束膜（perineurium）。神经外包裹着致密的结缔组织，称神经外膜（epineurium）。周围神经结构如图所示（图1-1-4）。

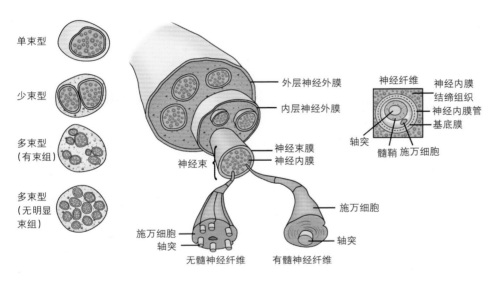

图 1-1-3 周围神经干的结缔组织成分示意图

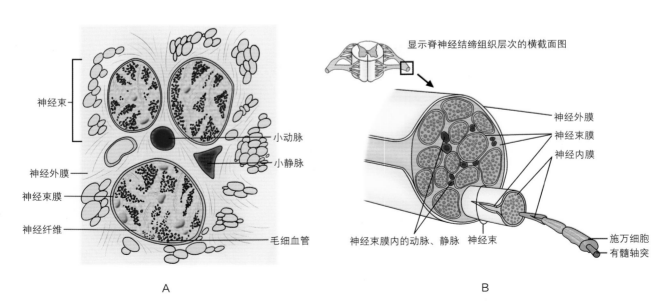

A

B

图 1-1-4 周围神经结构示意图

（一）神经外膜

神经外膜可分为两层：围绕单个神经束或束间的结缔组织，称神经束间神经外膜或内层神经外膜；围绕整个神经干的结缔组织鞘，称神经束外神经外膜或外层神经外膜。

神经外膜由致密的胶原纤维层组成，与脑神经和脊神经中枢端的硬膜相连。此膜中含有致密的胶原纤维，因而增加了周围神经干的韧性。其中的胶原纤维束大多纵行，胶原纤维的直径为70～80nm。神经外膜中还有少许散在的弹性纤维和成纤维细胞，并含有血管、淋巴管和脂肪细胞等。营养周围神经的动脉来自神经干附近较大的动脉，穿入神经外膜后分成数支，在神经束膜中纵向走行至神经的近端和远端，而供应神经纤维的毛细血管大多分布于神经内膜中。

神经外膜一般占神经横截面的1/2。当神经经过关节时，结缔组织成分增多，在肢体近端区域的神经结缔组织数量较多。臂丛神经（根、干、束）横截面的神经组织成分比例仅为1/3，而下肢坐骨神经横截面的神经组织成分比例更低，仅为1/4。

神经系膜由包绕在神经外围的疏松网状结构组成，从神经外膜延伸至外围组织。它与神经外膜相延续，主要功能是维持周围神经的纵向滑动与血供。节段性供血的血管通过神经系膜进入神经干内。神经系膜的完整存在有利于肢体运动时组织床的滑动。例如，上肢完全伸直时，正中神经延长4.5%，屈肘时正中神经松弛，其长度缩短14.5%；肘和腕从完全屈曲位到完全伸直位，正中神经向远端滑动2～3cm，而尺神经向近端滑动1cm。同样，神经束间神经外膜的存在也有利于单个神经束间的滑动。这些部位的纤维化，如神经修复术后或神经卡压症时神经外膜增厚，与外围组织粘连，必将妨碍神经的纵向滑动。损伤处由于相对固定，可出现继发性神经牵拉伤。

（二）神经束膜

神经束膜可分为内、外两层。外层由多层纵行的胶原纤维组成，纤维间有少量成纤维细胞和巨噬细胞。内层由数层扁平细胞组成，称神经束膜上皮，其内、外面均有基底膜，细胞层数的多少因神经束的直径而异。哺乳类动物的神经束最多可有15层，每个细胞突起紧密相连、交错，细胞之间的裂隙极窄。各神经束膜细胞层间含有纵向和斜向的胶原纤维和弹性纤维，也含有血管。神经束膜血管纵向走行很长一段距离后进入神经内膜间隙。尽管神经内膜间隙被神经束膜细胞孤立，但并非全部如此。单条血管穿越神经束膜时伴随一层神经束膜袖进入神经内膜间隙。神经束膜也不是全程密闭的，在周边终末部运动终板近侧呈末端开放的袖状结构，这可能是物质进入神经内膜间隙的关键部位。

神经束膜独特的多层鞘状结构的临床意义在于有屏障保护功能，一是机械性屏障作用，二是渗透性屏障作用，以维持神经纤维恒定、适宜的内环境。

神经束膜机械强度大，能耐受神经内膜液压升高至40～100kPa（300～750mmHg）而不撕裂，保持了神经内膜间隙的容量，并对外来创伤起着机械性屏障的作用。实验显示，神经外在压迫幅值高达53.3～80kPa（400～600mmHg）后数小时仍不能干扰其屏障功能，甚至在神经明显损伤时渗透性屏障还能发挥作用。

由于单个神经束膜细胞之间机械性连接紧密，神经束膜成了能阻隔毒素和铁蛋白等物质的渗透性屏障。其屏障功能有两个方向：由神经束外向内和由神经束内向外。神经束膜的渗透性屏障作用对维持轴突周围渗透压和电学平衡有重要作用。一般认为，它是调节和维持神经内膜间隙内环境稳定的重要成分，结合神经内膜毛细血管壁的渗透性屏障（血神经屏障），能保护神经内膜免受外来影响，对离子、蛋白质和潜在有害物质流入起到有效的滤过作用，而特殊的神经内膜环境对理想的神经纤维功能极其重要。神经束膜还可阻挡电解质扩散，并可通过酶的活动调节溶质的交换。

神经束内组织压，即神经内膜液压，正常为 0.16～0.2kPa（1.2～1.5mmHg），稍高于其他组织。一旦神经束膜管横断，神经断端的神经内膜内容物就会膨出。发生缺血、压迫、冻伤等非穿透性损伤时，神经内膜液压会显著增高，由于蛋白质无法通过神经束膜向外渗出，就会干扰神经内膜微血管系统的完整性。

（三）神经内膜

在神经干中，除神经外膜和神经束膜等处的结缔组织外，每条周围神经纤维之外还包裹着薄层的疏松结缔组织，起加固作用，称神经内膜或凯-雷二氏鞘（Key-Retzius 鞘）。神经内膜由纵行的纤细胶原纤维、均质状基质和少量成纤维细胞构成，胶原纤维与施万细胞（Schwann cell，SC）的基板紧密贴附。神经内膜中的毛细血管在结构和功能上与脑部的毛细血管相似，为连续的毛细血管，内皮细胞间连接紧密，其中的质膜小泡（又称吞饮小泡）很少。有研究表明，血管内的示踪蛋白（大分子物质）可经神经外膜的毛细血管扩散，但受阻于神经束膜和神经内膜的连续的毛细血管，对神经有保护作用；而周围神经干与椎管内神经根的结缔组织是有差异的（表1-1-1）。

表1-1-1　周围神经干与椎管内神经根的结缔组织的差异

结缔组织	神经干	神经根	临床意义
神经外膜	+	−	神经根神经纤维易受压迫性损伤
神经束膜	+	−	神经根缺乏张力，易受牵拉性损伤
神经内膜	+	+*	神经根对药物等易渗透、敏感

注：* 神经根的神经内膜胶原纤维少且薄。

另外，周围神经上的横纹即丰塔纳条纹（Fontana 条纹）是一种与神经束松弛有关的光学现象，是由神经纤维的波浪状起伏导致的，而不是由神经束的起伏导致的。这种神经纤维波浪状起伏是适应神经在肢体屈伸运动时需要有一定的纵行滑动而存在的。当神经受到牵拉后处于张力状态时，可出现神经卡压症，Fontana 条纹就会消失，而经适当的神经松解术后，Fontana 条纹又会出现，这也成为评价神经松解术取得成功的良好指征。

三、周围神经的血供与微循环

周围神经具有完善的微血管系统，在神经外膜、束膜和内膜各个层次均有丰富的微血管网，各层次之间和各段之间又有发达的侧支循环，这对保证神经充足的血液供应、维持正常的神经传导功能和轴浆运输有重要意义。周围神经对缺血甚为敏感，若将神经切断但保证其充足的血液供应，则切断处远侧神经仍能维持数天的兴奋性；若神经切断后血供受阻，断端远侧神经在数小时内即发生功能性退变。在临床治疗神经损伤的过程中，任何导致神经干受刺激、压迫、牵拉等减少神经血供的因素，都将对神经造成更大的伤害。因此，了解周围神经的微血管构筑和微循环特点，对处理神经损伤时防止神经继发性损伤有一定的指导意义。

（一）周围神经的血供来源

神经干的血供来源于神经血管。神经血管是进入神经并供养神经干的专用血管，它们不规则、不恒定地发自邻近的血管，包括肢体的主干血管和其分支，以及其无名的肌支和皮支。按照血管与神经的位置关系，一般把供养神经的血管分为两类：一类是较粗大的与神经伴行的血管，称神经伴行血管；另一类是较细小的由伴行血管沿途发出，呈节段性进入神经干的血管，称神经节段血管。这两类血管属于神经外血管系统（图1-1-5）。

1. 神经伴行血管　神经伴行血管可以是肢体主干血管的一段，如肱动脉与正中神经上臂段伴行，也可以是主干血管分支的一段，如肱深动脉与桡神经上臂段伴行。有些供养肌肉、皮肤的血管与神经的肌皮支伴行，也可以看成伴行血管，如臀下动脉与臀下神经伴行。神经干行程较长，神经伴行血管往往只能与神经干的某一段伴行。因此，同一神经干的不同段可以由不同来源的伴行血管供应。例如，尺神经的上臂段由肱动脉和尺侧上副动脉供应，尺神经的前臂段由尺动脉供应。神经伴行血管通常是由1条动脉和2条静脉组成的血管束。伴行血管的主干并不直接供养神经，而是通过伴行过程中沿途分出的节段血管陆续进入神经干内。伴行血管除发出分支（神经节段血管）供养神经外，沿途还发出分支供养邻近的肌肉、结缔组织和皮肤。有些神经干的伴行血管的管径较粗大，可在施行吻合血管神经移植术时作为吻合用的血管束。

2. 神经节段血管　神经伴行血管沿途以不等的间隔和不同的数目发出神经节段血管进入神经干内。神经节段血管的分布有一定的规律性，即相邻神经节段血管的间隔和数目与其管径大小相关。较粗大的神经节段血管在神经干内的行程较长，通过发出长升支和长降支供养神经干，故在神经干相当长的距离内不需要接受其他节段血管的营养，此时神经节段血管间隔长，数目少；而较细小的神经节段血管必须以较多的数量和较短的间隔进入神经干，才能达到足够的供血量。神经节段血管的来源不一，可能发自：①伴行血管；②邻近的肌肉穿支和骨膜血管；③邻近的皮支；④邻近的其他血管。神经节段血管进入神经干处的结缔组织，通常称为神经系膜。神经节段血管到达神经

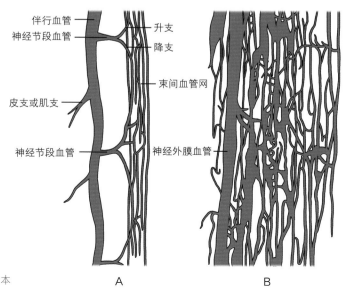

图 1-1-5 周围神经干的血供来源示意图

A. 神经干血供来源　B. 墨汁灌注的神经标本

外膜后，分为升支和降支。上、下位节段的升支和降支互相吻合，延续成为纵行的神经外膜血管。神经节段血管的管径虽然在肉眼下尚可辨认，但已经较细小，一般在0.2mm以下，已难以作为吻合血管用的血管束，但根据神经节段血管均来源于邻近血管干或伴行血管这种局部解剖学特点，临床上施行吻合血管神经移植术时，常采取连同邻近血管干或伴行血管一起取材的方法，通过吻合粗大的邻近血管干或伴行血管，达到保存神经血供的目的。根据神经节段血管必须通过神经系膜这一特点，手术时应注意加以保护，使神经系膜与神经干不分离，以保持该段神经的血供来源。

（二）神经血管的供血方式

1. 从神经血管进入神经干的方式分类　主要归纳为以下两类：

（1）伴行型：这类血管最多见，它们到达神经干后与神经干伴行一段距离，沿途发出数目不等的分支，进入神经外膜。神经伴行血管就属此类型。

（2）直入型：这类血管接受邻近血管的分支（如肌支和皮支等），它们不与神经伴行全程，只与神经的一段相伴行，发出分支后不经过任何其他结构，一发出就以最短距离进入神经外膜。

2. 从神经移植供体的角度分类　从神经移植供体的角度又可将神经血管分为以下五种供血形式：

（1）神经与血管伴行距离较长，在伴行过程中神经接受血管的分支，较常见于桡神经和正中神经臂段。前者由肱深动脉及桡动脉分别发出分支供应桡神经及其浅支，后者由肱动脉发出分支来供血。

（2）神经和血管伴行，但神经干分支发出较早，相应地减少了神经与血管的伴行长度，如股神经。

（3）神经干较长且不分支，它接受单独较大的一条营养血管，这种类型不多见。主要见于正中神经前臂段和坐骨神经，前者由发自骨间掌侧动脉的正中动脉供应，后者由发自臀下动脉的坐骨神经伴行动脉供应。

（4）神经干较长，且无过早发出的分支，血供来源于多方面的动脉支，这种类型在诸神经干血供中占大多数，如胫神经和腓深神经等。

（5）神经分支复杂，各支接受不同来源的血液供应。

其中，前三种供血形式适合缝合血管的神经移植。

（三）周围神经的微血管构筑

周围神经的微血管构筑在光镜下一般可分为三层结构：神经外膜血管、神经束间血管网和神经束内血管网（图1-1-6）。这三层血管属于神经内血管系统。

1. 神经外膜血管　神经节段血管到达神经外膜后，在外膜内分为升支和降支。各神经节段血管的升支与降支沿神经外膜纵行缝合，形成神经外膜血管。神经外膜血管纵贯神经全长，手术中清晰可辨，是神经断裂伤后对位缝合的良好标志。从神经外膜血管发出短的横支或斜支，呈弓状在神经束的表面越过，走向神经深部，延续形成神经束间血管网。

2. 神经束间血管网　神经外膜血管的分支向深层延续，形成神经束间血管网，并在神经束膜上形成众多纵行的血管。这些纵行血管之间吻合丰富，与神经内膜下方的初级毛细血管网也吻合丰富。位于神经束间疏松结缔组织内的神经束间血管网常呈弯曲盘旋状。这种形态结构表明：神经束间血管网对神经长度的改变有一定的适应性。在神经改变或被轻度牵拉时，由于弯曲的形态留有伸展的余地，不致立即挤压血管。只有当神经被过度牵拉而超过正常的伸展范围后，神经的

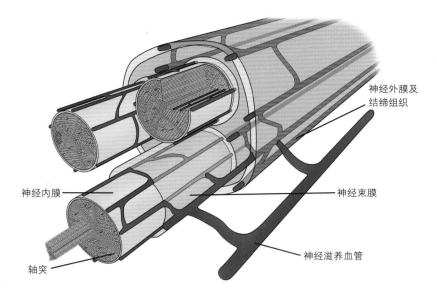

神经外膜及结缔组织

神经束膜

神经滋养血管

神经内膜

轴突

图 1-1-6 神经内血管系统示意图

横截面面积才会变小。此时神经干内的血管虽多，但仍因血管管径被挤压而导致供血不足。

3. 神经束内血管网 神经束间血管网的分支以斜行方式穿入神经束膜细胞层，并将部分束膜细胞带入束膜内，形成神经束膜细胞。当神经束内发生水肿引起压力增高时，斜穿神经束膜的血管易受到挤压，影响神经束内的血液供应。神经束间血管网的分支斜行穿入神经束内后，形成纵行排列的、以毛细血管为主的微血管网，称为神经束内血管网，Lundborg 将其描述为纵行的篮状结构（longitudinal basket formation）。此毛细血管网恰好位于神经束膜细胞层下。这些神经内膜血管吻合丰富，镜下可观察到各段毛细血管间通过双 U 形襻血管链互相吻合。神经束内血管网在正常情况下仅有部分血管交替开放。只有当神经受到轻微的机械创伤或热盐水刺激而处于应激状态时，神经束内血管网才会全部开放。

（四）周围神经的微循环

神经干因其结构和功能的特殊性，在微循环方面有以下五个特点：

1. 神经外膜血管内血液无方向性 神经外膜血管内的血液流向没有哪个方向占优势，其血流方向是根据神经干不同部位的代谢需要而不断变化的，可在同一血管的不同部位同时出现相反方向的血流。神经外膜血管网是一个适应能力和代偿能力很强的血管系统，能根据需要重新大量调配血液供应；当神经节段血管遭到破坏而使其侧方供血来源受阻时，只要神经外膜血管仍保存完好，神经干就很少出现缺血性功能障碍。

2. 神经束膜血管和神经内膜血管共同组成神经束血管丛 该血管丛可以与神经外膜血管相区别。神经束膜允许每个神经束在周围神经内有相当距离的轻微移动而不致引起神经缺血。Lundborg 的研究证实，游离坐骨神经-胫神经全长，仅保留其近端和远端的营养血管（全长 15mm），不会对微血管血流造成伤害性影响，纵行外膜血管仍完好无损。但是，当神经干受到牵拉时，神经干内的微血管血流将受到影响而减慢；当神经干被牵拉至长度增加 8% 时，小静脉血流减慢；当长度增加 15% 时，所有营养血管的血流停止。因此，在张力下缝合神经，易因神经血供障碍而影响神经正常功能的恢复。

3. 神经外膜血管和神经内膜血管有差异性 在超微结构上观察神经外膜血管和神经内膜血管存在不同之处。构成神经外膜血管的内皮细胞连接处有各种开口，允许蛋白质大分子物质外渗。在神经外膜的微血管上仍可见到有孔的毛细血管，少量循环血浆蛋白可以扩散到神经外膜内并达神经束膜，但不能通过无渗透性的神经束膜。神经内膜的内皮细胞在相邻细胞间有紧密连接，与脑实质中内皮细胞的紧密连接相似，可以防止血管内蛋白质分子外渗到神经内膜内的间隙。这样的神经内膜血管和神经束膜血管就形成了血神经屏障。

4. 神经内膜小动脉的内皮细胞有很高的碱性磷酸酶活性 联系观察到的质膜小泡，碱性磷酸酶活性暗示某些转运功能活性的存在。Bell 和 Weddell 推测，这些质膜小泡可能是检测神经束内离子和渗透压环境的一种手段，以便使局部血流作出相应的调整。

5. 神经束内血管网的毛细血管管径较大 神经束内血管网的毛细血管管径比普通毛细血管管径大，可以使神经束内潜在的血管容量大到足以满足高代谢组织的需要。这些血管容量作为内在的血库，具有快速、大量调整血液通过血管的能力，以保证神经干的血液供应。

四、周围神经的神经支配

周围神经除分布到肌肉、皮肤等相应的效应器和感受器外，其本身也有细小的神经纤维分布。这些细小的神经纤维发自脊柱两侧的交感神经节，其节后纤维进入神经干内随周围神经走行，沿途发出分支，在神经干内的小血管周围形成细小的神经丛，其游离末梢分布于这些血管的血管壁上。神经营养血管受其所供养的神经干分支支配，构成了一套周围神经调节自身微循环的系统，这一系统使周围神经可以根据功能的需要，通过调节血流量来影响自身的血液供应。研究证实，分布于血管壁上的细小神经纤维主要是肾上腺素能神经纤维，在营养周围神经外膜和束膜的血管壁上均存在这种神经纤维末梢。这些神经纤维的兴奋性增高，可使营养神经外膜和束膜的血管收缩，从而减少这些区域的血流量。动物实验显示，刺激腰部的交感神经链可引起神经干内小动脉血管的显著收缩。由此可见，交感神经兴奋性增高，可相当明显地引起神经内微循环血量的减少。某些引起交感神经张力增高的因素，如一些交感神经反射性营养不良和一些慢性疼痛综合征等，可能是引起神经内血管收缩、导致神经疾病的重要病理生理因素。另外，神经干内还存在其他神经纤维，主要为无髓神经纤维，这些神经纤维在神经外膜内呈纵向或盘旋状走行，其游离神经末梢存在于神经干内各层结缔组织中。这些神经纤维可能是某些感受器的传入纤维。

五、周围神经的局部解剖特点

（一）周围神经的基本类型

周围神经的基本组成单位是神经纤维。许多神经纤维聚集形成神经束，神经干内若干功能、性质相同的神经也可以组成神经束组。周围神经按其神经束的数量及分布组合可分为三种基本类型：①仅一个大束的单束型；②由少量束组成的少束型；③由众多不同大小束组成的多束型。其中多束型又可分为有相对数个束组分布的有束组多束型和无明显束组多束型（图 1-1-7）。

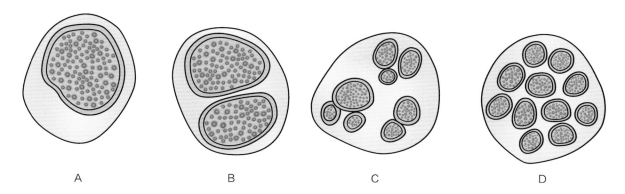

图 1-1-7 周围神经的基本类型示意图

A. 单束型　B. 少束型　C. 有束组多束型　D. 无明显束组多束型

（二）神经束与神经束之间丛状交织

神经干内的神经纤维并不是始终沿某一个神经束走行的，而是不断地从一个神经束到另一个神经束，并在束间互相穿插走行，不断交换神经纤维，使神经束的数目、大小和位置不断发生变化。这就是神经干内神经束与神经束之间的丛状交织现象。

Sunderland 对人肌皮神经的研究显示：即使仅相距几毫米，神经干内的神经束分布也有变化。Jabaley 等研究发现：与肌皮神经神经束反复交替组合不同，前臂和腕部正中神经束的排列更有序，单个神经束至少维持数厘米行程，神经束之间联系相对较少，神经束的功能成分能够鉴别。

从神经干内结构规律分析，一般在神经干的近侧端，神经纤维交错较多，神经束数目也较多；而远侧端的神经纤维交错较少，神经束数目也较少（图 1-1-8）。另外，运动神经束间交错纤维较多，束间纤维交错较早出现；感觉神经束间交错纤维较少，束间纤维交错也较迟出现。

周围神经损伤后，不论为何种神经修复技术，基本目的均在于对合原先的神经束或功能相同的

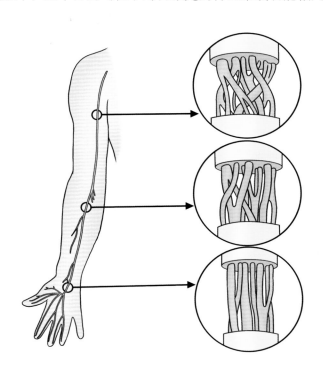

图 1-1-8 正中神经的神经束丛状交织在肢体远侧并逐渐减少

神经束，并准确连接，为再生轴突抵达适宜的末梢器官、恢复功能创造最佳条件。为此，Sunderland（1978）、Jabaley等（1980）、钟世镇等（1980、1986）一方面研究绘制了四肢主要神经干内运动束、感觉束、混合性神经束分布图，供临床参考；另一方面研究了神经干内自然分束的解剖学规律，便于临床掌握常用的神经干修复要点。

（三）神经干内自然分束与功能束组

神经干内自然分束，是指神经干在远端发出的主要肌支、皮支或混合支，向近侧延续到神经干内，实际上形成了各种功能、性质相同的神经束组。这些神经束组在神经干内根据束组间神经纤维交错的情况，从神经远端到近端可以区分为三段：①无损伤分离段，神经束组之间没有神经纤维互相交错，束组之间有疏松结缔组织相隔，手术分离时不致损伤神经纤维。②加力可分离段，当神经束再向近端追溯，在神经束组之间开始有少量神经纤维交错，手术分离束组时会损伤少量交错纤维，但对神经功能影响较小。③不能分离段，在神经束组之间的交错纤维很多，已无法进行手术分离，若施加暴力勉强分离，必然造成神经纤维大量撕裂离断，对神经功能影响较大（图1-1-9）。

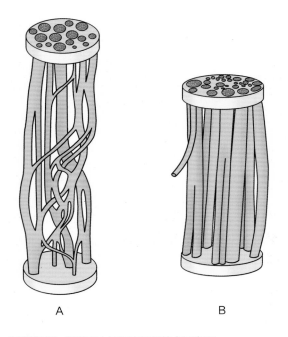

A   B

图1-1-9 神经干内神经束解剖特点示意图

A. Sunderland绘制的肌皮神经内神经束丛状交织多
B. Jabaley绘制的正中神经内神经束丛状交织少

神经干内自然分束有一定的解剖学规律。

1. 感觉束组（以皮支为代表的束组）在神经干内可以无损伤分离的距离较长；运动束组（以肌支为代表的束组）可以无损伤分离的距离较短。

2. 在神经干远端，自然分束明显，容易分离；在神经干近端，组间丛状交织频繁，难以相互分离。

此外，Hallin提出了神经束内微束的概念，认为这些微束内的神经纤维不论神经如何组合排列，仍固定分布于一定的区域。Brushart用辣根过氧化物酶（horseradish peroxidase，HRP）逆行示踪技术研究发现：一条独立指神经的神经纤维，甚至在臂丛平面就已经定位完成。

（四）周围神经的异常支配

在胚胎发育中，神经纤维融合、分支常形成近侧的神经干内"丛"的形式，组成远侧的特异神经纤维终支，支配特异的靶器官。在胚胎发育中出现的周围神经异常支配可分为四种形式（图1-1-10）。

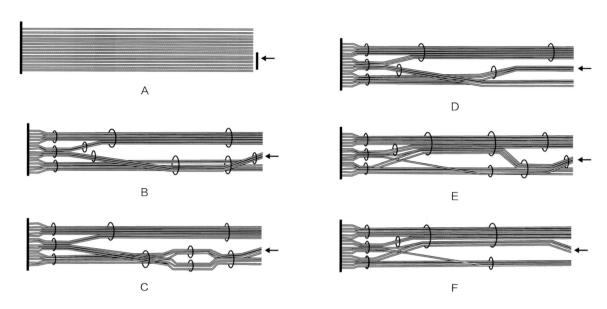

图 1-1-10 周围神经异常支配的四种形式示意图

A. 原始不分束的周围神经纤维排列　B. 正常的分束排列　C. 第1型变异：神经襻（神经暂时高位分支）　D. 第2型变异：神经高位分支　E. 第3型变异：神经纤维暂时经不同的神经干走行　F. 第4型变异：神经纤维全程经不同的神经干走行

1. **第1型变异**　神经纤维暂时离开正常的行程，但最终仍汇入同一神经束，形成一个神经襻（nerve loop），为最简单的一种变异。见于豌豆骨、钩骨处尺神经的短襻，以及前臂尺神经的长襻。

2. **第2型变异**　神经纤维终支发出的平面较高，更趋向近侧，形成一个独立的终支。见于腕平面的双支正中神经或多支正中神经肌支（支配鱼际肌）。

3. **第3型变异**　神经纤维分支的发出平面更高，并暂时经不同神经干走行，再会合至本干神经。比如：①正中神经-尺神经交通支。前臂近端的马丁-格鲁伯交通支（Martin-Gruber交通支），正中神经或骨间前神经的运动神经纤维交叉汇入尺神经，出现概率为10%～30%，变异形式可达6种，主要是手内在肌神经支配变异，如鱼际肌，可通过神经阻滞前后的相应改变和电生理检查鉴别；鱼际部尺神经深支与正中神经运动支之间的里奇-坎尼恩交通支（Riche-Cannien交通支），出现概率为77%，为鱼际肌神经支配最常见、最正常的支配形式，提供了手内在肌交叉支配或双重支配的机制。②肌皮神经-正中神经交通支。③腕掌部正中神经和尺神经之间的感觉交通支也很常见，因腕管松解或掌腱膜切开受损，可出现相应的手指麻木。④75%的研究标本中，桡神经感觉支和前臂外侧皮神经双重支配皮肤感觉区。

4. **第4型变异**　神经纤维完全经其他神经干走行。见于中指指深屈肌与中指蚓状肌受正中神经或尺神经支配。

研究周围神经异常支配的临床意义在于：①某一神经损伤后，注意检测残留肢体功能，要区别是神经的部分损伤，还是完全损伤伴有神经支配变异。②手术操作分离时，避免损伤变异支配的神经。

现阶段在神经手术操作中，对神经束数目众多的部位不必要也不可能逐束分离和缝合神经束，通常是利用神经束组周围有较多间质组织（即内层神经外膜）这一结构特点，进行束组间吻合。特别是在选择性神经移位手术中，功能束组成为选择性修复的基本功能单位。功能束组确切的走行、分布和定位知识是临床医生在手术中最想知道的信息，过于详细的束型变化情况反而不利于其判断。

（五）周围神经的三维重建及可视化

Terzis 等最早将计算机应用到周围神经显微解剖的研究中，考察了正中神经内局部解剖的恒定变异。Greg P. Watchmaker 等于1991年在对前臂远端及手部的正中神经进行连续组织切片苏木精-伊红染色（HE染色）后，应用开发的软件进行图像识别和统计处理，并通过三维重建的方法进行了神经束交错变化特征的研究，在实体解剖和组织学切片的基础上建立了正中神经的三维模型。

现阶段对周围神经三维重建和可视化研究大体分为两个方面：一是外部解剖结构的重建，二是内部解剖结构的重建（包括运动纤维、感觉纤维的构成和分布）。

国家"863"计划"虚拟中国人"项目课题组采集的虚拟中国人（virtual Chinese human，VCH）I号女性数据集，可重建臂丛神经的外部结构。虚拟中国人数据集采用冰冻薄层铣切技术，颈部的铣切间距达到0.2mm。该数据集共有8556个层面，连续层厚为0.2mm。提取C_4椎体上缘平面至T_3椎体下缘的薄层冰冻连续断层图像，共计527层，从中提取具有典型代表的图像，用Photoshop CS图像处理软件修剪选取范围，进行连续观察并进行三维重建。在表面三维重建并静态显示的基础上，将计算出的图像全部保存下来，使用电影制作的程序，将其制作为电影，画面清晰流畅，可动态显示臂丛、C_4～T_2椎体、颈总动脉、锁骨下动脉和右椎动脉三维表面重建及其图像，是连续放映的动画（图1-1-11）。

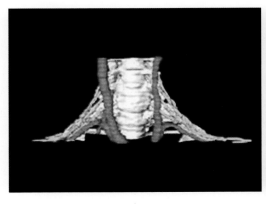 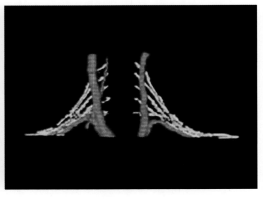

A B

图1-1-11 臂丛、C_4～T_2椎体、颈总动脉、锁骨下动脉和右椎动脉三维表面重建图像

A. 加伪彩后图像 B. 去椎体后图像

　　中山大学附属第一医院刘小林、闫立伟等，利用结合碘剂联合冷冻干燥法（iodine and freeze-drying，IFD）的微型CT技术获得高分辨率的三维周围神经拓扑结构（图1-1-12），加深了对人类周围神经三维微结构的认识，为临床长段周围神经缺损修复提供了技术支持和理论依据。

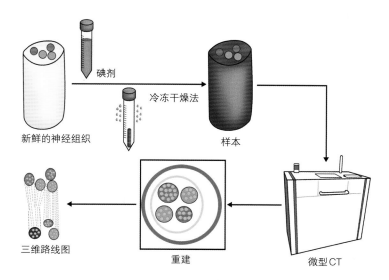

新鲜的神经组织　　碘剂　　冷冻干燥法　　样本

三维路线图　　重建　　微型CT

图1-1-12　利用结合碘剂联合冷冻干燥法的微型CT技术获得高分辨率的三维周围神经拓扑结构的技术路线图

（顾立强）

第二节
周围神经的生理学

周围神经是连接中枢神经系统与机体组织器官的通路，其生理功能主要包括：①传递感觉信号功能，即感受机体内外环境的刺激，并将刺激引起的神经兴奋通过传入神经纤维（感觉纤维）传至中枢；②传递运动信号功能，即把中枢形成的运动指令通过传出神经纤维（运动纤维）传至效应器而产生生理效应；③营养性功能。本节将简要阐述周围神经实现其生理功能的基本原理。

一、神经兴奋的形成和传导机制

周围神经传递感觉和运动信号的基本形式是神经冲动，即动作电位。神经元的动作电位是在静息电位基础上形成的，动作电位和静息电位相互依存，相互影响。

（一）静息电位

静息电位（resting potential，RP）是指神经元未受任何刺激时存在于细胞膜内、外两侧的电位差。测量神经纤维静息电位时，若两个测量电极都处于细胞膜外，只要神经元未受到刺激或损伤，就可发现细胞外部表面各点都是等电位的。如果将其中一个测量电极刺入细胞膜内，在电极尖端刚刚进入膜内的瞬间，记录仪上就会突然显示一个电位跃变，表明细胞膜内、外两侧存在着电位差。因为这一电位差是存在于静息神经元的膜内、外两侧的，故称为跨膜静息电位，简称静息电位。静息电位一般是膜内表现相对负电压。如规定膜外电位为 0，哺乳动物的肌肉细胞、神经细胞的静息电位就为 $-90 \sim -70 \text{mV}$。神经元的静息电位是一种稳定的单向电位，只要神经元未受到外来刺激且保持正常的新陈代谢，静息电位就会稳定在某一相对恒定的水平。

Bernstein 最先提出，细胞内、外钾离子（K^+）的分布不均衡和静息状态下细胞膜主要对 K^+ 有通透性，可能是使细胞保持内负、外正的极化状态的基础。正常神经元细胞内的 K^+ 浓度明显高于细胞外的 K^+ 浓度，而细胞外钠离子（Na^+）浓度明显高于细胞内的 Na^+ 浓度，这是钠钾泵活动的结果。在这种情况下，必然会有 K^+ 向膜外扩散的趋势和 Na^+ 向膜内扩散的趋势。假定在静息状态下细胞膜只对 K^+ 有通透性，那么只能有 K^+ 移出膜外。由于膜内带负电荷的蛋白质大分子不能随之移出细胞，随着 K^+ 的移出，就会出现膜内变负而膜外变正的状态。K^+ 的这种外向扩散并不能无限制地进行，这是由于移到膜外的 K^+ 所造成的外正、内负的电场力将对 K^+ 的继续外移起阻碍作用，而且 K^+ 移出得越多，这种阻碍作用越大。当促进 K^+ 外移的膜两侧 K^+ 浓度势能差同已经移出的 K^+ 造成的阻碍 K^+ 外移的势能差相等，即当膜两侧的电化学浓度势能代数和为零时，将不会再有 K^+ 的跨膜净移动；而由已移出的 K^+ 形成的膜内、外电位差也稳定在某一数值。这一稳定的电位差在类似的人工膜物理模型中称为 K^+ 平衡电位。Bernstein 利用这一原理说明了细胞跨膜静息电位产生的机制。

（二）动作电位

动作电位（action potential，AP）是指当神经元受到一次兴奋性刺激后，细胞膜上形成的可向远处传导的膜电位变化，又称神经冲动。当神经纤维在静息状态下受到一次短促的阈刺激或阈上刺激时，膜内原来存在的负电位将迅速消失，并进而变成正电位；膜内电位在短时间内可由原来的 $-90 \sim -70mV$ 变为 $20 \sim 40mV$ 的水平，从原来的内负、外正变为内正、外负。这样，整个膜内、外电位变化的幅度应是 $90 \sim 130mV$，构成了动作电位变化曲线的上升支（去极化），其中零位线以上的部分称为超射值。但是，这种膜内、外电位的倒转只是暂时的，很快膜内电位就会下降，由正值的减小发展到膜内恢复至刺激前的负电位状态，从而构成动作电位曲线的下降支。人们常常把构成动作电位主要部分的脉冲样变化称为锋电位。锋电位下降支恢复到静息电位水平以前，膜两侧电位还要经历一些微小且缓慢的波动，称为后电位。一般先有一段持续的 $5 \sim 30mV$ 的后去极化（负后电位），再出现一段延续时间更长的后超极化（正后电位）。

动作电位或锋电位的产生是细胞兴奋的标志，只在外部刺激满足一定条件或在特定条件下达到阈值时才能产生。单一神经或肌细胞动作电位产生的一个特点是：只要刺激强度达到了阈值，再增加刺激强度并不能使动作电位的电压有所增大。也就是说，锋电位可能因刺激过弱而不出现，但在刺激达到阈值后，它就始终保持某种固有的大小和波形。动作电位也不只出现在受刺激的局部，它在受刺激部位产生后，还可沿细胞膜向周围传播，直至整个细胞的膜都依次兴奋并产生一次同样大小和波形的动作电位，而且传播的范围和距离并不因原刺激的强弱而不同。这种同一细胞上动作电位大小不随刺激强度和传导距离而改变的现象，称作"全或无"（all or none）现象。

Hodgkin 等根据兴奋时膜内不但出现负电位消失，而且出现一定数值的正电位的事实，认为对于动作电位出现上升支的现象，不能像 Bernstein 那样简单地解释为膜对 K^+ 通透性的消失，因这样最多只能使膜内原有的负电位回升到零。他们据此设想膜在受到刺激时可能出现了膜对 Na^+ 通透性的突然增大，并且幅度超过了 K^+ 的通透性。由于细胞外 Na^+ 浓度高，而且膜内静息时的负电位也对 Na^+ 的内流起吸引作用，于是 Na^+ 迅速内流。结果先是造成膜内负电位迅速消失，而后由于膜外有较高 Na^+ 的浓度势能，Na^+ 在膜内负电位降到零电位时仍可继续内移，直至内移的 Na^+ 在膜内形成的正电位足以阻止 Na^+ 的净移入为止。这时膜内所具有的电位值理论上相当于 Na^+ 平衡电位。但是，膜内电位停留在这一水平的时间极短，随后很快出现膜内电位恢复静息状态，即出现复极化，形成锋电位曲线的下降支。下降支的出现是由 Na^+ 通透性消失和伴随 K^+ 通透性增大造成的。20 世纪 70 年代中期以后，由 Neher 和 Sakman 等首创的膜片钳（patch clamp）技术能够直接测量膜结构中单通道离子电流和电导，从而反映单一离子通道蛋白质分子的开放和关闭过程，为阐明跨膜电位的离子基础提供了有效手段。

电压门控性 Na^+ 通道有三种功能状态。这种通道有两个门控性结构，在细胞膜的外侧是激活门（activation gate），而细胞膜的内侧是失活门（inactivation gate）。当细胞处于静息状态，即膜电位为 $-90mV$ 时，激活门关闭，阻止 Na^+ 通过该通道流入细胞。此时失活门是开放的，对此刻的 Na^+ 流动没有任何阻碍作用。当细胞膜开始去极化达 $-70 \sim -50mV$，即阈电位水平时（周围神经纤维约 $-65mV$），激活门突然改变构型而处于开放状态，使膜对 Na^+ 的通透性增加 $500 \sim 5000$ 倍，形成动作电位的去极相（上升支）。与此同时，去极化过程也导致失活门发生构型改变；就在激活门开放的瞬间，失活门随之关闭，从而阻止 Na^+ 进一步内流。Na^+ 通道的一个重要特征是这种失活状态一直持续到膜电位恢复至接近或等于静息电位水平。换句话说，在膜电位未恢复到接近膜电位水平之前，Na^+ 通道不会再被激活。

电压门控性 K^+ 通道有两种功能状态。当细胞膜处于静息电位水平时，K^+ 通道关闭，从而阻止 K^+ 外流。而当膜电位从 $-90mV$ 开始去极化时，这一类 K^+ 通道也被激活，只是其激活过程较 Na^+ 通道慢，直到 Na^+ 通道已经开始失活，即锋电位后的瞬间，这种 K^+ 通道才完全被激活，大量 K^+ 从细胞内快速流至细胞外。Na^+ 内流的停止和 K^+ 外流的增加形成了动作电位的复极相（下降支）。当复极化达膜电位水平时，K^+ 通道又开始关闭，但此刻仍可有部分 K^+ 外流，以至于造成细胞膜超极化而形成正后电位。

除 Na^+ 和 K^+ 外，钙离子（Ca^{2+}）也一定程度地参与动作电位的形成，但因介导 Ca^{2+} 跨膜流动的是慢钙通道，对动作电位的影响不大；而当机体出现低钙时会导致 Na^+ 通道更容易被激活，进而导致外周神经纤维的兴奋性增高。正常情况下，Ca^{2+} 在细胞膜外侧与 Na^+ 通道蛋白结合，可能会提高引起 Na^+ 通道开放所需要的膜电位。

上文提到单一神经元的动作电位具有"全或无"现象。然而，如果在外周神经干表面记录动作电位，所得到的则是神经干复合动作电位，它的大小在一定范围内随着刺激的强弱而改变。当刺激较弱时，被兴奋的神经纤维较少，复合动作电位的幅度也较小；而当刺激较强时，被兴奋的神经纤维增多，复合动作电位的幅度也变大。

（三）神经兴奋的传导

1. **动作电位在同一神经元上的传导机制** 神经元的一个重要特征是其细胞膜上任何一处产生的动作电位都可沿着细胞膜向周围传播，最终传遍整个细胞膜。这个传播过程是以局部电流的形式实现的。以一段无髓神经纤维为例，静息状态下神经细胞膜呈外正、内负的极化状态。当膜的某处受到兴奋性刺激而出现动作电位时，膜两侧电位出现暂时性的倒转，由静息时的外正、内负变为内正、外负。然而，与其相邻的神经细胞膜仍处于静息时的极化状态。由于膜两侧的溶液均是导电的，于是在已兴奋的神经段和与它相邻的未兴奋的神经段之间将出现电荷移动，形成局部电流。膜外有正电荷由未兴奋段移向已兴奋段，膜内正电荷由已兴奋段移向未兴奋段。这样一种流动的结果是未兴奋段膜内电位升高，即引起该处的去极化。当这一去极化达阈电位水平时，则导致动作电位的出现。这一过程在膜上连续进行下去就表现为兴奋在整个细胞膜上的传导。

在有髓神经纤维，髓鞘的主要成分（脂质）是不导电的，只有在髓鞘中断的郎飞结处，神经轴突的膜才能与细胞外液接触，使跨膜离子流得以进行，因而局部电位只能发生在相邻的郎飞结之间，动作电位也只在相邻的郎飞结处相继出现，这种情况为有髓神经纤维兴奋的跃式传导，它比无髓神经纤维兴奋传导速度快得多。

2. **周围神经纤维传导的速度** 神经纤维的传导速度因纤维种类而异。一般来说，神经纤维的直径越大，其传导速度就越快。有髓神经纤维比无髓神经纤维快。另外，神经纤维传导速度与温度有关，温度降低则传导速度减慢。

3. 传导特征

（1）完整性：神经冲动的传导依赖于神经纤维结构和功能的完整性。倘若神经纤维被切断，破坏了其结构上的完整性，或应用局部麻醉药物扰乱其功能，都能阻断神经冲动的传导。

（2）绝缘性：一条周围神经干包含了许多条神经纤维，各自传递着不同的神经信号，彼此互不干扰，即表现为传导的绝缘性。

（3）双向性：仅就单一神经纤维而言，任何一个部位受到刺激而产生的神经冲动都可以向两端传导，表现为传导的双向性。

（4）相对不疲劳性：由于神经冲动的传导过程耗能少，因此神经传导具有相对不疲劳性。

二、轴突运输

神经元是形态结构特异的细胞，其突起部分（轴突、树突）的长度可达胞体直径的数千倍，所含细胞质的体积可达胞体的数百倍。然而，神经元胞体是整个神经元的营养中心，神经元所需蛋白质的绝大部分由它合成，大量物质持续地从胞体转运至神经突起——轴突、树突，尤其是轴突因缺乏核糖体，所需的蛋白质均来自胞体。事实上，神经元处于动态之中，神经元胞体、轴突和树突内的物质运动，即神经元胞体内运输（主要是轴突运输）不仅为神经的结构成分更新所必需，而且为神经突触功能提供神经递质。另外，神经营养成分被运输至神经末梢用以调节肌肉和其他细胞的功能，同时一些神经营养因子（neurotrophic factor，NTF）也可以被神经末梢摄取，通过逆向运输调节神经元胞体的代谢，维持其存活。因此，轴突运输对神经正常结构功能的维持和损伤后再生起着重要作用。

轴突内的轴浆是双向流动的。一方面，一部分轴浆由胞体部位流向轴突的末梢，称顺向运输；另一方面，另一部分轴浆由轴突末梢反向流向胞体，称逆向运输。

（一）顺向运输速度和运输物质

以经同位素标记的蛋白质开展自胞体至外周的运动时间-行程研究，一般认为，顺向运输至少有五种不同速度等级：第一类，运输速度在每天70～400mm（也有人认为应在每天240mm以上，最高达每天410mm）；第二类，运输速度在每天20～70mm（或每天40mm）；第三类，运输速度在每天4～20mm（或每天2～8mm）；第四类，运输速度在每天1～4mm；第五类，运输速度在每天

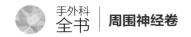

0.1～1.2mm。

其中第一、二类属快速运输，主要涉及膜性细胞器、其他膜成分的运动，以及递质小泡、分泌颗粒等的运输。其运输物质包括：糖蛋白、胆固醇、糖脂等膜相关成分；乙酰胆碱、去甲肾上腺素、血清素、P物质、多巴胺、阿片类物质等递质小泡；神经递质相关酶类，如乙酰胆碱酯酶（acetylcholinesterase，AChE）；其他各种低分子量物质，如氨基酸。第三类运输物质主要为多肽类，如肌球蛋白样肌动蛋白结合多肽。第四、五类属慢速运输，其运输成分称慢组分b（slow component b，SCb）和慢组分a（slow component a，SCa），包括绝大多数细胞骨架蛋白、膜骨架结构成分和涉及中间代谢过程的细胞质酶类，如糖分解酶等。

（二）逆向运输

逆向运输的速度约为快速顺向运输速度的一半，生理意义可能在于反馈轴突末梢的信息到胞体。一些神经末梢周围的外源性物质一是通过内吞作用，二是通过特殊通道被摄取而逆向运输。有些病毒，如破伤风病毒、单纯疱疹病毒、狂犬病毒和脊髓灰质炎病毒，可能都通过这一机制由周围神经转移到中枢神经系统内。某些神经营养因子，如神经生长因子（nerve growth factor，NGF）可以被逆向运输到神经元胞体。而辣根过氧化物酶（HRP）逆向示踪技术的原理正是因为该酶可被轴突末梢摄取，进入滑面内质网，并以顺向运输速度的2/3逆向运输至胞体。

也有人认为，逆向运输可分为快速运输（每天≤300mm）、慢速运输（每天3～8mm），前者运输再循环物质、神经营养因子（如NGF），后者运输单个蛋白。逆向运输具有与许多顺向运输相同的特点，如对腺苷三磷酸（adenosine triphosphate，ATP）的依赖性，红-9-（2-羟基-3-壬烷基）腺嘌呤可以选择性逆向运输向心性细胞器。

（三）能量代谢与快速运输

快速轴突运输依赖于有氧代谢，依赖于ATP。哺乳动物的神经，全程均要氧化磷酸化供能。轴突某段氧能量被阻滞（基于猫坐骨神经环状压迫实验模型），轴浆运输也停顿，周围区域渗透的ATP也不能提供足够能量保证轴浆运输。1.5小时后去除环状压迫，缺氧区域的轴浆运输阻滞是可逆的；神经受压迫缺血、缺氧2小时，轴突运输被阻断，解除压迫后，其动作电位与轴突运输功能完全恢复则要2天以上；缺血时间在7小时以内，其功能6天以后有所恢复；超过7小时，则轴突的动作电位完全消失，并发生沃勒变性（Wallerian degeneration）。

（四）微管与轴突运输

微管的外壁由13条原纤维构成，原纤维由α、β微管蛋白双体组成。微管内的亚单位微管蛋白有一个正端和一个负端，微管的组装通常是在背离胞体的正端，而不是朝向胞体的负端。

在显微镜下观察到亲膜细胞器沿微管轨道稳定地顺行或逆行移动，极少有变向现象。即使是沿着同一条微管，相互之间也不会碰撞。这显示它们是沿着微管上的既定路径移动的。

微管处于轴浆运输的中心位置，由ATP提供能量，与微管的侧臂相连的钙离子（Ca^{2+}）-镁离子（Mg^{2+}）-ATP酶以及微管相关蛋白（microtubule-associated protein，MAP）利用ATP，循环往复运载各种运输物质的载体，沿微管移动。Ca^{2+}结合钙调蛋白，以很低的浓度激活ATP酶。

（五）快速运输模式

微管在快速运输中起关键作用。驱动蛋白（kinesin）、动力蛋白（dynein）、发动蛋白（dynamin）

这三种能与微管互相作用产生动力的蛋白分别在轴突的顺向运输和逆向运输中起重要作用，其中驱动蛋白支持顺向运输，动力蛋白支持逆向运输。

1. 驱动蛋白与顺向运输 驱动蛋白由2条124kDa的重链和2条64kDa的轻链组成，重链卷曲的头端形成2个球状折叠区，其末端分叉与轻链折叠。驱动蛋白主结构弯曲，形成一个铰链。这种杆状结构全长80μm，附着在主要运输的细胞器上。它具有ATP酶活性，同时又可结合到微管上，起着发动机的作用。ATP的作用是将驱动蛋白和微管隔开，ATP的耗竭将导致运动因子和微管的紧密结合。这样就形成了一个循环过程：驱动蛋白与细胞器、微管的结合，ATP隔开驱动蛋白和微管，ATP水解后，驱动蛋白重新结合到微管上，腺苷二磷酸（adenosine diphosphate，ADP）和游离磷酸分子重新合成ATP，ATP又将驱动蛋白与微管隔开，如此反复。

驱动蛋白主结构中的铰链区可以使被运输的细胞器与微管的距离更加接近，约25nm，比它完全伸展（约80nm）要短得多。当驱动蛋白伸展时，就把细胞器向前推至下一个驱动蛋白，由下一个驱动蛋白再完成类似的动作。增强显微镜观察到粗面内质网片段与线粒体的运动不是沿着微管滚动的，而是被驱动蛋白沿着微管拖动向前的。

2. 动力蛋白与逆向运输 由于驱动蛋白并不参与逆向运输，代替它的是另一种蛋白——MAP$_1$C（属于动力蛋白）。在MAP$_1$C存在的情况下，细胞器将朝向微管的负极端移动，即向胞体方向运行。MAP$_1$C是细胞质内成分，是由9条多肽链组成的复合体。其大头端可能与细胞器结合，由ATP酶分解ATP而产生移动，作用特点可能与驱动蛋白类似。

3. 驱动蛋白、动力蛋白与细胞器移动方向 有一种假说认为，驱动蛋白和动力蛋白分别结合不同的细胞器，然后沿不同的微管或同一微管的不同原纤维做不同方向的移动。另一种假说认为，驱动蛋白和动力蛋白同时结合同一细胞器，运输的方向将取决于一些被其他来源激活的辅助因子。在神经末梢激活的动力蛋白和失活的驱动蛋白将导致运输由顺向转为逆向，神经轴突也有类似过程。在微管的侧臂固有的有丝分裂原活化蛋白MAPs可能是控制运输方向的因子，至少有5种不同类型，其中与微管相关的MAPs成分是一种可以产生微管间滑动的化学酶。

（六）慢速运输模式

结构假说（structural hypothesis）认为：细胞骨架蛋白在胞体内被装配成线性排列的神经微丝和微管，在轴突内以慢组分a（SCa）的形式运输，在神经末梢SCa被钙激活蛋白酶解体。

单位假说（unitary hypothesis）认为：微管蛋白等慢速运输成分结合于载体上，沿微管运输（类似于快速运输的运输丝模式的载体），但与快速运输不同，慢速运输成分较早脱离载体而缓慢移动。下载后的成分可再次结合于载体上而被运输至远处或转化为相对稳定的细胞器，该过程称再分布（redistribution）。

三、突触传递

神经元之间在结构上并没有原生质与之相连，每一个神经元的轴突末梢仅与其他神经元的胞体或突起相接触，这种神经元之间相互接触的部位称为突触（synapse）。根据接触部位不同，可把突触分为三种形式：轴-体突触、轴-树突触和轴-轴突触。

突触的功能是在不同的神经元之间通过释放神经递质来传递神经信号。突触的镜下结构包括突触前膜、突触间隙和突触后膜三个部分。一般情况下，神经递质在神经元胞体处合成，然后经快速顺向轴浆运输系统运送到轴突末梢并储存在突触小体内，当有神经冲动传到神经末梢时，这些递质囊泡就经过突触前膜释放到突触间隙内，之后作用于突触后膜上的相应受体，引起突触后神经元的兴奋或抑制，从而实现突触前、后神经元的冲动传递。

周围神经系统内的突触传递主要包括两类：一类是躯体运动神经纤维与骨骼肌细胞之间的突触联系，即神经–骨骼肌接头处的兴奋传递；另一类是自主神经系统内的突触联系。

（一）神经–骨骼肌接头处的兴奋传递

运动神经纤维在到达神经末梢处时先失去髓鞘，以裸露的轴突末梢嵌入肌细胞膜上被称为终板的膜凹陷中，但轴突末梢的膜与终板膜并不直接接触，而是被充满了细胞外液的突触间隙隔开，间隙内含有成分尚不明确的基质。有时神经末梢下方的终板膜还有规则地向细胞内凹陷，形成许多皱褶。在终板膜上存在着 N 型乙酰胆碱受体（N_2 受体），它是一些化学门控通道，具有与乙酰胆碱（acetylcholine，ACh）特异性结合的亚单位。在轴突末梢内存在大量含 ACh 的递质囊泡和线粒体。

在神经末梢处于静息状态时，一般只有少数囊泡随机进行释放，不能对肌细胞产生明显的影响。当神经末梢有神经冲动传来时，首先表现为轴突末梢膜的去极化，引起该处特有的电压门控式 Ca^{2+} 通道开放，细胞间隙中的 Ca^{2+} 进入轴浆末梢，进而使大量囊泡向突触前膜的内侧面靠近，囊泡膜与突触前膜融合并在融合处出现裂口，使囊泡中的 ACh 进入突触间隙。Ca^{2+} 进入轴突末梢内的数量决定着囊泡释放的数目，细胞外液中低 Ca^{2+} 或（和）高 Mg^{2+}，都可阻碍 ACh 的释放而影响神经–肌肉接头的正常功能。

当 ACh 通过突触间隙到达终板膜表面时，立即与相应的受体（通道）蛋白质结合，引起突触后膜对部分离子的通透性增加，主要表现为 Na^+ 的内流和 K^+ 的外流，其总的结果是使终板膜原有的静息电位变小，即膜的去极化，这一电位变化称为终板电位。终板电位与动作电位不同，它不具有"全或无"特性，其大小与突触前膜释放的 ACh 数量成正比，无不应期，可以总和。终板电位产生后，以电紧张性扩散的形式影响终板膜周围一般的肌细胞膜，这些肌细胞膜与神经轴突膜的性质类似，主要含有电压门控式 Na^+ 通道和 K^+ 通道，因而终板电位可以引起与终板相邻接的肌细胞膜去极化，当其达到阈电位水平时，就会引发一次向整个肌细胞膜做"全或无"式传导的动作电位。肌细胞膜上的动作电位再通过"兴奋–收缩耦联"，引起肌细胞出现一次机械收缩。

正常情况下，每一次神经冲动释放到突触间隙的 ACh 在引起一次肌肉兴奋后被迅速降解，否则它将持续作用于终板而使终板膜持续去极化，并影响下一次到来的神经冲动效应。ACh 的降解主要靠突触间隙和突触后膜上的胆碱酯酶来完成。许多药物可以作用于突触传递过程中的不同阶段，从而影响正常突触功能。美洲箭毒和银环蛇毒可以与 ACh 竞争终板膜上的受体，从而阻断突触的传递，使肌肉失去收缩能力，有类似作用的药物为肌松剂。有机磷农药和新斯的明对胆碱酯酶有选择性抑制作用，造成 ACh 在突触处和其他部位大量积聚，导致中毒症状。重症肌无力可能是骨骼肌终板处的 ACh 门控通道数量不足或功能障碍引起的。

（二）自主神经系统的突触传递

自主神经系统是调节内脏功能的神经装置。按一般惯例，它仅指支配内脏器官的传出神经，不包括传入神经。自主神经系统可分为交感神经和副交感神经两部分，其主要生理功能是调节心肌、平滑肌和腺体的活动。

交感神经起自脊髓胸腰段的外侧柱，在交感链的神经节内与节后神经元形成突触。节前神经纤维释放的递质是 ACh，作用于神经节内突触后神经元胞体上的烟碱型受体（N_1受体），引起交感节后纤维兴奋。绝大多数交感节后纤维为肾上腺素能纤维，其末梢释放去甲肾上腺素，通过α受体和β受体来调节器官活动。另有一小部分支配汗腺和骨骼肌血管的交感节后纤维属于胆碱能纤维，其末梢释放的 ACh 通过毒蕈碱样受体（M受体）而发挥作用。神经节处的 N_1 受体可被六烃季铵和筒箭毒阻断，酚妥拉明则能阻断α受体，普萘洛尔能阻断β受体，阿托品能阻断M受体。

副交感神经的起源较分散，一部分起自脑干，随第Ⅲ、Ⅶ、Ⅸ和Ⅹ对脑神经传出，另一部分起自脊髓腰骶段，相当于侧角的部位。副交感神经纤维自中枢发出后也要经过一次神经节交换神经元，再支配效应器。副交感神经节一般位于其支配器官的器官旁或器官内，节前纤维释放 ACh，作用于节后神经元上的 N_1 受体；节后纤维也释放 ACh，与效应器上的 M 受体结合而发挥作用。阿托品也能阻断这些 M 受体的功能。此外，尚有部分支配消化道的自主神经节后纤维，释放嘌呤类和肽类物质来调节消化道的活动。

四、骨骼肌细胞的收缩功能

骨骼肌的基本结构和功能单位是骨骼肌细胞，细胞内含有大量的肌原纤维和丰富的肌管系统，且排列高度规则有序，执行收缩功能。

（一）骨骼肌细胞的结构

骨骼肌由许多并行排列的肌细胞（又称肌纤维）组成，每个肌细胞内又含大量平行排列并纵贯肌细胞全长的肌原纤维。每条肌原纤维的全长都会呈现规则的明暗交替，称为明带和暗带。暗带的长度比较固定，不论肌肉处于收缩状态还是舒张状态，都保持约 1.5μm 的长度。在暗带中央有一段相对透明的区域，称为 H 带，其长度随肌肉所处的状态不同而变化。H 带中央的一条横向暗线称为 M 线。明带中央也有一条横向的暗线，称为 Z 线。在肌原纤维上，每 2 条相邻 Z 线之间的区域是肌肉收缩和舒张的最基本单位，称为肌小节。每个肌小节包含一个位于中间部分的暗带和两侧各 1/2 的明带，其长度变动于 1.5～3.5μm 之间。通常在骨骼肌处于安静时，肌小节的长度为 2.0～2.2μm。明带和暗带又由平行排列的更细的肌丝组成，其中暗带含有的肌丝较粗，直径约 10nm，称为粗肌丝，其长度与暗带相同。明带中的肌丝较细，直径约 5nm，称为细肌丝。细肌丝由 Z 线结构向两侧明带伸出，且有一部分伸入暗带，与粗肌丝处于交错或重叠的状态。

粗肌丝主干的表面有横桥形成，指向细肌丝。横桥有两大特性：一是横桥在一定条件下可以和细肌丝可逆性地结合，同时出现横桥向 M 线扭动，继之出现横桥和细肌丝解离、复位，之后再与细肌丝上的其他位点结合，出现新的扭动，如此反复，使肌丝继续向 M 线方向移动；二是横桥具有 ATP 酶的作用，可以分解 ATP 而获得能量，作为横桥摆动和做功的能量来源。在每条肌原纤维周围存在丰富的膜性囊管状结构，称为肌管系统，包括来源和功能不同的两个独立的管道系统。一部分走行方向和肌原纤维相垂直，称为横管系统或 T 管。它由肌细胞膜向内凹陷而形成，穿行在肌原纤维之间，并在 Z 线水平形成环绕肌原纤维的管道，管腔通过肌膜凹陷处的小孔与细胞外液相通。另一部分肌管系统是肌浆网，其走行方向与肌小节平行，称为纵管系统或 L 管。在接近肌小节两端的横管时，纵管系统管腔出现膨大，形成终末池。每一条横管和来自两侧肌小节的纵管终末池构成三联管结构，但两组管道的内腔并不直接沟通。三联管结构是把肌细胞膜上的电变化与细胞内的收缩过程耦联起来的关键部位。

（二）骨骼肌收缩的机制

早在 20 世纪 50 年代初，Huxley 等就提出了用肌小节中粗肌丝和细肌丝之间相对滑行来说明肌肉收缩的机制，即肌丝滑行学说（sliding filament theory），其主要内容是：肌肉收缩时，虽然在外观上可以看到整个肌肉或肌纤维缩短，但在肌细胞内并无肌丝或其所含分子结构缩短，只是在每个肌小节内发生了细肌丝和粗肌丝之间的滑行，即由 Z 线发出的细肌丝在某种力量的作用下主动向暗带中央移动，结果是各相邻的 Z 线都互相靠近，肌小节长度变短，进而表现为肌原纤维、肌细胞甚至整条肌肉长度缩短。滑行现象最直接的证明是肌肉收缩时并无暗带长度的变化，只能看到明带长度的缩短，并同时有暗带中央 H 带相应变窄。这说明细肌丝在肌肉收缩时也没有缩短，只是更向暗带中央移动，与粗肌丝发生了更大程度的重叠。这种变化只能用粗肌丝、细肌丝之间出现了相对运动（即滑行）现象来解释。

近年来，随着肌肉生物化学及其他细胞生物学技术的发展，肌丝滑行的机制已基本上从组成肌丝的蛋白质分子水平得到阐明，并对调控滑行过程的因素有了较深入的认识。

（三）兴奋-收缩耦联

在整体情况下，骨骼肌总是在支配它的躯体运动神经发出兴奋冲动后进行收缩的；采用人工刺激无神经支配的骨骼肌，也可以引起收缩。但无论是哪一种情况，刺激在引起肌肉收缩之前都只有先在肌细胞膜上引起一个可传导的动作电位，才出现肌细胞的收缩反应。也就是说，在以膜的电变化为特征的兴奋过程和以肌丝滑行为基础的收缩过程之间，必然存在着某种中介过程把两者联系起来，这个中介过程称为兴奋-收缩耦联（excitation-contraction coupling）。目前它被认为至少包括三个主要过程：肌细胞膜上的电兴奋通过横管系统传向细胞深处、三联管结构处的信息传递、肌浆网（纵管系统）对 Ca^{2+} 的释放和再聚积。

肌细胞膜上的动作电位经横管传至细胞内部，所引起的肌浆网释放和再摄取 Ca^{2+} 横管系统对正常肌细胞的兴奋-收缩耦联是十分必要的。在实验条件下，用含有甘油的高渗任氏液浸泡肌肉以选择性地破坏肌细胞的横管系统后，如果再给肌肉以外加刺激，虽然仍可完好地在肌细胞膜上引起动作电位，但不再能引起肌细胞收缩。近年来的研究证明，横管膜和一般肌细胞膜有类似的特性，又是后者的延续部分，因而可以产生以 Na^+ 内流为基础的膜的去极化或动作电位。当肌细胞膜产生动作电位时，这一电位变化可沿着陷入细胞内的横管膜传导，深入三联管结构和每个肌小节近旁。

在三联管部位，横管膜上的电位变化又可进一步传递给与之相邻的相当于肌浆网的终末池，这一传递过程的详细机制还不完全清楚。在肌浆网，特别是终末池的膜上有类似 Ca^{2+} 通道的结构，当肌细胞膜上的动作电位通过横管系统把相关的兴奋信号传递给肌浆网时，引起这类 Ca^{2+} 通道分子的变构作用，使通道开放，于是肌浆网内高浓度的 Ca^{2+} 就在不耗能的情况下，借易化扩散达到肌丝区。Ca^{2+} 是促发粗肌丝上横桥与细肌丝结合的关键因素，进而引起肌丝滑行过程，表现为肌细胞收缩。

一次兴奋释放到肌浆中的Ca^{2+}在引起一次相应的肌细胞收缩后，应迅速去除，否则将导致肌细胞处于持续收缩状态。目前已证明，在肌浆网膜结构中存在着特殊的离子转运蛋白（钙泵）。它是一种Ca^{2+}依赖式ATP酶，可以分解ATP获得能量，从而将Ca^{2+}逆浓度梯度由肌浆转运至肌浆网内腔中。随着肌浆中Ca^{2+}浓度的降低，粗肌丝上的横桥与细肌丝分离，引起肌肉舒张。

五、感受器

感受器是指分布在体表或组织内部的一些专门感受机体内、外环境变化的结构或装置。感受器的结构形式是多种多样的，有的就是外周感觉神经末梢本身，有的是在裸露的神经末梢周围再包绕一些由结缔组织构成的被膜样结构。然而，对于一些与机体生存密切相关的感觉来说，体内存在着一些在结构和功能上都高度分化了的特殊感受细胞，以类似突触的形式直接或间接地同感觉神经末梢相联系，如光感受细胞和声感受细胞等。这些感受细胞连同它们的非神经性附属结构，共同构成各种复杂的感觉器官。人类最重要的感觉器官，如眼、耳等器官，都分布在头部，属于特殊感觉器官。这里仅简要介绍人体的一般躯体感受器。

对感受器的分类有不同的方法。根据感受器分布的部位，可分为内感受器和外感受器；根据感受器接受刺激的性质，又可分为机械感受器、化学感受器和温度感受器等。但更常用的是结合刺激物和它所引起的感觉或效应的性质来分类。

（一）感受器的一般生理特性

1. **适宜刺激** 每种感受器都有各自最敏感、最容易接受的刺激形式，用这种刺激只需要极小的强度（即感觉阈）就能引起相应的感觉。这种感受器最敏感的刺激形式或种类，就是该感受器的适宜刺激。如视网膜光感受细胞的适宜刺激是一定波长的电磁波，而耳蜗毛细胞的适宜刺激是一定频率的机械振动等。感受器对于一些非适宜的刺激也可产生反应，但所需要的强度要比适宜刺激大得多。

2. **换能作用** 机体感受器的形式多样，各自有不同的适宜刺激。但无论哪一种刺激作用于感受器，都要转变成相应的传入神经末梢的发生器电位（generator potential），或特殊感受细胞的感受器电位（receptor potential），即感受器具有把不同能量形式的刺激转变成电反应的能力，这就是感受器的换能作用。

发生器电位和感受器电位进一步触发相应的传入神经纤维上的动作电位，沿传入神经传导至中枢神经系统而产生感觉。

3. **编码作用** 感受器把外界刺激转换成神经冲动时，不仅是发生了能量形式的转换，更重要的是把刺激所包含的环境变化信息也转移到新的电信号系统，即转移到动作电位的序列之中，这就是感受器的编码（encoding）作用。至于刺激的物理强度是如何转变成传入神经纤维上不同频率神经冲动的问题，目前的观点是：强的刺激能引起幅度较大且持续时间较长的发生器电位，从而引起传入神经末梢上较高频率的神经冲动；反之，若刺激强度较弱，传入神经冲动的频率也较低。中枢神经系统就是根据这些电信号的序列才获得对外在世界的主观认识的，但目前人们还不完全清楚外界刺激的质和量及其他属性究竟是如何在神经特有的电信号序列中编码的。

4. 适应现象 当刺激作用于感受器时，经常有这样的情况，即虽然刺激仍在继续作用于感受器，但传入神经纤维上的冲动频率已开始下降，这一现象就是感受器的适应（adaptation）。适应是所有感受器的一个共性，但它出现的快慢在不同的感受器差别很大。通常可由此将感受器分为快适应感受器和慢适应感受器两类：快适应感受器以皮肤触觉感受器为代表，当它们受到刺激时只在刺激开始后的短时间内在传入冲动发放，以后尽管刺激仍在作用，但传入冲动频率可以逐渐降低至零；慢适应感受器以肌梭和颈动脉压力感受器为代表，它们在刺激持续作用时，一般只在刺激开始不久出现一次冲动频率的下降，但以后可以在较长时间内维持在这一水平，直至刺激撤除为止。感受器适应的快慢各有其生理意义：快适应感受器有利于感受器和中枢再接受新事物的刺激，而慢适应感受器有利于机体对某些功能状态进行长期持续的监测，有利于对可能出现的波动进行随时调整。适应并非疲劳，因为对某一刺激产生适应后，如增加此刺激的强度，仍可引起传入冲动增加。

（二）几种主要的躯体感受器

皮肤内分布着多种感受器，能产生多种感觉。一般认为，皮肤感觉主要有四种：触觉、冷觉、温觉和痛觉。触觉也可称为触压觉，前者是微弱的机械刺激兴奋了皮肤浅层的触觉感受器引起的，后者是较强的机械刺激导致深部组织变形时引起的感觉，两者的性质类似。皮肤内的游离神经末梢、触觉毛、梅克尔细胞（Merkel cell）、迈斯纳小体（Meissner corpuscle）和克劳泽终球（Krause end bulb）等感受器都与触压觉有关。冷觉和温觉可合称为温度觉，主要通过游离神经末梢感受。痛觉是机体受到伤害性刺激后所产生的一种感觉，常伴有强烈的情绪反应，痛觉感受器也以游离神经末梢为主。

关节位置觉和运动觉等属深感觉，其感受器主要是游离神经末梢。肌梭可感受肌肉长度的改变，而腱器官是肌肉张力的感受器，两者均参与完成一些重要的躯体反射。

（三）发生器电位

就一般躯体感觉而言，其感受器基本上都是传入神经末梢。这些感受器的共同特点是，无论它们受到哪种形式的刺激，都将会引起感受器膜电位的变化，即形成发生器电位。它是一种过渡性慢电位，不具有"全或无"的特性，其幅度与刺激强度成正比；它不能远距离传播，但可以在感受器局部实现时间及空间总和。正因如此，发生器电位的幅度、持续时间和电场方向等，就反映了刺激的某些特性。也就是说，刺激信号所携带的信息经过感受器的换能作用转移到了发生器电位的可变动参数之中。然后，这些信息又被传递给感觉神经纤维上的动作电位而传入中枢。

发生器电位又是怎样引发传入神经纤维上的动作电位的呢？以环层小体为例，神经末梢在环层小体内失去髓鞘，形成感受器的有效换能部分。当环层小体受压而变形时，其压力变化可传递到神经末梢，并可引起局部一定程度的变形，进而引起变形区膜电位的改变，即发生器电位。它与终板电位一样属局部电位，在神经末梢形成局部电流。这种局部电流进一步引起与之相邻的郎飞结处神经纤维去极化，当其达阈电位水平时，就在该处首先引起动作电位传向中枢。刺激越强，发生器电位越大，引起传入冲动的频率可能就越高。至于其他类型的感受器，尽管感受的刺激形式不同，但都是先引起发生器电位，再进一步引起传入神经纤维上的动作电位而实现感受器的生理功能的。

神经损伤后，受损的感觉神经纤维、再生的感觉神经末梢以及神经瘤等部位，神经细胞膜上电压门控Na^+通道的数目增加，导致膜的兴奋性升高。在这些情况下，常常出现感觉过敏甚至疼痛。

六、神经的营养性作用

神经对其所支配的组织能发挥两方面的作用。一方面是借助于兴奋冲动传导到神经末梢时，突触前膜释放神经递质作用于突触后膜，从而改变所支配组织的功能活动，这称为功能性作用。另一方面，神经末梢还能通过经常释放某些物质，持续地调整被支配组织的内在代谢活动，影响其结构、生理方面的变化，这一作用与神经冲动无关，称为神经的营养性作用。神经的营养性作用在正常情况下不易被观察到，但在神经被切断后产生的变性与再生过程中就能明显地表现出来。

有实验显示，感觉神经对其所支配的感受器有特殊的营养作用。例如，切断味觉神经则味蕾随之退化，当新神经长入时味蕾又恢复。然而，对于神经营养性作用的研究主要是在运动神经上进行的，切断运动神经后，肌肉内糖原合成减慢，蛋白质分解加速，肌肉逐渐萎缩。若再将神经缝合，神经再生后肌肉内糖原合成加速，蛋白质分解减慢而合成加快，肌肉可逐渐恢复。运动神经元麻痹时，肌肉发生明显萎缩，也是这个原因。

神经的营养性作用与神经冲动无关，因为当用局部麻醉药持续地阻断神经冲动的传导时，并不能使所支配的肌肉发生内在的代谢变化。目前认为，神经的营养性作用是由于神经末梢经常释放某些营养性因子，作用于所支配组织而实现的。如神经切断的部位靠近肌肉，则肌肉的内在代谢改变发生早；如切断部位远离肌肉，则内在代谢改变发生迟。前一种情况营养性因子耗尽快，而后一种情况耗尽慢。营养性因子可能是借轴浆流动，由神经元胞体流向末梢，而后由神经末梢释放到所支配的组织中的。

神经元能生成营养性因子来维持所支配组织的正常代谢和功能，反之，组织也持续产生营养和生长刺激因子作用于神经元，参与神经系统的发育过程和维持神经系统的正常功能。

七、神经营养素

神经营养素（neurotrophin，NT）是一类有相似结构特征的蛋白质，其中最先被发现的是神经生长因子（NGF），它对初级感觉细胞和交感神经细胞有一定的特殊作用。此后，其余几种神经营养因子陆续被发现，如脑源性神经营养因子（brain-derived neurotrophic factor，BDNF）和NT-3、NT-4、NT-5、NT-6等。随着分子生物学技术的快速发展，目前对这些神经营养因子的结构和功能的认识日益加深。

目前已证明，NGF、BDNF和NT-3分别来自不同的基因，但均存在于高等脊椎动物体内。NT-4最初是在蟾蜍体内发现的，至今尚未在哺乳动物体内得到证实；但另一种与NT-4在结构上极为相似的NT-5已经在哺乳动物体内得到了证实。现在人们还不清楚NT-4和NT-5是否就是存在于不同类动物中的同一种物质，因而将其统称为NT-4/5。近年来在鱼类中又发现了NT-6，但还没有得到它存在于哺乳动物体内的实验依据。上述神经营养素均属分泌蛋白，彼此间序列高度相似，相同的氨基酸约占50%。此外，其他一些生物特征也极其相近。

神经营养素一般是通过相应的受体而发挥生理作用的。神经营养素的受体主要包括两大类：一类是高亲和力受体酪氨酸激酶中的成员原肌球蛋白受体激酶（tropomyosin receptor kinase，Trk），另一类是低亲和力受体 p75。在哺乳动物，高亲和力的 Trk 又有三种不同类型，分别为 TrkA、TrkB 和 TrkC，它们分别与 NGF、BDNF 或 NT-4/5 及 NT-3 特异性结合，进一步介导细胞内不同的反应过程。其中，TrkA 是神经生长因子的高亲和力受体，在初级感觉神经元亚群中表达，尤其是较小的初级感觉神经元。TrkB 是 BDNF 和 NT-4/5 的高亲和力受体，通常见于脊髓运动神经元和中等大小的初级感觉神经元。虽然 BDNF 的受体 TrkB 对维持轴突再生至关重要，但是 BDNF 在神经再生中的作用仍有争议，还需进一步的实验论证。TrkC 是 NT-3 的高亲和力受体，存在于脊髓运动神经元和大直径初级感觉神经元亚群中。NT-6 的受体目前还未分离成功。神经营养素与低亲和力受体 p75 的结合则无明显的特异性，有实验证明，NGF、BDNF、NT-3、NT-4/5 和 NT-6 都可与 p75 结合。

目前大量研究表明，神经营养因子在神经元发育过程中和损伤后的存活中起着重要作用。在正常生理情况下，非神经元细胞合成和分泌多种营养因子，维持完整神经元的稳态。Gordon 等发现，施万细胞和一些外周组织（肌肉、皮肤等）具有神经营养因子的基础表达，这些神经营养因子在促进感觉、运动和自主外周神经元的存活和维持方面发挥着生物学功能。在周围神经系统，它在神经纤维的分化、发育，以及神经末梢与组织器官建立正常联系等方面起着重要作用；而在神经损伤时，它可能具有防止或减轻神经元损伤、促进神经纤维再生及功能恢复的作用。当神经损伤后，某些神经营养因子的表达将会增加，以支持再生轴突的存活和生长，以及去神经支配的靶器官的神经再生，但是不同的神经营养因子在末端神经中的变化不同，如 NGF、BDNF 和胶质细胞源性神经营养因子（glial cell derived neurotrophic factor，GDNF）等在损伤的初始阶段表达会增加，而 NT-3 和睫状神经营养因子（ciliary neurotrophic factor，CNTF）等表达将会减少。Michalski 等认为，这些营养因子的表达水平会随着神经再生而逐渐恢复正常，但在一些慢性去神经支配的损伤中，远端神经残端在损伤后可继续表达神经营养因子，并且至少持续 6 个月。

此外，其他一些生物活性因子也对周围神经有营养作用。CNTF 由施万细胞合成，近年证明其对周围神经中的各类纤维均有一定的营养作用。Homs 等通过体内和体外实验发现，CNTF 在施万细胞中的过表达增加了髓鞘蛋白的表达，并激活其分化。白血病抑制因子（leukemia inhibitory factor，LIF）主要由施万细胞表达，具有与 CNTF 相似的作用。当神经纤维损伤时，其合成明显增多，并能被逆向运输到神经元的胞体部位而影响神经元的功能。GDNF 属于转化生长因子（transforming growth factor，TGF）家族，对感觉、运动和自主神经元皆具有营养作用；而成纤维细胞生长因子（fibroblast growth factor，FGF）可能由骨骼肌细胞合成，具有促进神经纤维再生的作用，其中 FGF-2 已被证明是促进神经再生最重要的因子之一。胰岛素样生长因子（insulin-like growth factor，IGF）包括 IGF-1 和 IGF-2，这两种因子参与了神经修复和再生过程的内源性调控；据报告，这两种因子都可促进运动神经元的发育，以及损伤部位轴索切开术后神经元的存活。骨桥蛋白（osteopontin）也可由施万细胞产生，能促进周围神经的再生，具体机制仍待研究。

（顾立强　方锦涛　石恩献）

第三节
周围神经的生物力学

力与周围神经损伤和修复的关系极为密切。力有张力、压力、剪切力等许多种。目前对周围神经力学性质的研究主要侧重于张力方面，通常所说的"力学性质"也是指周围神经干承受张力时所具有的特性。

一、周围神经的力学性质

周围神经是一种黏弹性物质，既具有弹性体的某些性质，又具有黏性性质。由于神经结构上的差异，不同种属、个体的神经，或同一个体不同部位的神经，其黏弹性质有所不同，有的弹性成分多些，有的黏性成分占优势。但总的来说，周围神经是具有较高弹性的黏弹性体，神经干内部各成分能在一定范围内适应外力牵张，超出此范围则发生材料性质的根本改变。

（一）静息张力

生物软组织在正常生理状态下是有应力的，周围神经也不例外。如果切断神经，两断端在切口处会发生回缩。由于神经的静息张力与神经干的种类、粗细、组织元素的组成定量、束的结构、神经本身的解剖学位置、神经周围滑动组织的状态及肢体关节的位置等有关，因此目前从生物力学角度对周围神经静息张力做精确定量比较困难。一般是以神经切断后的回缩量来间接表示其静息张力的大小。例如，当大鼠坐骨神经被切断后，两神经断端可立即发生4%～4.4%的弹性回缩；3周后，断端的回缩量还可增加到26%～28%。通常认为急性期的回缩是神经从生理应力释放到无应力状态所致，与组织本身的弹性有关；慢性期回缩增加可能是由于损伤改变了神经组织内部胶原的含量、类型和分布，与生化反应有关。那么，神经在正常状态时的静息张力是多少？回缩量与静息张力成何种关系？这些问题尚无确切答案。虽然测定神经的静息张力较困难，但在临床工作中或在研究神经牵拉伤时不能忽视这一因素。当神经切断后立即进行断端原位缝合时，吻合口会出现一定程度的张力，在有些部位还可能导致神经再生不良。这些事实都表明，破坏了神经在生理上的力学稳定，其几何尺寸就会发生变化；并且即使再进行加载，恢复原来的几何尺寸，其应力状态也和原先不相同了。以往许多对牵拉伤的研究常常忽略了神经在体时的静息张力，没有考虑离体后的弹性回缩，而是从无张力状态下开始研究的，这可能是造成研究结果差异悬殊的原因之一。

（二）应力-应变关系

应力是物体单位横截面积上所承受的力，应变是物体单位长度上所产生的变形。

1. 应力-应变曲线的性质　周围神经在有限变形时，具有非线性的应力-应变特征（图1-3-1）。这一方面的早期工作多为人和动物离体神经干载荷-延长量关系的研究。

（1）就某一段神经而言，在神经一端悬挂不同重量的物体时，神经的延长量与所受的牵拉力并不成相应的比例，而是呈曲线上升。

（2）在牵拉的不同时期，延长量的变化，或大于载荷的变化，或小于载荷的变化。

（3）对于不同种属、不同个体，甚至同一神经的不同节段，载荷与延长量关系的变化有很大的差异。

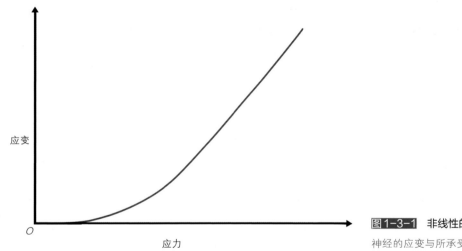

应变

O

应力

图1-3-1　非线性的应力-应变特征示意图
神经的应变与所承受的应力并不成相应比例增加

自从Liu采用张力计测量了神经的张力和延长量后，才使较精确计算应力、应变成为可能。他们首先描绘出应力-应变关系曲线，排除了载荷-延长量关系中神经横截面面积不同造成的差异。之后，许多学者在各种力学试验机上对不同部位的离体神经进行了测试，但结论不一。有的人提出神经类似弹性物质，应力-应变关系呈直线关系；但大部分人认为神经的应力-应变关系是与载荷-延长量关系曲线形状相似的曲线，即应变对应力的响应不是瞬时完成的。即使如此，曲线的形状也有争议。一般来说，应力-应变关系曲线分为开始的平缓部和后来的陡直部两个部分，即在弹性限度以内，张力随着神经干延长长度的增加而缓慢增加，曲线相对平缓；超过了弹性限度，延长长度即使很少，张力也急剧增加，使曲线呈直线样上升。

2. 不同神经的应力-应变关系曲线形状不同　研究表明，所有周围神经都有一定程度的弹性，其杨氏模量（应力/应变）各不相同，低模量意味着低弹性。杨氏模量的不同，与神经组成成分质与量的差异以及排列方式的不同有关。当牵拉力和应力逐渐增加时，各神经所表现的力学行为的差异也随之增加，从而导致了相同程度的应变可能需要不同的牵拉力，同样的作用力产生的延长量不一定相同。应力-应变关系曲线形状还受施力方式、速度及神经两端固定方法的影响。Sunderland曾指出：整个过程局限在几分钟内恒定逐步加载，将使神经各部分在一种平衡体系中稳步伸长；在长时间的逐步加载中，材料表现蠕变特性；而在相当短的时间内通过移动物体突然加载，应变几乎是同样载荷逐步加载时应变的2倍。这三种加载方式引出的应力-应变关系曲线明显不同。因此，比较不同神经的力学性质，必须在加载速度、施力方式等外部因素一致的条件下进行。

3. 在体活神经的应力-应变关系　上述对周围神经应力-应变关系的研究，都是在离体神经上进行的。为了便于将神经力学性质与神经牵拉伤的研究结合起来，鉴于周围神经中的轴突并非独立的细胞而是神经元的一部分这个极为特殊的结构特点，以及考虑到神经牵拉伤的研究必须在活体上进行，殷玉芹等探讨了测定在体周围神经力学性质的可能性。

（1）弦式加载法：在保持正常神经连续性的前提下，如何把加载装置与神经连接起来，在任意瞬间都能对张力和延长量精确定量，保持一定速率的牵拉，是研究在体活神经力学性质的关键问题之一。如果切断神经，就意味着破坏了神经原有的生理应力稳态。成海平等创用的弦式加载法是根据柔索的受力特性，将索状的神经视为柔索，实现了活体检测（图1-3-2）。这种方法最大的优点是保持了神经的完整性及生理应力稳态，并应用力的合成与分解的原理，使进行的牵拉与测得的力值精确地一一对应，反映了牵拉力的真实程度。

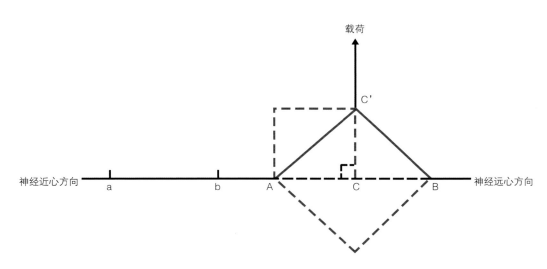

图1-3-2　弦式加载法示意图

A、B为定向器连接处，C为牵拉器连接处，ab为观测部位。使AC＝CB，在计算机控制下，在神经长轴的垂直方向施力，并进行载荷的系列张力数据采集和同步程控拍摄ab段变形量。根据力的合成与分解原理，将每一瞬时的载荷换算成ab段神经承受的张力

（2）关于预处理：冯元桢指出，"人们确立一种组织的本构方程，是以该组织能被预处理为前提的"。只有经过预处理，表现的力学性质才会稳定和可重复。冯元桢的观点成为生物力学工作者

认可且遵循的法则，但这是基于离体组织而言的。组织离体后，细胞及间质均处于相对静止状态，预处理能使它们从静止态转为运动态，对即将到来的较大变动有充分适应和准备，从而真实地表现其力学性质。基于此，殷玉芹等认为，在体活神经是否需要经过预处理，值得商榷。轴突是神经细胞的一部分，胞体存在于脊髓或脊神经节，那么：①是否可以对神经元的某一部分反复加载和卸载，而无视作为一个整体的神经元的反应，这种反应有无影响其力学性质的可能性？②在体周围神经的各种结构成分均处于生理状况，具有正常的生理活性和一定范围的运动，有无预处理的必要？③周围神经对力的敏感性导致其在承受较小的张力时就可发生结构的损伤。预处理后，已受到牵拉伤的神经能否真实地反映正常神经的力学性质？④反复加载、卸载，可使神经内血管处于反复缺血、再灌注、再缺血的循环中，极易造成神经内多发性出血和局部自由基大量释放，这些变化都可能改变力学性质。当然，这只是一个观点和看法，能否成立，甚至能否适用于其他在体软组织的力学性质测定，尚需要更多的实验来证实。

（3）在体神经的应力-应变关系遵循幂函数规律（图1-3-3，图1-3-4）：从图1-3-3可以看出，同是游离神经，弦式加载和直线式加载导致的应力-应变关系曲线有所不同，材料常数差别较大。总的来看，前者比后者陡直。如果我们知道神经具有静息张力的特性，这个现象就很好理解。因为在直线式加载中，神经远心侧是在被切断后才与牵拉器相连的，也就是说，神经的初始状态是完全松弛的，故在低应变阶段，应力的上升极其缓慢；而在弦式加载中，神经的初始应力是生理应力，此时如果从原点到曲线平缓部末端作一条直线，则弦式加载的斜率更大，弹性延长范围更小。这两种方法所引出的弹性延长范围的差异可能提供了研究静息张力的线索。

通过对在体非游离神经和游离神经载荷-延长量关系的比较可以看出，达到同样延长量时，非游离神经的张力上升较快（图1-3-4中的a与c比较，a上升较快），这是神经周围组织静止状态的

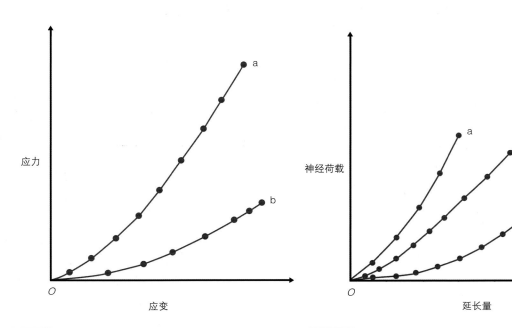

图1-3-3　游离神经的应力-应变曲线示意图
a. 弦式加载　b. 直线式加载

图1-3-4　游离、非游离神经载荷-延长量曲线示意图
a. 非游离神经直线式加载　b. 游离神经弦式加载　c. 游离神经直线式加载

惯性所决定的。周围组织对神经的牵制，可导致断端处的张力迅速增加，在临床上，张力往往集中在吻合口处，就是最好的例子。

4. 存在的问题

（1）在体周围神经本身的生理活动受全身的神经体液系统的调节，影响因素较多。在实验中如何更严格、准确地控制边界条件，仍需进一步深入探讨。

（2）由于周围神经牵拉伤极其常见，研究神经的应力–应变规律不能只满足于组织水平的测定，而需精确检测神经内各主要结构成分的应力–应变关系及各主要成分在神经干应力–应变规律中的作用。现代科学技术的发展，给实现这方面的研究提供了可能，这将对深入、完整地阐明神经组织的力学特性，对彻底揭示神经牵拉伤的致伤机制，对预防神经牵拉伤的形成都具有十分重要的意义。

（3）滞后现象：滞后现象是指组织在加载和卸载过程中，两条应力–应变关系曲线不重合的现象（图1-3-5）。Lundborg证实了周围神经存在着滞后现象。曾有人提出，周围神经在一定的张力范围内，只表现为弹性性质，加载和卸载的应力–应变关系曲线完全重合，没有滞后现象；只有当张力超出了神经组织的弹性极限，才表现为黏性性质；在相同的应力水平上，卸载时的应变要比加载时的大一些，而且去除张力后，神经不能恢复到初始状态。但是，更多的学者认为，周围神经的黏性与弹性是并存的，不会在某一时期单纯表现为弹性性质，而在另一时期单纯表现为黏性性质，但以弹性或黏性性质为主的表现是可能的。一般来说，神经被牵拉的初期，主要表现为弹性性质，即使是这样，由于黏性性质的参与，此时的卸载过程中，其应变对应力的响应仍然落后于加载过程，卸载曲线与加载曲线不重合，表现为滞后现象。在中期和后期，由于张力已超出了神经组织的弹性极限，这时主要表现为黏性性质，并一直持续到"断裂点"。值得指出的是，周围神经虽然存在着滞后现象，但神经在加载前的初始状态和卸载后的终末状态可能是一致的，只是整个神经干的卸载过程与加载过程不重叠。

神经产生滞后现象是其本身的固有特性。力学专家们的计算结果表明，软组织滞后环的面积与

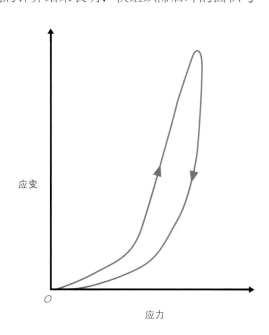

应变

O 应力

图1-3-5 滞后现象曲线示意图

外力对组织每单位体积所做的功相等。也就是说，沿滞后环一周，外力对组织每单位体积所做的功完全转变为热能，消耗于分子间的内摩擦。故滞后也称为滞后损失或内耗。

（4）蠕变现象：蠕变现象是物体在恒定应力的作用下，其形变随时间增加而增加的现象（图1-3-6）。对周围神经蠕变性质的研究很少，但在临床上研究骨折后的牵引或骨延长对周围神经的影响中，都涉及神经的蠕变；在用重物垂吊神经、测试其形变量时，也包含了蠕变的因素。有学者在神经力学性质的研究中指出，在生理极限内，神经组织能通过其本身的顺应性和横截面积的改变来适应张力。但大多数人对此未予以足够的重视。

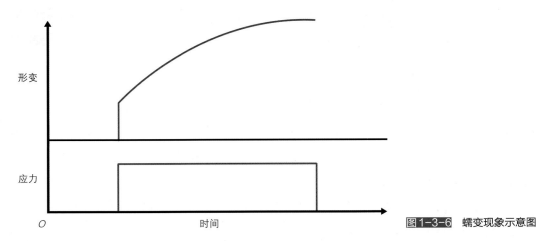

图1-3-6 蠕变现象示意图

（5）应力松弛现象：在常应变下，应力随着时间的增加而逐渐减小的现象，称为应力松弛现象（图1-3-7）。滞后、蠕变和应力松弛，三者统称为黏弹性特征。William等研究了离体神经的应力松弛现象。实验发现，前5分钟内，张力下降最快；前20分钟内，应力松弛大部分完成；30分钟后，曲线极其平缓。一般认为，松弛后的应力可下降为松弛前初始应力的30%～50%。初始应变状态不同，应力松弛的程度也不同。初始应变越小，应力松弛的程度越大。如神经延长8%时，30分钟内应力下降50%；而延长15%时，相同时间内应力却只下降40%。Wall取新鲜家兔胫神经，以每秒0.03%的速率，将之分别牵拉到应变为6%、9%和12%，观察此后1小时内力的衰减情况，也得出了相似的结论。

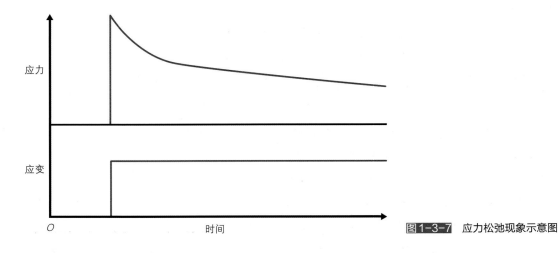

图1-3-7 应力松弛现象示意图

Kendall比较了在体神经切断后的近断端、远断端和离体神经的应力松弛，结果发现：离体神经松弛的程度最大，切断后的近断端次之，远断端最小。家兔在体正中神经的应力松弛具有这样的特点：①游离神经完成应力松弛所需的时间（2000秒）比非游离神经所需的时间（600秒）长得多；②在非游离神经，初始张力越小，则松弛程度越大，松弛速度越快。

应力松弛是神经组织对形变的适应性反应，其机制不清，有人认为是液体扩散的结果。神经应力松弛的特性对于确定神经损伤的张力临界点，对于正确评价慢性牵拉伤的损伤程度和预后估测，对于重新认识缝合口张力的作用均具有非常重要的意义。而对神经应力松弛的本质，无论是从力学角度还是从生物学角度，都缺乏深入足够的研究；松弛前后的神经形态、传导功能及神经内部血液循环的变化等，也有待于进一步探讨。

二、周围神经抗张性的结构基础

从周围神经承受张力时所表现的力学性质来看，神经干具有一定程度的抗张性。了解周围神经抗张性的结构基础，可能对深入研究神经的力学性质及周围神经牵拉伤的损伤机制有所帮助。

周围神经为非均质结构。Haftek曾经指出：在非均质的神经组织中，结缔组织鞘比较强壮，髓鞘和轴浆则类似液体状。因此，神经内各结构成分承受张力的能力不一。总的来说，束内组织主要表现为黏性性质，自我保护能力较弱。

（一）神经内各结构成分与力的关系

1. 神经纤维　光镜下，有髓神经纤维和无髓神经纤维呈波浪状纵向平行排列。电镜下，许多有髓神经纤维像望远镜套筒一样，有许多可伸缩的内套叠，轴突本身富含称为细胞骨架的微丝微管系统，具有"细胞肌肉"之称。所以，神经纤维实际的长度比神经干长，并具有一定范围的伸长与缓和弯曲角度等特性。从生化角度来看，在神经纤维中，轴突含水分较多（85%～92%），固体物质中含有蛋白质和极少量的脂质；而髓鞘含水分较少（40%～60%），固体物质中60%是脂质，40%是蛋白质。因此，髓鞘的黏性比轴突大得多。直径越大的神经纤维，髓鞘越厚，黏性越大，对牵张的耐受性越差，易受损伤。

2. 神经内结缔组织

（1）神经内膜：丰富、纤细的胶原纤维排列成束，是神经内膜的一个显著特征。电镜下，神经内膜由施万细胞基底膜和神经内膜间隙组成。施万细胞基底膜包绕神经纤维，在郎飞结处，与轴索膜直接相贴。无论是有髓神经纤维还是无髓神经纤维，其基底膜都是不间断的。因此，每根神经纤维居于它固有的施万细胞基底膜管内。此管从脊髓或脑起始，直至周围靶器官，全长相续。基底膜外的神经内膜间隙主要由胶原纤维充填。大的有髓神经纤维被两层胶原纤维围绕，外层是纵向的致密层，称为Key-Retzius鞘；内层纤维直径较小且无明显方向性。这种排列有时也出现在小的有髓神经纤维和含无髓轴突的施万细胞周围。胶原小袋的存在也是内膜的一个特征，是围绕无髓轴突的施万细胞将一束胶原纤维包裹起来形成的。因此，内膜胶原对神经的渗透，可将邻近细胞连接成一个整体，从而增加了神经纤维的扩展能力和抗张性。此外，神经内膜是最内层的结缔组织，包含神经内膜液、纵向Ⅰ型胶原纤维和Ⅱ型胶原纤维，以及与包裹有髓神经纤维和无髓神经纤维的基底膜相连的精细的胶原纤维网络。每条神经轴突均被基底膜包裹，其成分包括Ⅳ型神经纤维、层粘连蛋白、纤连蛋白及硫酸乙酰肝素。在神经内膜包裹范围内部也分布着其他细胞，包括成纤维细胞、巨噬细胞、肥大细胞。也有神经周细胞分布在神经束膜下的间隙中。

（2）神经束膜：神经束膜以扁平细胞和胶原纤维交替的板层结构为特征。神经束膜的胶原纤维大多纵行走向，也有斜行或环形走向，比较坚韧；束膜细胞彼此之间首尾相接，形成紧密连接，该连接区域较长，相邻的细胞膜之间没有基底膜，只被一个150～170Å的间隙隔开，间隙中有一条很细的中间线，与细胞膜形成"三线系统"，两侧细胞膜下呈对称的高电子密度区。神经束膜的结缔组织连接着神经周细胞，这些神经周细胞将神经纤维分割成束，形成"三线系统"：内层为单层的由紧密连接支持的神经周细胞，中层为3～15层的神经周细胞，外层为Ⅰ型胶原纤维和Ⅱ型胶原纤维和弹性纤维连接的神经周细胞，且其连接由环形、斜行、纵行排列构成。从组成上来看，神经束膜是一个重要的屏障结构，细胞间通过"三线系统"的复合膜紧密相连，这种"三线系统"有非常牢固的细胞连接作用，还可使细胞发生轻微变形和传递收缩力，抵御一定程度的机械刺激；同时，细胞层间坚韧的胶原纤维使神经束膜具有较高的抗张性（图1-3-8，图1-3-9）。

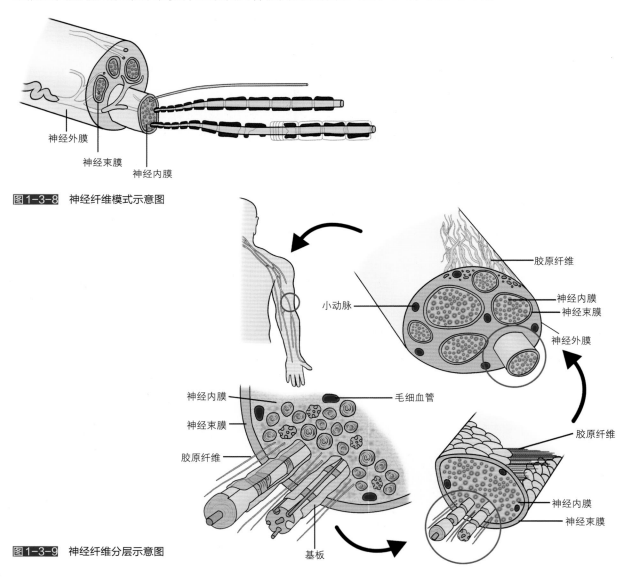

神经外膜

神经束膜

神经内膜

图 1-3-8 神经纤维模式示意图

胶原纤维

小动脉

神经内膜

神经束膜

神经外膜

神经内膜

毛细血管

神经束膜

胶原纤维

胶原纤维

神经内膜

神经束膜

基板

图 1-3-9 神经纤维分层示意图

（3）神经外膜：外膜包含三种细胞外纤维，最多的是胶原纤维，主要为纵行走向。弹性纤维多位于外周，纵行排列成一板层。在小束的胶原纤维中，也有弹性纤维存在。胶原纤维韧性大，抗拉性强；弹性纤维则富于弹性，被拉长50%～100%后除去外力，仍能恢复原状，其机械性能与胶原纤维互为补充。当外膜组织伸展时，原来波浪状走行的胶原纤维便伸直，弹性纤维被牵引拉长，处于蓄能状态，胶原纤维的抗拉性可以防止弹性纤维过分牵张；当去除外力后，弹性纤维便立即借蓄积的能量回缩，使组织恢复原状。因此，胶原纤维和弹性纤维交织在一起，既有韧性，又有弹性，使组织的形态和位置既有相对的稳定性，又有一定程度的可变性，不易损伤。

3. 神经结缔组织的胶原成分 胶原是动物软组织和硬组织的基本结构元素，它赋予机体以机械整体和强度，对组织力学性能产生重要的影响。胶原纤维粗细不等，由胶原原纤维借少量黏合质连接而成，因而在高倍镜下胶原纤维有纵纹。胶原原纤维本身有周期性横纹，由胶原微原纤维组成，后者的基本结构成分是胶原蛋白分子。胶原蛋白由三条多肽链互相缠绕而成。肽链的一级结构分为两类，分别称为α1链和α2链，α1链又分为四种类型。根据组成胶原的肽链不同，一般将胶原蛋白分为五型。

（1）各型胶原在神经内的分布：在对神经结缔组织胶原成分的分析中发现，总的胶原含量占游离神经干重的10%～17%。在人的神经中，Ⅰ型胶原和Ⅲ型胶原的比例是81∶19。Ⅰ型胶原在三层膜中都有，但主要分布在神经外膜中，Ⅲ型胶原主要分布在束膜和内膜，Ⅳ型胶原和Ⅴ型胶原常围绕神经纤维呈套管样，或在束膜中区别板层。Salonen用免疫学方法还证实：在外膜，Ⅰ、Ⅲ型胶原很多，Ⅰ型胶原呈粒状，Ⅲ型胶原为均质，还有一些纤连蛋白；在束膜，Ⅰ型胶原缺乏，Ⅲ型胶原存在，纤连蛋白和Ⅴ型胶原共同形成围绕束的鞘；在内膜，Ⅰ、Ⅲ型胶原共存于神经纤维外，呈均质，Ⅴ型胶原形成围绕神经纤维及毛细血管壁的、界线分明的套管，纤连蛋白则分布在整个内膜间隙（神经纤维区除外）。

（2）各型胶原的作用：从Ⅰ型胶原主要分布在肌腱、骨骼、牙本质处可以推测，它的抗张性能很强；Ⅲ型胶原主要分布在胚胎皮肤、心血管、胃肠道和牙周膜，并且是网状纤维的主要组成成分，说明它具有一定的弹性；Ⅱ、Ⅳ型胶原主要分布在软骨、基底膜和基板，可能起连接和填充作用。还有人发现，除网状纤维外，Ⅰ型胶原与Ⅲ型胶原总是一起分布在那些经常处于弹性变化的部位。当组织损伤修复时，大量Ⅰ型胶原可以转化为Ⅲ型胶原；修复完成后，Ⅲ型胶原又可逆转为Ⅰ型胶原。此外，有人提出胶原纤维呈波浪状是非胶原成分（或基质）收缩造成的，基质的完整性对胶原纤维束发挥正常作用非常重要。酶对于非胶原成分的消化作用，可在很大范围内改变胶原纤维束的力学特性。例如，透明质酸就是一种重要的填充物，新陈代谢率高，与胶原纤维的关系密切。另外，神经组织损伤后的水肿、内部微环境的改变，都可能使其力学特性发生变化。

4. 神经内弹性系统 弹性系统是弹性蛋白、弹性纤维和耐酸水解性纤维的总称。在电镜水平，弹性纤维是一条由丰富的不定形物质构成的中心索，外覆微丝（d=10～12μm）组成，后者在横切片上电子密度较低。在弹性纤维发育过程中，微丝首先出现，紧接着不定形成分逐渐在微丝间聚集，直到弹性纤维完全成熟。在某些部位，仅有成束的微丝，缺乏不定形成分，称为耐酸水解性纤维；而在另一些部位，微丝与不定形成分细长的斑块混合，称为弹性纤维。这些纤维代表着弹性发育终止于不同的阶段，又称为弹性相关纤维。弹性系统纤维的弹性来自它们的不定形成分——弹性蛋白，所以成熟的弹性纤维弹性最大，而耐酸水解性纤维在拉力作用下的延长能力较小，弹性纤维的弹性介于两者之间。Nageotle 在神经内膜看到了弹性纤维，但未得到实验的进一步证实。后来有人通过电镜观察到外膜、束膜有弹性相关纤维分布，在内膜有不分支的微小细丝束，这就是现今得到确认的耐酸水解性纤维。Ferrira 采用光镜选择性染色和电镜观察相结合的方法调查了神经内弹性系统，发现在三层膜中均存在耐酸水解性纤维，以内膜为主；而弹性纤维仅在外膜和束膜中见到，且以束膜外层和外膜为主；在神经内无成熟的弹性纤维。弹性相关纤维不被胶原酶或番木瓜蛋白酶消化，用弹性蛋白酶孵育也不被显示，耐酸水解性纤维还具有抗弹性蛋白酶消化的能力。从这些研究中可以看出，弹性纤维从神经外膜到内膜，直径逐渐减小，弹性逐渐降低。因此可以推测，弹性纤维的生长发育是从外膜起始的。

5. 神经的血管系统　进入神经的营养血管和分布于神经内部各层血管的特点是能在一定程度上适应神经的伸长。束内毛细血管的复杂分支和弯曲行程，一方面使神经内血流方向极不规则，减缓血流通过的速度，增加物质交换的概率；另一方面，能耐受一定程度的牵拉，保证神经的血液供应。

（二）神经的抗张性

Sunderland 指出，神经形态结构的特点是神经干在组织床上迂曲存在，神经束在外膜内迂曲走行，神经纤维在束内迂曲排列。这意味着在肢体上，任意固定两点间的神经干及所包含的神经纤维的实际长度，比两点间的直线距离长。当一条神经被逐渐牵拉，神经干和神经束的迂曲首先消失，但神经纤维仍处于松弛状态。这使可能造成损伤的力得到吸收和中和，保护了神经纤维。当神经干和神经束被拉直并继续拉伸时，主要表现为弹性性质。继续牵拉可使神经纤维伸直、延长，直到断裂。最后束膜撕伤，标志着神经失去了抗张强度和弹性。由此可联想到，在加载曲线中，临近最高峰转折点时，曲线为什么突然呈陡直上升近乎直线的形状。他还指出：赋予神经抗张性的原因主要是束膜的存在。我们知道，从神经起始处到终末靶器官，各平面的神经束型皆有差异。神经束在神经内又分又合，彼此交错呈丛状，这种变化的束排列，本身就提高了神经的抗张性。同样的束面积，束的数目越多，抗张性越强，这可能对解释关节处的神经束为什么小而多有帮助。这也提示，神经根内部纤维规则地排列可能是其易受牵拉性损伤的原因之一。故神经受牵拉时，各点承受的应力不同，损伤的程度也不一样，会出现某些敏感点，神经的断裂点也不一定像力学专家们预测的那样，而是在一定程度上取决于神经干的内部结构。

由于神经束是抗张性的重要成分，基于束面积来计算应力就显得十分必要。神经干应力和束应力的比较，可以部分反映束组织和外膜的抗张性能。对牵拉过程中神经干面积和束面积的瞬时改变，至今仍无一种简便精确的测量方法。一般是将原始面积近似于各瞬时面积来看待的。目前尚没有一个适合周围神经的力学模型，这一方面还有大量艰巨的工作要做。

动物学实验表明，家兔正中神经在承受急性牵拉时，神经内各结构成分的抗张性从小到大依次排列的顺序为髓鞘、轴突（图1-3-10，图1-3-11）、施万细胞、神经内结缔组织。就一根神经纤维来说，最易损伤和最先断裂的部位是郎飞结区。从神经干横截面来看，损伤最严重的区域总是位于神经干的中心。

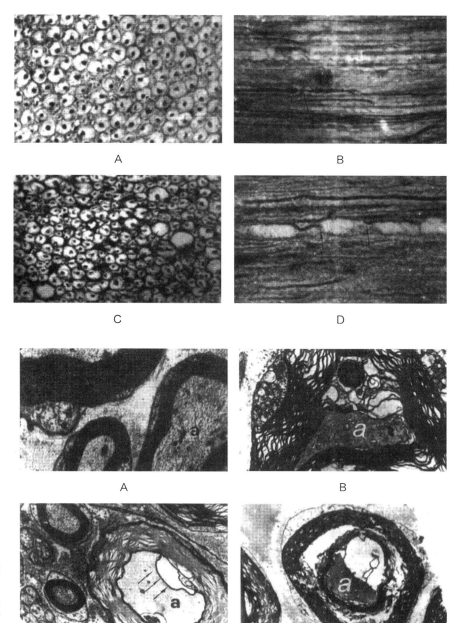

图 1-3-10 神经承受张力时，光镜下轴突的变化（Cajal Ⅵ染色×180）

A. 正常神经纤维，可见位于髓鞘中央的轴突断面　B. 轴突锥状变细，趋于断裂　C. 神经纤维受挤压，轴突边移或缺失，染色变浅　D. 轴突断裂，可见卷曲的轴突断端

图 1-3-11 神经承受张力时，电镜下轴突的变化

A. 正常轴突断面（透射电镜×12000）　B. 轴突被变性的髓鞘挤压成不规则形（透射电镜×8000）　C. 部分轴膜与髓鞘分离（透射电镜×5000）　D. 轴突呈半月形，轴浆电子密度高（透射电镜×4000）

　　神经的抗张性一旦被破坏，其恢复的可能性有多大？Higgs将60只大鼠坐骨神经切断后进行吻合，术后第2、3、6、9、12周分别取出进行力学测试，发现神经抗张性恢复到正常的概率分别是25%、42%、53%、45%、62%。在第3～9周，抗张性的恢复率无显著差异，而第3周与第12周则有明显不同。在猴神经上的类似实验表明，修复后第4周，神经抗张性已恢复77%。这些研究提示：神经修复的早期目标之一是在第3～4周内恢复神经的抗张性。对于慢性牵拉伤，修复后的神经组织也能逐渐建立适应当时环境的神经迂曲结构和抗张性。

（顾立强）

第四节
周围神经损伤的病理学

一、周围神经损伤概述

神经元是神经系统基本的结构与功能单位，而周围神经是由神经元突起——轴突聚集而成，内含运动神经纤维、感觉神经纤维和交感神经纤维（图1-4-1）。

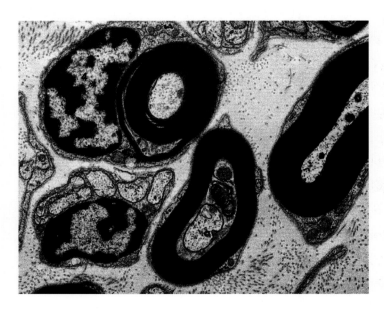

图 1-4-1　人周围神经电镜下微观结构

正因为神经元是一个完整的细胞，周围神经损伤通常以周围神经断裂伤（即Ⅴ度损伤）多见。对于每一条神经纤维来说，其损伤性质不同于一般的组织（如骨、皮肤、血管）损伤，它属于细胞损伤的范畴，即轴突的损伤实质上是神经元整体的一部分损伤，若是Ⅴ度损伤，即为组成该神经干所有神经纤维的神经元均有细胞损伤，并导致神经解剖学连续性中断、神经功能障碍，使神经元胞体方向传来的离心性神经冲动不能继续传导至靶细胞，正常经顺向轴浆运输系统转运的神经介质及对靶细胞有营养作用的物质也不能继续转运至神经末梢，丧失了神经支配功能和一切其他功能；同时，正常从靶器官、靶细胞传来的向心性冲动中断，经逆向轴浆运输系统转运的、来自靶器官靶细胞、对神经元有重要神经营养作用的因子也不能转运至神经元胞体，直接影响着神经元的生存与功能的维持，所以周围神经损伤后将不可避免地导致整个神经元的损伤反应。

由于损伤的原因、程度不同，周围神经系统对损伤的反应完全不同。周围神经损伤包括周围神经纤维损伤与周围神经结缔组织支持结构损伤两部分。周围神经局部损伤中，神经纤维本身的损伤反应在病理学上分为两个主要类型。

1. 神经损伤部无轴突连续性中断，仅有短暂神经传导阻滞。在病理学上表现为轻微损伤所导致的节段性脱髓鞘与再髓鞘化。

2. 轴突断裂或同时伴不同程度的神经内结构损伤，导致神经损伤处轴突连续性中断，损伤平面及其以下、以上一定范围内轴突变性。在病理上表现为较严重损伤所致的轴突变性与继发的轴突再生。

轴突断裂后，神经对损伤的反应可分为两个时期。

第一期：损伤平面以下神经纤维全长的轴突与髓鞘破坏，及损伤平面以上不同距离内相似的改变，称为沃勒变性，导致末梢器官与相应神经元分离。母体细胞及其连接也对神经损伤有反应，若这种逆行性神经元反应导致细胞变性，则整个轴突通路崩溃。

第二期：轴突存活部分的再生，以期恢复轴突至周边的连续性，这有赖于每条神经纤维的神经内膜管的状态。若神经内膜管完整性、连续性保留（Ⅱ度伤），生长的轴突能长入原先其占据的神经内膜管内，并继续直接生长至神经末梢，恢复原有的神经再支配，称为非复杂性轴突再生（uncomplicated axon regeneration），其最终结局是能恢复原先的神经再支配形式，并完全恢复功能。相反，神经纤维的断裂伤或其结构破坏（Ⅲ度以上伤）涉及神经内膜管的断裂破坏，使再生复杂化，影响轴突生长进入原有的神经内膜管，往往因神经瘤形成，轴突不能再长入远端神经。即使外科修复，仍有可能进入陌生的神经内膜管。这部分再生的轴突常错误地定向生长，导致神经再支配恢复形式与原先的结构及功能不同，称为复杂性轴突再生（complicated axon regeneration）。

周围神经结缔组织及支持结构的损伤反应涉及神经内膜、神经束膜、神经外膜和神经外膜以外的结缔组织成分的损伤、断裂、破坏、增生，以及神经内血管系统等病理变化。

另外，正常神经元胞体及其轴突结构和功能由一稳定的微环境来保证和维持，而血神经屏障是维持周围神经纤维内环境稳定的重要解剖学因素。神经损伤时，血神经屏障的解剖结构和功能也遭到破坏，周围神经纤维内环境随之变化，此时各种局部因素（包括细胞、体液因子等）也可影响这种微环境，直接或间接影响周围神经的损伤反应和再生反应（图1-4-2）。

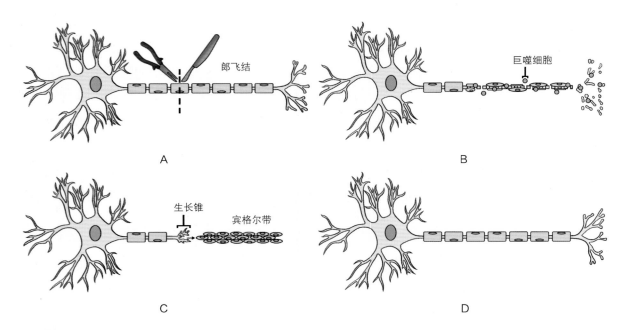

郎飞结

巨噬细胞

A

B

生长锥　宾格尔带

C

D

图 1-4-2　周围神经损伤后的损伤反应与再生反应示意图

A. 受伤　B. 受伤后1周内　C. 受伤后1个月内　D. 神经再生成功

周围神经损伤致靶器官、靶细胞失神经支配，并发生结构上失神经改变、功能障碍。长时间（或永久）失神经支配者还会发生骨、关节、肌腱等结构的病理改变。

二、周围神经损伤的病理分类

（一）Seddon 分类

1943年，著名的英国临床外科医生 Seddon 在进行大宗周围神经损伤病例回顾性分析时，发现周围神经功能恢复的预后与周围神经内在结构破坏程度密切相关。他推荐了一种简单的创伤性神经损伤分类方法（图1-4-3），将周围神经损伤分为三类：轻度损伤为神经失用（neuropraxia）；中度损伤为轴突断伤（axonotmesis）；重度损伤为神经断伤（neurotmesis）。大多数创伤，包括骨折、脱位、枪弹伤，可导致其中一种类型或联合型周围神经损伤。

1. 神经失用　神经损伤轻微，如轻度牵拉、短时间压迫、邻近震荡的波及等。神经可发生节段性脱髓鞘、神经内肿胀，但不发生轴突变性，轴突连续性存在。表现为暂时失去传导功能，常以运动麻痹为主，感觉功能仅部分丧失。在数天内常可恢复，而且是在整个神经支配区域均匀一致地恢复。

2. 轴突断伤　神经损伤较重，多为钝性损伤。可因牵拉、骨折、药物刺激、长时间压迫、寒冷或缺血等引起。损伤的远侧段可发生沃勒变性。但其周围的支持结构，尤其是神经内膜仍保持完整，可以引导近端再生轴突沿原来的远端神经内膜管生长至终末器官，日后可自然恢复功能。

3. 神经断伤　神经损伤严重，可以是完全断裂或是不能自行恢复的严重结构破坏，多见于开放性损伤、暴力牵拉伤、神经缺血、化学性破坏等。神经损伤后，神经干失去连续性，远端发生沃

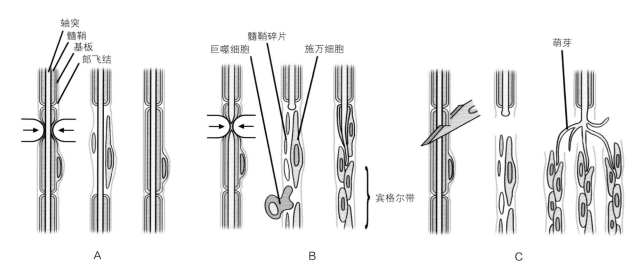

图 1-4-3 Seddon 分类示意图
A. 神经失用 B. 轴突断伤 C. 神经断伤

勒变性，神经断端出血、水肿，日后形成瘢痕。从近端长出的轴突难以跨越完全离断的瘢痕，神经功能无法恢复。因此，必须将两神经断端对合，才能使再生轴突顺利长入远侧段，恢复终末器官的功能。

（二）Sunderland 分类

1951 年，澳大利亚学者 Sunderland 扩展了 Seddon 分类，强调了神经束结构的重要性，将周围神经损伤分为五度（或五级）：

Ⅰ度：同 Seddon 分类的神经失用，轴突连续性存在，可有节段性脱髓鞘，轴突传导中断。

Ⅱ度：同 Seddon 分类的轴突断伤，轴突与髓鞘受损，神经内膜组织未受损。

Ⅲ度：神经束内神经纤维损伤，轴突、髓鞘、神经内膜损伤，但神经束膜完整、正常。

Ⅳ度：神经束损伤断裂，轴突、神经内膜、神经束膜破坏，神经外膜完整，神经干连续性仅靠神经外膜维持。

Ⅴ度：神经干损伤断裂，神经束与神经外膜均断裂，神经干完全破坏，失去连续性。

（三）Mackinnon-Dellon Ⅵ度损伤分类概念

1988 年，Mackinnon 和 Dellon 提出了周围神经损伤的三维损伤模式，认为神经可以是同一程度一致性的损伤，也可以从横向或纵向损伤神经（垂直或沿着神经干方向损伤），产生部分或混合损伤，如牵拉性神经损伤、跳跃性损伤。一条神经干可存在混合性损伤，即不完全性断裂的单条神经内同时有各种不同程度的损伤（Sunderland 分类的Ⅰ～Ⅳ度）和神经外膜的破坏，Mackinnon 和 Dellon 将其归为Ⅵ度损伤。

虽然 Sunderland 的Ⅰ～Ⅴ度损伤和 Mackinnon-Dellon Ⅵ度损伤分类较为复杂，但对临床确立治疗原则与方法有重要参考价值，本书主要采用Ⅰ～Ⅵ度分类方法。

（四）Thomas-Holdorff变性与非变性性神经损伤分类

1993年，Thomas和Holdorff强调了区分变性性损伤与非变性性损伤的重要性，将机械性神经损伤分为局部传导阻滞性神经损伤和轴突变性性神经损伤两大类。

1. 局部传导阻滞性神经损伤　包括：①短暂性局部传导阻滞，主要见于缺血性神经损伤；②较长时间的局部传导阻滞，见于脱髓鞘性病变、轴突缩窄性病变。

2. 轴突变性性神经损伤　包括：①神经纤维基底膜鞘保留；②神经部分断裂性损伤；③神经完全横断损伤。

三、轴突连续性存在的传导中断——神经传导阻滞损伤

Ⅰ度损伤，为轴突连续性存在的传导中断，但传导阻滞的改变是可逆的，恢复快而完全。Ⅰ度损伤的病因多样，但临床上多为压迫与缺血所致。其发病机制及组织学改变来源于动物实验研究。

这种损伤的病理生理学改变是某一段神经纤维的局部传导阻滞。肉眼直视下神经完全正常；组织病理学改变仅有节段性脱髓鞘。因轴突连续性得以维持，避免了顺向与逆向轴浆运输中断。因轴浆运输存在，神经在损伤远端仍接受刺激。临床上表现为运动功能减退或丧失，有时感觉功能也有障碍，可持续数分钟至数月。

电生理学研究显示，压迫性缺血能干扰轴突、髓鞘及郎飞结的物理性、化学性与电学特性，导致经受损神经干节段的传导停止。学者们用"止血带嵌压"来研究Ⅰ度损伤中轴突与髓鞘的变化，发现止血带压迫所引起的传导阻滞在于止血带压迫近、远边缘两个平面处的髓鞘，发生了形态学改变，郎飞结套叠，无施万细胞移位。若此后去除压迫，传导随受累郎飞结复原而恢复。严重或长时间嵌压，套叠进一步加重了郎飞结的破坏程度，完整的髓鞘板层撕裂，在此状态下发生节段性脱髓鞘，传导阻滞只有在再髓鞘化完成后才消失。在某些慢性脱髓鞘情况下，受累轴突出现无髓轴突的传导特征，尽管传导冲动慢，但结合了跳跃性和连续性传导。

压迫所导致的急性传导阻滞显示，直径大的神经纤维较直径小的神经纤维更易损伤，原因可能是：①大直径运动纤维正常时在郎飞结处变窄，对轴浆运输产生相对缩窄。当外在压力增高时，减少了郎飞结间轴突相对体积，迫使轴浆移向压迫的两边，故作用于郎飞结处轴突的压力导致了郎飞结的移位，产生套叠。②小轴突有相对一致的口径，对增加轴浆流无相同的阻力，因此较高压力作用于小轴突时不产生与大直径运动纤维一样的后果（拉普拉斯法则），压迫处轴突内很少有套叠趋势。早期运动功能丧失，而感觉功能在后期才丧失。

有关缺血在Ⅰ度损伤的作用研究显示：哺乳类动物神经纤维能耐受4～6个小时缺血，而无大体形态上的损伤迹象，但远侧肌肉与软组织对缺血很敏感，毛细血管通透性增大，出现肿胀，持续数天才缓解。但是，Lundbrog研究神经内微小血管在机械性压迫期及此后的变化发现，缺血4～6个小时，神经内毛细血管通透性增大，导致神经束膜与神经内膜肿胀，因未涉及神经外膜，故大体形态上可无改变，神经内水肿产生了神经内液升高，而不是肿胀。

Sunderland认为，神经传导阻滞性损伤的严重性可依据阻滞时间长短分为三类。

1. 暂时损伤　阻滞时间仅为数分钟至数小时，无明显病理改变，主要是血管源性改变。

2. 中度损伤　神经传导阻滞时间较长，持续达4周。损伤节段出现病理改变：水肿、充血、巨噬细胞和淋巴细胞浸润；轴突肿胀，出现裂口、空泡、变薄，可出现染色上的改变；髓鞘，尤其位于郎飞结附近者，出现颗粒、裂纹与空泡。最后，细薄的轴突仅留下一层薄的髓鞘包裹，但为节段性、节旁脱髓鞘。

3. 重度损伤　神经传导阻滞持续数月，在受压节段边缘区病理改变最明显，主要损伤包括：轴突变薄，节段性脱髓鞘，出现明显变形，郎飞结脱位，并嵌入邻近结旁区，导致结旁髓鞘破坏与碎裂，结移位方向总是远离神经压迫节段。

当然，以阻滞时间作为评价标准分为暂时、中度、重度损伤三类，并无明确分界线，相反它们有以下三个共同特征：①均为局限性损伤；②轴突连续性存在；③只要作用因素停止，所有变化都是可逆的。

Lundborg提出将Ⅰ度损伤分为ⅠA、ⅠB两个亚型，区别在于是否存在明显的病理改变：ⅠA亚型无神经内水肿，伤后几乎立即恢复；而ⅠB亚型存在神经内水肿，传导阻滞可持续数天、数月，甚至数年。

四、轴突变性——Ⅱ～Ⅴ度损伤的损伤反应

轴突连续性中断后，其远断端轴突出现经典的沃勒变性。由于神经元胞体（母细胞体）与末梢器官分离，神经元胞体发生相关的组织与生化改变，末梢器官也发生相应改变。因此，Ⅱ～Ⅴ度损伤的反应包括损伤部位的反应、损伤平面以下轴突的沃勒变性、损伤平面以上神经纤维的反应、神经元胞体的变化和末梢器官反应。

（一）损伤部位的反应

1. Ⅱ度损伤（轴突断伤）　Ⅱ度损伤反应比较局限，一方面是对创伤的反应，另一方面是对轴突连续性中断的反应。其组织学特征是Ⅰ度损伤的延伸，不同点在于轴突与髓鞘的连续性中断；受损神经干节段轻度缺血，某些神经束内水肿，毛细血管通透性增大。

2. Ⅲ度损伤（神经束内神经纤维损伤）　在Ⅲ度损伤中，如果反应加重，神经纤维两断端可因受神经内膜的弹性影响而回缩，损伤区就会成为早期炎症反应的部位。炎症部位毛细血管破裂、出血，形成血肿，积聚于两神经纤维断端之间及周围；大量血源性巨噬细胞侵入，从两神经断端逸出的施万细胞、成纤维细胞进入损伤间隙内；神经内膜基质增加，毛细血管增生，胶原纤维增多。随着时间推移，这种反应性组织会逐渐变成致密纤维瘢痕组织。损伤节段的神经束致密、质硬，呈局限性膨大。

3. Ⅳ度损伤（神经束损伤断裂）　在Ⅳ度损伤中，神经束损伤断裂，回缩、分离反应非常严重，日后可有神经束间瘢痕组织形成，可伴有神经束间神经外膜组织的出血、炎症反应及纤维化。最终不但累及神经束，而且累及整个神经干，呈局限性梭形膨大。

4. Ⅴ度损伤（神经干损伤断裂）　在Ⅴ度损伤中，神经干横向断裂，两神经断端即发生回缩、分离，两断端之间存在着明显的间隙，损伤区反应明显。

神经干横断伤后短时间内（即发生沃勒变性之前），因正常的轴突连续性中断，加上血神经屏

障的结构和功能破坏，受损轴突近侧末端与远端轴突大量 Na^+、Ca^{2+}内流，大量 K^+、蛋白质外流丧失，其中 Ca^{2+}内流破坏了轴突内部环境的稳定，会激活蛋白水解酶，导致细胞骨架崩解，轴突破坏，发生快速、严重的创伤性反应，Medinaceli 和 Seaber 称之为"化学性损伤"。

损伤当天，两神经断端及其间隙即可有增殖的神经外膜成纤维细胞，以后几天有增殖的施万细胞加入。伤后第1周，细胞数量增加最多，以后细胞活性降低，但是神经束膜成纤维细胞增加可持续很长一段时间，它是损伤区瘢痕组织形成的主要来源。从两神经断端生长出现的增殖细胞能否在间隙内相遇，取决于神经间隙的距离。

损伤部位在伤后24小时毛细血管通透性增加，在7～14天毛细血管通透性达高峰，原因可能在于肥大细胞的活性与降解，释放组胺、5-羟色胺。两神经末端肿胀，内有破坏的施万细胞、成纤维细胞、吞噬细胞及其他结缔组织细胞，还包含胶原纤维、毛细血管等。除了最初的神经干来源之外，从神经断端和神经内来源的毛细血管进入损伤区，因缺乏保护性神经束膜屏障，感染可能加重这种反应与瘢痕组织的形成。

应当指出，能造成神经干断裂的损伤，必然伴有神经周围组织的损伤。这些邻近组织的创伤性反应可以影响神经断端的病理变化，同时导致神经断端被包埋于周围的瘢痕组织中，或与邻近组织结构粘连而固定。

（二）损伤平面以下轴突的沃勒变性

轴突中断后，由于伤处远端轴突脱离了神经元胞体的代谢中心，因而远端神经纤维全长直至其终末都发生变性。此变性首先由 Waller 于1850年切断蛙的舌下神经和吞咽神经后观察到并报告，故称沃勒变性。

1. **轴突与髓鞘的变化**　轴突变化稍早于髓鞘，但两者有重叠。轴突变性的第一个征象是伤后线粒体局部堆积于郎飞结和断端处，数小时内线粒体、神经细丝与微管等细胞器均发生颗粒状分解，轴浆内充溢颗粒状物质，堆积成不规则碎片状。大约在第2天，轴突肿胀外观呈不规则串珠状，此后断裂、溶解，轴突连续性在伤后48～96小时中断。髓鞘破坏的最早征象也见于伤后数小时内，郎飞结两端（结旁区）的髓鞘收缩，使郎飞结的间隙增宽。郎飞结间体内出现大量类似施-兰切迹（Schmidt-Lantermann incisure）的结构，电镜下可见髓鞘板层松开。第36～48小时，髓鞘崩溃进展迅速，轴突发生曲张，髓鞘也沿其全长呈现不规则的梭形肿胀，随后迅速在窄缩处断裂，形成一系列失去板层结构的椭圆体，包围着轴突碎块。此后椭圆体可再断裂，呈卵圆形或球状的小滴或颗粒。此时已出现吞噬细胞吞噬髓鞘碎屑的现象。

沃勒变性初期变化（前1周）属于物理性碎裂。第2周出现化学性改变，再将磷脂分解为中性脂肪，最后被巨噬细胞和施万细胞吞噬而消耗殆尽。变性碎屑的清除发生于第1周至第3个月，多数在第2～4周。

2. **施万细胞增殖**　伤后24小时，施万细胞已很活跃，渐趋分散状，细胞核增大，细胞质增多。虽然沃勒变性期施万细胞大部分质膜（髓鞘）被分解，但细胞极少死亡；相反，施万细胞不仅吞噬变性物质，还分裂增殖，增殖活性高峰出现在第1周末至第2周，之后快速回落。施万细胞增殖活性高峰的出现与沃勒变性和轴突、髓鞘碎屑清除的最快时间一致。若神经近、远侧断端连接，增殖的施万细胞在损伤处形成细胞桥，并在基膜管内形成纵行连续的细胞索，即宾格尔带（Büngner

zone）。细胞桥与细胞索均有引导再生轴突沿一定方向生长的作用（图1-4-4）。

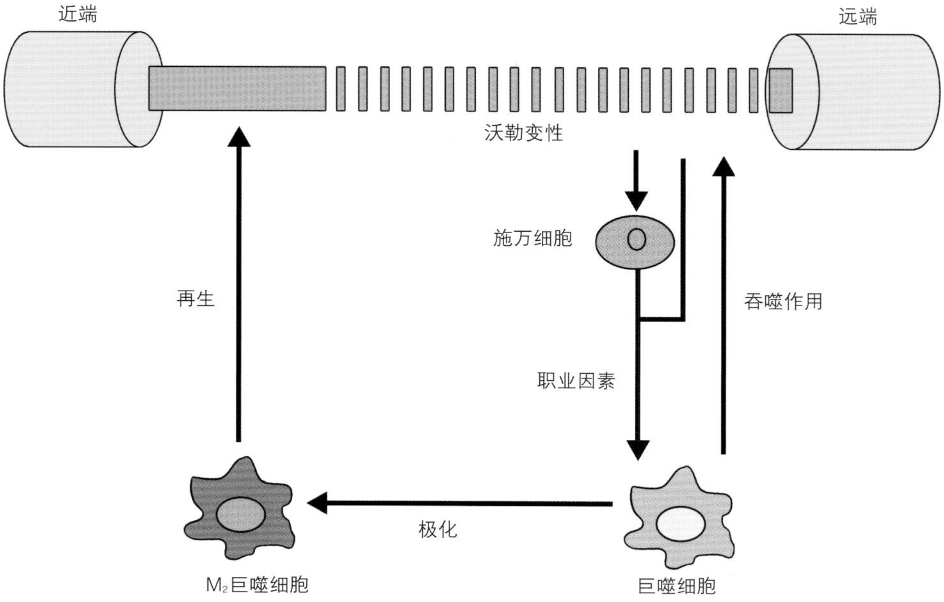

图 1-4-4　施万细胞在神经损伤后再生中的作用示意图

3. 巨噬细胞积聚　伤后第3天，大量巨噬细胞积聚，为损伤区最活跃的吞噬细胞。一般认为其来源属血源性，经过神经内膜血管壁移行进入变性神经纤维，损伤区毛细血管通透性增大有助于它通过并进入组织。巨噬细胞与施万细胞一起参加吞噬、清除神经内膜基膜管内的变性碎屑的过程，涉及变性神经纤维的全长。

4. 肥大细胞的变化　肥大细胞存在于周围神经结缔组织中，在沃勒变性过程中主要有两个变化：一是数目上增多，尤在神经内膜，高峰出现于伤后第4天，持续至第15天，之后下降，至第4周降至正常范围；二是发生快速球样变，肥大细胞释放组胺和5-羟色胺，两者增加毛细血管的通透性，有助于巨噬细胞的通透，也引起肿胀。

5. 无髓神经纤维的反应　无髓神经纤维无髓鞘变性，但轴突破坏和变性过程与有髓神经纤维相同，且无髓神经纤维变性较有髓神经纤维早而快。

6. 神经内膜管的改变　初期变化为神经内膜管肿胀，但至第12天口径已有所缩小，之后神经内膜管继续缩小，原因在于：①轴突与髓鞘被破坏，碎屑被清除，管内成分减少；②随着轴突连续性中断，沿正常轴突传递的细胞内压力丧失，导致神经内膜管壁张力减小，缓慢收缩，直径逐渐减小，并随变性时间延续而加重，在前3个月内最明显，此后变化不大。直径较大的神经纤维受影响最大，直径可缩小$2\sim3\mu m$。至4个月末，大多数神经内膜管直径小于$3\mu m$，少数直径为$4\sim5\mu m$。

在早期，神经内膜管口径进行性缩小的原因在于神经内膜管塌陷，而不是管壁增厚，表现为神经束面积进行性减小，与神经内膜管口径减小的时间与程度一致。另外，随着神经内膜管的塌陷，其张力也沿神经束膜扩散，环状纤维与斜行纤维缩短，也会减小神经束的横截面面积。

V度损伤中沃勒变性形式复杂化，断裂平面以下的神经内膜管一般不可能被近端再生轴突占据，晚期发生进一步的变化。

（1）失神经支配神经内膜管的进一步变化：随着失神经时间延长，失神经支配的神经内膜管进行性塌陷，一般发生于损伤后前4个月，神经内膜管直径减小至2～3μm，少数为4μm。此后神经内膜管塌陷无进展，但神经内膜中胶原缓慢增加，新生胶原黏附于施万细胞基底膜外表面，因此神经内膜鞘增厚。随着时间推移，新生的胶原纤维变粗、致密并聚集，施万细胞变薄，直至最后失神经支配的神经纤维变成纤维组织。神经远端长时间失神经化之后，神经内膜纤维化并不是一种炎症过程，只是一种单纯的纤维化取代神经萎缩的过程。神经内膜管最终因胶原纤维沉积而消失，施万细胞将萎缩、消失，并转化为更原始的类型，而与成纤维细胞无区别。

（2）损伤平面以下神经束与神经干的变化：在二期神经修复预制准备神经两断端时，常发现两神经断端的横截面面积不相匹配，即神经远端横截面面积小于神经近端。神经远端粗细变化不仅与其失神经支配的时间相关，还与其神经束和外膜组织占的横截面面积比例多少相关。

由于轴突与髓鞘变性，神经内膜管成分减少，碎屑被清除，随后出现神经内膜管塌陷，导致相应神经束萎缩。随着失神经时间延长，出现类似神经内膜管的变化，神经束横截面面积在伤后2个月减少40%～50%，伤后3个月减少50%～60%，伤后4～5个月减少60%～70%，此后无进一步减少。神经外膜组织，除了神经断端有些出血性肿胀反应外，没有或很少有改变。

因神经束与外膜组织对失神经反应不同，因此神经萎缩范围不仅受失神经时间影响，而且受神经干中神经组织所占横截面面积的百分比影响。神经束密集、占据神经干面积多者，萎缩程度较神经束小而散、外膜组织多者为重。

神经内膜毛细血管的变化随着失神经支配时间延长与神经束塌陷而增加，许多毛细血管壁增厚，最后闭塞、消失、加重纤维化。神经束内毛细血管网的密度降低，但直径大的神经内血管基本无变化。

（三）损伤平面以上神经纤维的反应

近端神经纤维反应多数局限于损伤平面以上数毫米之内（或从损伤处向上至第一侧支为止）。其形态改变与远侧轴突的沃勒变性相同，但方向相反，其改变由损伤处向胞体进行，故称逆行性变性或上行性变性，也称初级变性或间接沃勒变性。轴突连续性中断后短时间内，轴浆自近断端流出，轴突因轴浆及其内细胞器的流动而稍显肿胀。不久，轴突自断端向后退缩，轴膜在断端生长并封盖断端，从而阻止了轴浆外流。故在12～24小时内可见近断端轴突明显肿胀膨大，其内堆积了各种细胞器，如神经细丝、囊泡、线粒体等，该膨胀部称回缩球。回缩球的"命运"取决于被切断的轴突能否再生。Ⅱ度损伤很快出现轴突再生，在回缩球的表面出现许多丝足，形成大量新生轴突枝芽生长锥（growth cone），向远侧生长。

Ⅴ度损伤，严重者近端整个神经纤维发生变性，后者取决于神经成纤维细胞（又称纤维母细胞）的逆行损伤反应。若母细胞体变性坏死，损伤平面以上整个神经纤维也将出现沃勒变性，且并不晚于损伤平面以下神经纤维的沃勒变性。若母细胞体在逆行性反应中能成活，可以支持损伤平面以上神经纤维局限于离断裂平面数毫米（或1cm）范围内发生变性，且活的轴突断端可再生，可长出新的轴突向损伤平面延伸。

（四）神经元胞体的逆行性变化与相关跨突触变化

严重的神经损伤，尤其是断裂伤，不可避免地会伴发累及神经纤维、神经元胞体和跨突触连接的逆行性变化，其变化的性质、范围和程度取决于损伤的严重程度、损伤平面与母细胞体的距离、神经元类型与大小等。

1. **神经元胞体的变化** 逆行性神经元的反应先涉及胞体的成活，再涉及其结构、生化和功能性质的恢复，然后涉及再生轴突所需的变化。这种反应的最终结果表现为：①细胞死亡；②神经细胞结构、生化和功能完全恢复；③不完全恢复（留存一些残余缺陷，从而影响细胞的功能）。神经元胞体所发生的组织学变化可以分为反应期（染色质溶解期）、恢复期和变性期。

（1）反应期：伤后6小时出现反应，进展迅速，第1周末达高峰。最显著的初期变化为核仁与尼氏体（Nissl body）的变化——核仁移位至周边部，尼氏颗粒碎裂，呈纤细的灰样小粒，散布于细胞质内，呈弥散状、弱碱性。伤后约第4天，所有致密尼氏体消失。这种变化集中构成染色质溶解，它是逆行神经元胞体反应最敏感的形态学标志，有相应超微结构改变。神经元的功能可以因这种细胞机制的障碍而暂时受抑制或中止。

至于神经元周围胶质细胞的反应，在形状与数量上有明显增加，胶质细胞增殖始于神经断裂后24～48小时，在第1周内达高峰，由神经元染色质溶解释放的物质诱发。胶质细胞突起延伸松弛，可以取代神经元表面膜的突触末梢，导致突触消失、神经元层样被覆，两者使神经元与外围的影响和突触活性分离，使神经元不受干扰，可复原并再生长出新的轴突。另一种可能，小的胶质细胞被激活，准备吞噬发生变性的神经元；然而若神经元能复原，则无此现象，胶质细胞活性降低，神经元周围卫星细胞缓慢恢复至原先状态，需4个月。

（2）恢复期：神经元胞体若有恢复，最早期征象为核仁恢复移位至细胞中央，致密尼氏体再现。损伤较严重者可引起恢复启动之前的延迟，但恢复期一般在2～3周，再经过2～3周才能完全恢复。但也有人认为，伤后数月内尚不能达到正常状态。

（3）变性期：严重损伤可导致神经元变性，可在第1周内迅速发生，或延迟至伤后数月。小的胶质细胞攻击、吞噬变性神经元，将其破坏、降解。神经被切断后，神经元消失的数目变化在15%～80%，这与损伤平面离胞体的距离及损伤程度有关，距离越近，胞体损伤反应越重，死亡、消失的神经元数量也越多。Rich等报告，在成年大鼠闭孔内肌腱水平切断坐骨神经，术后第3周，L_3、L_4后根神经节感觉神经元死亡达22%。臂丛神经根性损伤导致的脊髓神经元死亡的数量就更多。神经元胞体是整个神经元的营养中心，其死亡意味着该神经元功能彻底丧失，绝无再生的可能。只有在神经元胞体损伤反应过程中，胞体不发生死亡的那部分神经元才有再生的可能。

必须指出，逆行性神经元变性远不是一种单纯神经元数目的减少，许多神经元的不全恢复不仅影响其再生新的轴突至周边的能力，还影响其后续有效发挥正常神经支配的能力，因而再生后功能恢复差。

2. **有关跨突触变化** 逆行性变化可以延伸，超过原先神经细胞的范畴，诱发相关神经元的跨突触反应：突触传递抑制和中止、突触活性形式的异常等。其结果使整组神经元的功能受干扰，甚至威胁其成活，但只要受损神经元能恢复，这些变化就是可逆的。

3. **影响逆行反应严重性的因素**

（1）损伤的严重程度：对轴突损伤暴力越大，逆行反应越剧烈，神经撕裂时较锐器切断时逆行反应更剧烈。实验性牵拉某一条神经，并逐级加强级别来牵拉，结果提示逆行反应与所施加的变形力幅值成正比。随着神经毁损长度的增加，反应的剧烈程度也增加。

（2）损伤平面与母细胞体的距离：逆行反应的剧烈程度与损伤平面离母细胞体的距离成反比，这与神经损伤后丧失的细胞质数量有关。

（3）神经元的类型与大小：感觉神经元发生逆行反应常较运动神经元更快，程度也更剧烈，尤其是脊神经节的小细胞。动物实验还发现，切断小猫的坐骨神经后，无髓神经纤维的神经元较有髓神经纤维的神经元对逆行性胞体死亡更敏感。

（4）与外周功能连接的恢复：若有轴突再生，但不能与外周靶器官重建联系，可使逆行反应时间延长。

（5）其他因素：逆行反应的剧烈程度依种属、个体而不同，年幼者较年长者逆行反应更剧烈，但年轻者的复原能力更强。

五、轴突再生——周围神经的再生反应

周围神经损伤导致损伤部位以下的轴突变性，并引发神经元胞体及其轴突、效应器（靶器官）在形态、生理、生化等方面广泛而复杂的变化，即损伤反应。假如神经元胞体不发生死亡，神经元的恢复是以神经元胞体的营养维持和轴突再生为特征的。周围神经再生的活性在伤后24小时是以近侧轴突断端发出的神经轴芽形式开始的，再生轴突随着适宜的物理通道向远侧生长、延伸，取代已变性消失的轴突部分，最终与适宜的末梢器官形成功能突触。

（一）神经元的恢复与再生的启动

当一条轴突断裂后，其胞体无论是位于脊髓前角的运动神经元、位于后根神经节的感觉神经元，还是位于自主神经节的交感神经元，均产生染色质溶解。在组织学上，神经元肿胀，伴尼氏体移至细胞的周边部。在性质上，属于再生性质而不属于变性性质，除非严重的近侧平面神经断裂伤，尤其是臂丛损伤或腰骶丛损伤所导致的神经元逆行性损伤，严重到足以威胁其成活。当染色质溶解属于再生性质时，神经元细胞质在体积上增多，主要在于核糖核酸及其相关酶类的增加。核糖核酸从大颗粒转变为细小显微颗粒，其变化导致尼氏体明显消失。从伤后第4天直至第20天达到高峰，核糖核酸数量增加，其代谢率也增加。核糖核酸为轴突重建所必需的，因其提供氨基酸、多肽，构成蛋白质以补充轴浆。在再生中，它起着中心成分的作用。但也有学者对此有异议，认为核糖核酸增加仅发生于再生已成功进展时，仅起着一种再生标志作用，而不是一种预示作用。在任何情况下增加的核糖核酸体积与活性持续至轴突再生、成熟停止。损伤离脊髓胞体越近，神经元改变越富有营养性；而低位远侧神经损伤时，其变化不显著，因为近侧损伤比远侧损伤需要更长距离的轴突再生。

神经元胞体的再生反应主要表现在代谢的变化，即从原来适应合成神经介质、维持神经传导突触活性的需要，转变为适应产生轴突修复和生长所需物质的需要。Skene认为，神经元胞体可合成更多新的mRNA、脂类、细胞结构蛋白和与神经生长相关蛋白（growth-associated protein，GAP）。轴突膜合成所必需的蛋白酶、呼吸链酶和神经脂蛋白合成速度加快、数量增多，而传导介质的浓度

下降。细胞结构蛋白包括肌动蛋白、微管蛋白、神经微丝蛋白，对轴突再生起重要作用，经顺向轴浆运输运行，速率为每天5～6mm，这与再生过程中轴突延伸的最大速率是一致的。GAP虽然并不起起始、终止或调节轴突再生的作用，但它们是生长锥膜上的主要成分，为神经再生所必需。在哺乳动物周围神经成功再生过程中，GAP-43合成增加达20～100倍，经快速轴浆运输系统转送，速率可达每天420mm。

Ducker发现轴突损伤后，神经元胞体的三羧酸循环代谢通路有所改变，转向磷酸戊糖通路。

（二）损伤部位以上的轴突再生

轴突断裂伤后24小时，近端轴突断端发出神经轴芽，开始了周围神经的再生，但也可延迟至伤后数天，甚至数周，这与损伤严重程度和逆行变化的范围有关。神经原有的轴突与再生轴突之间的结构边界，即发生再生神经轴芽的区域，位于创伤性变性区近侧的第一个郎飞结。随着再生的启动，生长的轴突尖初期局限于其神经内膜管内，直到其抵达损伤部位，以后的生长行为则取决于损伤的性质。

近端轴突尖部的再生轴芽扩大区，称为生长锥，有众多突出的丝状伪足。电镜组织学显示，生长锥富含滑面内质网、微管、微丝、大线粒体、溶酶体，以及其他无名的空泡、水泡样结构，因其内富含肌动蛋白，伸缩运动活跃；生长锥可以释放一种蛋白水解激酶以溶解基质，以便穿透组织并向前推进；生长锥上表达神经生长因子（NGF）受体（Ⅰ型，呈高亲和性）。这些是生长锥在周围神经再生中起"开拓者"作用的基础。

（三）轴突在损伤节段及损伤节段以下的再生

Sunderland认为，轴突尖沿损伤平面以下神经内膜管的继续生长、进展，是以下三种因素联合作用的结果：①神经元胞体的中枢性改变，驱使神经轴突尖向前生长；②构成轴突尖的特殊结构化的生长锥活力，需要来自胞体并受其有效控制的动力冲动，随着生长锥向前生长，导致轴浆延伸；③轴突必须通过组织所构成的周围阻力，由其生长的内压作用力克服完成。

近端再生轴突抵达损伤部，其预后取决于损伤的性质与程度，即是否有以下连续性中断情况：①轴突中断，但神经内膜鞘完整；②整条神经纤维（包括神经内膜鞘）的连续性中断，但神经束膜的连续性保留；③整条神经干的连续性中断。

很显然，在决定轴突再生的结局中，神经内膜管的状况是关键。当神经内膜管壁未受损时，再生轴突必然长入原先其所占据的管内，再生进展平顺，不受干扰，再生的轴突最终抵达其原先支配的末梢器官，即非复杂性再生，神经纤维恢复其正常结构特征和生理性质，神经支配的恢复形式如同其原先一样精确，每一项功能恢复都是完全的。当神经内膜鞘被撕脱或切断时，再生轴突可从神经近侧末端长出，自由分布于分离的神经断端的组织中（神经干断裂时尤为明显），其结果是大多数轴突不能抵达与其功能相关的终末器官而重建联系，即使有少数再生轴突能越过间隙至远端，也会导致神经再支配恢复形式不完美、不完全，功能恢复有障碍，即复杂性再生。

1. 神经内膜管被保留时的轴突再生　神经内膜管连续性存在（Ⅱ度损伤）时，其损伤部位的反应对再生的轴突生长无阻力，但轴突在此可暂缓生长，某些轴突可发生分枝现象。Mira发现，冷冻性Ⅱ度损伤在损伤平面以下坐骨神经分支的有髓神经纤维数目大量增多，而其直径减小。Lugnegard等发现，伤后26～52周之间有髓神经纤维减少，由于众多有髓轴突不能在周边部共享同一条神经

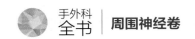

内膜管，提示在再生过程中分枝后过多的纤维将重新消失。

损伤部及损伤平面以下神经内膜管内施万细胞排列呈柱状，可使轴突尖生长所遇的物理阻力减至最低，并为近侧后续生长提供理想的条件。Ⅱ度损伤中，再生轴突尖抵达神经损伤部的神经内膜管时，后者仍由变性产物占据，但无论是变性碎屑还是与其清除有关的反应，均不能阻碍轴突的生长。

随着损伤平面的升高，远端神经内膜管在再生轴突抵达时其口径可有减小。尽管也观察到低位远端神经的轴突再生速度可有降低，但在Ⅱ度损伤变性期间所发生的任何神经内膜管和神经束塌陷都将是可逆的，再生轴突有能力去扩大这些已萎缩的神经内膜管，这与神经内膜与神经束膜的可塑性是一致的。

至于神经血供干扰对非复杂性轴突再生的影响，只要神经内纵行血供补充不受干扰，即使其外在的营养血管被切除，一般对轴突再生也无影响。

再生轴突的向前生长和再生轴突恢复其原先的状态（即成熟）是发生于再生期两个既独立又相关的事件，是新生神经纤维支配功能有效恢复的基础之一。轴突的成熟进展形态变化复杂，可在再生轴突与末梢靶器官重建联系后仍继续。施万细胞节段性排列，包绕轴突，每一个施万细胞都会形成一个轴突系膜重复环绕再生轴突，构成多层鞘，新的再生神经纤维像发育期的神经纤维一样，以这种方法再髓鞘化。至于新髓鞘的来源至少有三个：①原位分子合成；②施万细胞从血流中摄取类固醇分子；③髓鞘碎屑中类固醇的再利用。

髓鞘出现于再生过程启动后7～15天。再髓鞘化进展沿神经纤维由近及远、从上向下进行，但其与轴突生长进展相比，并不过度延迟。

随着髓鞘的节段化进行，施万细胞再次定向，每个髓鞘都只有一个施万细胞，恢复郎飞结的排列。但此时不同于损伤前，郎飞结较前缩短，每一节长度大致相同。

轴突的直径在髓鞘出现后仍可继续增大，神经纤维扩大至原先的直径与轴突髓鞘关系。再生轴突与末梢靶器官重建联系对于再生神经纤维的充分发育、最终成熟是必不可少的。另外，远端神经内膜管的早期神经再支配也预防了某种并发症的出现，这种并发症能抑制和延迟新生神经纤维成熟。

Ⅱ度损伤时，神经功能完全恢复是必然的。因此，虽然不能直接利用人的再生神经材料进行组织学检查，了解形态与功能恢复的关系，但是可以推测再生神经纤维的形态学与损伤前是接近一致的。

2. 神经内膜管连续性中断但神经束膜完整时的轴突再生　Ⅲ度损伤时，神经内膜管基底膜连续性的中断导致轴突的无定向性引导生长（图1-4-5）。再生轴突可以从神经束内断裂的神经内膜管近末端逸出，长至瘢痕组织中。瘢痕组织阻碍了再生轴突向前进展，若再生轴突试图穿越纺锤形神经内膜瘢痕，也只有极少部分能成功。尤其是在混合性神经中，有一部分可以错误地长至不同性质的远端神经内膜管中，虽然可以继续向前生长，但最终不能重建联系；只有极个别长入相同性质的其他神经内膜管的再生轴突，最终与靶器官重建联系，但它所支配的功能大多不能恢复。

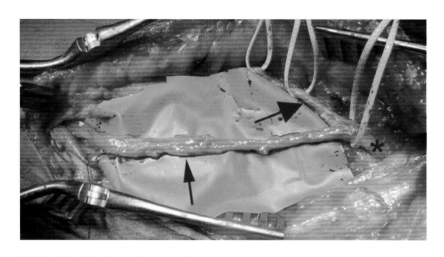

图1-4-5　神经牵拉伤（Ⅲ度损伤）

3. 神经束断裂但神经外膜连续存在的轴突再生　Ⅳ度损伤中，神经束损伤断裂，损伤区带增宽，远、近神经束间隙距离可达数毫米至数厘米不等。近端再生轴突不能跨越束间间隙长至远断端，从而形成梭形的神经瘤。

4. 神经干断裂时的轴突再生

（1）自然再生：Ⅴ度损伤中，神经干完全断裂损伤，近断端再生轴突能从断裂的神经近末端逸出，进入并自由弥散于分隔两神经断端间隙的组织中（图1-4-6）。近断端再生轴突与施万细胞、纤维组织增殖，形成球茎状神经瘤；远断端施万细胞、纤维组织增殖，形成球茎状胶质瘤（内无再生轴突）。近断端的神经瘤与远断端的胶质瘤有时可经一条纤维束带相连，看似有连续性存在，但实际上近断端的再生轴突不能横越两神经断端间隙的瘢痕组织抵达神经远断端，不能恢复对终末器官的神经再支配。

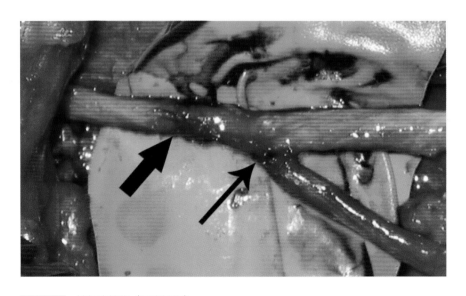

图1-4-6　神经牵拉伤（Ⅴ度损伤）

（2）外科修复神经干断裂后的轴突再生：神经干完全断裂损伤，经神经缝合等外科修复后，两神经断端相接触，来自两断端增殖的施万细胞连接成细胞桥，近断端的再生轴突沿施万细胞组成的细胞桥长入远断端的施万细胞基底膜管内。当然，近断端的再生轴突只有长入神经断端同性质的施万细胞基底膜管内，才能恢复神经再支配功能；如果再生轴突长入性质不同的施万细胞基底膜管内，即在感觉神经轴突和运动神经轴突之间发生交叉生长，就不能恢复功能。

（3）损伤平面以下神经内膜管内的轴突再生：神经干被切断后，远断端的神经内膜管可因近断端的再生轴突不能长入而发生神经内膜管的塌陷、纤维化，最终闭塞。但若经外科修复断裂的神经，远断端的神经内膜管至少在伤后1～2年内经历失神经支配的变化，一旦再生轴突进入神经内膜管，仍发育向前生长。当然，此时再生轴突的生长速度是低于Ⅱ度损伤所造成的破坏速度的。同时，只有与适宜的靶器官建立联系，神经纤维结构与功能才能最终成熟与恢复，否则再生轴突及髓鞘的成熟将受到干扰。

一般认为，当1条以上的再生轴突进入远断端的一条神经内膜管内时，仅有1条轴突最终成活。但也有学者发现，神经被切断后，在缝接远断端神经时，再生有髓神经纤维数目会增多，每个神经内膜管单位内可同时存在数条有髓轴突与无髓轴突。Mira认为，每个神经内膜管单位是从同一条单纯再生轴突而来的众多轴芽，为复合性的临时结构。并非所有轴突都能抵达周边部，虽然增加了可能恢复功能的神经纤维的数目，但众多轴芽的成活也加重了神经元母细胞体的负荷。

在远断端的神经内膜管内，再生轴突的髓鞘化也同Ⅱ度损伤的非复杂性再生类似，呈离心性进行，迟于轴突尖的生长。髓鞘化的启动似乎取决于轴突的粗细，当轴突直径约为$2\mu m$时开始髓鞘化，这与正常神经纤维发育一致。

神经纤维的成熟是一个缓慢的过程，只有在恢复与适宜靶器官重建联系后才能完成，一般需1年左右时间。但可因发生于损伤部中枢侧、损伤部或周边部的并发症而延迟或停止，其中远断端的神经内膜管的性质与状态是主要的影响因素。

在再生过程中，若一条轴突进入不同性质的神经内膜管，轴突不能获得其原先的大小与髓鞘化程度，最终将萎缩。

一般认为神经干在被切断后的4个月，远断端适合再生轴突生长的神经内膜管直径很少超过$3\mu m$。如果说这种萎缩的神经内膜管能阻碍大直径纤维恢复其原先的直径，那么延迟超过4个月的神经修复将导致许多再生纤维的直径永久性减小和髓鞘化减少，神经纤维的传导能力减弱，轴突生长速度减缓，继而导致明显的功能恢复障碍。

（四）无髓神经纤维的再生

无髓神经纤维的再生轴突，其生长方式在许多方面与有髓神经纤维的再生方法相同。再生的"无髓"轴突也可以进入远断端原先由有髓神经纤维占据的神经内膜管，但不能与功能相异的末梢器官重建联系，因而功能不能恢复。有学者发现，大鼠坐骨神经被切断修复后，在腓肠肌内侧头肌支中，有髓神经纤维和无髓神经纤维均过剩，但在腓肠神经中有髓神经纤维增加、无髓神经纤维减少。

（五）轴突再生速度

在实验性Ⅱ度损伤后的非复杂性再生中，多数学者报告的轴突再生速度为每天1～4.8mm。神经被切断缝接后的轴突再生速度又有所减缓。Sunderland报告的实验性轴突再生速度如下：

1. **Ⅱ度损伤后再生** 肢体根部为每天6mm，肘部为每天4～4.5mm，腕部为每天1～2mm，小腿为每天1～2mm，踝部为每天1mm。

2. **神经切断缝接后再生** 前臂为每天2mm，腕与手部为每天1mm，大腿为每天2mm，小腿为每天1.5mm，踝部为每天1mm。

Terzis和Smith报告，一条再生轴突通过缝合口的生长速度每天平均为0.25mm；一旦轴芽抵达远断端的神经内膜管，继续生长速度可达每天1～8.5mm。神经再生速度与离胞体的距离成反比。Ⅱ度损伤后，轴突再生速度如下：上臂为每天8.5mm，前臂近端为每天6mm，腕部为每天1～2mm，手部为每天1～1.5mm。这是在最理想条件下的神经轴突再生速度。至于经神经移植段的轴突再生速度，游离神经移植、神经基床血运良好时为每天2～3mm，吻合血管的神经移植的神经再生速度达每天3～4mm。

（六）神经瘤

神经纤维断裂后，近断端的再生轴突不能与远断端神经重建连续性，即形成神经瘤。神经瘤可分为三种：真性神经瘤、球茎状神经瘤和假性神经瘤。

1. **真性神经瘤** 挫伤、缩窄性压迫、部分切割伤，伴不同程度的缺血，由此导致的神经损伤是神经瘤型连续性损伤，由再生的轴突和来自神经外膜、束膜、内膜的成纤维细胞组成的块状肿物为梭形神经瘤，部分神经瘤损伤不完全，无传导或不完全传导，伴不同程度的轴浆流。

2. **球茎状神经瘤** 完全切割伤，近断端轴突与纤维组织增殖形成球茎状神经瘤，远断端则形成球茎状胶质瘤。检查者拇、示指尖可触及球状物，无轴浆流，无电传导。

3. **假性神经瘤** 继发于外在压迫和缺血，导致神经外膜增厚和神经束膜改变，神经外膜、神经束膜增厚，但轴突均一，损伤处大体外观为梭形神经瘤，见于莫顿神经瘤（Morton neuroma），跖趾神经周围纤维化。

六、靶器官——效应器和感受器的变化

（一）肌肉和运动终板——运动效应器

1. **失神经支配性肌萎缩** 人类肌肉活检或术中取材病理学研究显示，失神经支配后，肌肉重量在前2个月丧失较为明显，第1个月末达30%，第2个月达50%～60%；此后减缓，至第4个月才相对稳定，重量丧失60%～80%。组织学显示，肌纤维最早、最具特征的结构改变为肌浆丧失、肌纤维直径减小，在前2个月快速萎缩，纤维平均横截面面积减小70%，至第4个月减缓，仅再减少10%，此后萎缩程度稳定在80%～90%。肌纤维萎缩涉及梭内肌、梭外肌，但程度可有不同，失神经支配16个月后，仍能辨别肌梭。

运动终板处肌肉的突触后部分并不改变，失神经支配一年后突触褶仍存在。乙酰胆碱能受体的分布明显改变：正常时乙酰胆碱能受体分布于肌纤维的中部，失神经支配后整块肌肉全长对乙酰胆碱都超敏。

一般来说，肌纤维直径的丧失较肌重量丧失更准确，因为有肌肉内结缔组织成分相对增加。

肌肉的结缔组织——肌膜，包括肌外膜、肌束膜、肌内膜，分别包裹肌肉、肌束、肌纤维（类似神经干结缔组织）。失神经支配后早期，结缔组织增生明显，第1个月肌束膜成纤维细胞首先增殖，第3个月时达高峰，此时肌内膜成纤维细胞也增殖，如此在第1～3个月间，肌束膜上新的胶原沉积增厚。当进行性增厚至第3个月时，肌内膜也进行性增厚，肌纤维明显地被互相分隔。第3个月以后，肌内膜、肌束膜进一步增厚不明显。必须指出，结缔组织增加是相对的而不是绝对的，随着肌肉萎缩加重，结缔组织数目总的来说还是在减少的。结缔组织增生在一定时间内并不会导致肌肉内在支持结构紊乱，肌束轮廓依然存在。人失神经肌纤维萎缩，至少在12个月以内。如果能再获神经支配，经过适宜治疗可有良好的功能恢复。大部分肌纤维至少在2年内仍可成活，大体形态仍能保存，但会稍显苍白。

2. **肌肉变性**　肌肉纤维失神经支配的变性属于一种延迟现象，前6个月不常见，但9个月后会变得明显，12个月后进展迅速。最初为散点状，仅少量肌纤维变性，之后面积扩大，但变化不规则，布满整块肌肉。各处变化的程度不同，超微结构研究显示，肌肉纤维变性方式有三种。

（1）萎缩的肌纤维进行性变薄、消失：萎缩继续加重，肌纤维直径进行性缩小，肌内膜塌陷，最终两层肌内膜紧贴融合，呈纤维束样，逐渐发生，无吞噬细胞浸润。

（2）萎缩肌纤维核聚集，肌纤维裂解：可有少量吞噬细胞浸润，吞噬并裂解肌纤维碎片。此形式少见。

（3）肌纤维肿胀、空泡形成、裂解：有吞噬细胞浸润，是一种急性、快速的肌纤维变性形式。

3. **纤维化**　神经被损伤后长期失神经支配，可出现广泛的间质纤维化，累及肌肉、腱鞘、关节结构，在伴有感染、缺血时尤其严重，有碍功能恢复。纤维化的原因主要有两个方面。

（1）肌肉内成纤维细胞增殖，分泌胶原纤维增多并沉积：胶原纤维逐渐增粗、变得致密，包绕并分隔萎缩的肌纤维、肌内膜，肌束膜也会增厚，增厚的肌束膜也包绕每一条肌束。

（2）肌纤维变性，并被纤维组织替代：在伴有血管损伤、缺血时，肌肉出现纤维化，挛缩更早、更广泛、更严重。其原因在于缺血本身可导致肌肉纤维大片坏死，这加快了纤维化的进程，肌肉内广泛的间质纤维化，可使肌肉挛缩。

（二）感受器与感觉神经末梢

1. **环层小体的变化**

（1）环层小体失神经支配：神经在被切断后，环层小体内的轴突末梢在3～4周内完全消失。但失神经支配后40周，仍能识别出环层小体。组织化学研究发现，失神经支配后8周，环层小体内的乙酰胆碱酯酶已丧失。这提示环层小体的感觉神经纤维受到损伤，发生了沃勒变性。与终器紧紧相连的环层小体板层可能经过较长时间才发生进行性退变。该退变过程是缓慢的，其时间、进程仍有待确定。胆碱酯酶活性、诱神经性和被囊完整性之间的关系还不清楚，有待进一步研究。

（2）环层小体的神经再支配：环层小体的神经再支配比较困难和缓慢。有学者从灵长类动物手指的研究中发现，在前臂神经Ⅱ度钳夹伤后75天，超微结构学可见环层小体内仍有髓鞘碎屑未被清除，小体核内的神经内膜纤维化，这阻碍了神经再支配。伤后40周，只有很少的环层小体获得神经再支配。Dellen在临床研究中也发现，环层小体的神经再支配在时间顺序上是排在最后的，其原因在于上述的机械性阻碍因素。

Zelena 对成年鼠压伤后足骨间膜下的环层小体进行超微结构学观察，发现钳夹伤后 3～19 个月，10% 的轴突和术前一样，为单轴突终末，74% 为多轴突终末，16% 仍为失神经支配。一半以上的多轴突终末由在环层小体内分支的一个有髓轴突供应。在获得神经支配的环层小体内，伤后 3 个月时，轴突终末的平均数目是 4.07±0.37，6～18 个月时为 3.26±0.49。数目减小的原因是神经支配后期一些轴突终末发生了退变。这种神经再支配改变了原来的单轴突支配形式。

2. 触觉小体的变化

（1）触觉小体的失神经支配：触觉小体的失神经支配呈进行性退变，轴突终末首先改变，板层细胞内的酶系统随之改变，最后是板层细胞复合体本身萎缩。

失神经支配后 72 个小时，触觉小体小叶结构模糊，银染色显示轴突终末断裂。失神经后 2 周，轴突终末已不存在，板层塌陷，至伤后 3～4 周，触觉小体已发生沃勒变性。伤后 8 周，出现组织化学变化，胆碱酯酶染色显著减少，非特异性胆碱酯酶染色无改变。伤后 10～12 个月，触觉小体明显收缩，被囊结构发生退变，连续切片可见触觉小体体积比对照侧小了 53%。

（2）触觉小体的神经再支配：在 Ⅱ 度神经钳夹伤后 40 周，触觉小体几乎可获得完全性神经再支配。但神经切断伤修复后 40 周，神经再支配情况会劣于钳夹伤后的情况。Dellon 对神经修复 4 周至 19 个月的触觉小体进行观察，发现在 4 周之前，触觉小体发生进行性退变；6 周后才开始有少数触觉小体内出现细小的再生轴突；3 个月后，60% 的触觉小体内含有再生轴突；6 个月后，约 80% 的触觉小体含有再生轴突，而且许多轴突已达正常厚度；9 个月后，所有触觉小体都基本正常，与对照侧相似，仍有 5% 的触觉小体没有神经再支配的征象。Ide 用冷冻的方法将小鼠趾皮肤内触觉小体中的板层细胞和包绕轴突的施万细胞杀死，只留下板层细胞和施万细胞的基底膜，经不同时间的观察后发现，感觉小体可以在原小体的无形基质中发生再生，原小体中的基质可诱导轴突和施万细胞分别进入轴突终末的板层细胞，引起小体本身的神经再支配，基质由基底膜稀疏胶原纤维和微纤维组成。基底膜是诱导板层细胞轴突终末分化的主要因素，其他成分在小体再生中仅起次要作用。

3. 上皮细胞-轴突复合体的改变

（1）失神经支配：一些研究表明，失神经支配后上皮细胞-轴突复合体末梢也会发生进行性退变，且有数量上的减少。在退变速度上，上皮细胞-轴突复合体比触觉小体更快。

（2）神经再支配：在神经钳夹伤后，上皮细胞-轴突复合体末梢可获得完全的神经再支配。但是，由于上皮细胞-轴突复合体退变速度快，所以在神经切断伤修复后，当再生轴突到达终板（即末梢器官）时，该复合体所剩无几，影响了功能的恢复。但由于它来自梅克尔细胞、轴突，或者在这两种成分的营养因子的作用下，它能在特殊的区域获得再生。

4. 周围神经修复后感觉神经末梢的交叉再支配　由于皮神经的广泛重叠支配，故神经在被切断后所造成的麻木区较小。在神经再生的过程中，感觉麻木区的恢复与运动神经支配区相似，但过程较简单。感觉神经纤维末端的新生分支伸入皮下层后，产生粗略的感觉。复杂的感觉则需要感觉神经纤维进一步发育、分化和成熟后才能出现，但终板的性质对再生纤维的成熟也有影响。只有与原支配的终板连接时，神经纤维的成熟程度才会最佳；如果在感觉神经纤维之间出现交叉神经再支配，则仍有一定的功能。一种类型的感觉神经末梢能被另一种类型的感觉神经末梢支配，能形成具有功能的纤维-受体系统。Dykes 和 Terzis 的研究表明，神经钳夹伤后，再生轴突到达终板时，可以通过多个出芽进入两个不同的受体区，且各自有其不同的反应特征，说明这种交叉神经支配的确具有正常的功能，且由原来终器的功能决定。但是，如果在感觉神经轴突和运动神经轴突之间发生交叉神经再支配，即再生轴突长入性质不同的神经内膜管内，则不能恢复相应的功能。

（顾立强）

第五节
周围神经再生的研究

一、周围神经再生的微环境

Lundborg等指出，从生物学观点看，神经再生是一个相当复杂的过程，受到局部甚至整体多种因素的影响。正常周围神经的结构和功能需要一个稳定的微环境来维持。在周围神经再生过程中，再生轴突的生长、定向、成熟也受到各种周围神经再生微环境局部因素的影响，其中有细胞、细胞外基质、细胞生长调节因子等影响因素，在再生早期尚有变性轴突、髓鞘碎屑。细胞成分有施万细胞、成纤维细胞、肥大细胞、巨噬细胞等。细胞外基质（extracellular matrix，ECM）成分主要是构成施万细胞基底膜的基膜层粘连蛋白（laminin，LN）、Ⅳ型胶原、硫酸乙酰肝素蛋白多糖（heparan sulfate proteoglycan，HSPG）、纤连蛋白（fibronectin，FN）、内皮粘连蛋白、Ⅴ型胶原、乙酰胆碱酯酶（AChE）等。细胞生长调节因子主要是可溶性蛋白因子，现在研究较清楚的为神经生长因子（NGF）。

对周围神经和中枢神经损伤后再生的研究可以加深周围神经微环境对神经再生重要性的认识。实验研究显示，中枢神经损伤后，活着的中枢神经元能够长出神经突起，但其延伸不超过100μm；而周围神经损伤后，近断端再生轴突可以延伸很长的距离，并能与末梢器官重建突触联系。Shibib等证实在大鼠体内，轴突再生距离超过尺神经、桡神经、正中神经三者长度之和。哺乳动物的背根（dorsal root）损伤后，轴突能够再生，但当背根延伸至脊髓区，即由周围神经系统过渡为中枢神经系统时，轴突再生即停滞。究其原因，最明显的一点是神经胶质细胞由施万细胞转变为少突胶质细胞、星形胶质细胞。将周围神经移植段（如动物实验中的大鼠坐骨神经移植段）移植至中枢神经系统损伤部位后，多种中枢神经系统神经元轴突可获得再生；当周围神经移植段缝接于中枢视神经近断端时，近断端视神经的再生纤维就有顺利长入坐骨神经移植段并跨越全程的可能。相反，当用自体神经移植段缝接时，则未发现有近断端视神经再生纤维长入。将大鼠交感（或感觉）神经节细胞分离培养，并各置入一段视神经、坐骨神经供神经突起随机选择片段延伸、生长，结果两种神经突起均持续向周围神经片段生长，而非向中枢神经片段生长。

通过这些实验分析不难发现：①中枢神经元并非不能再生，而是再生不全，可能是由于缺乏一种适宜中枢神经元轴突再生的局部微环境。②周围神经能够再生且能再生成功，很大程度上取决于有一个适宜的周围神经再生微环境；再有，周围神经移植段尚能为中枢神经再生提供一个良好的微环境，其中施万细胞、施万细胞基底膜管等是有别于中枢神经系统的周围神经微环境因素，施万细胞分泌的NGF等细胞生长调节因子又可直接参与调节、促进神经再生。

20世纪80年代以来，Lundborg、Varon等利用假性滑膜鞘管、硅胶管等桥接大鼠坐骨神经10mm的缺损，创立一种神经再生室（nerve regeneration chamber）的实验模型，观察神经再生过程（图1-5-1）。他们结合体外细胞培养、生化技术及免疫学技术，进行周围神经再生微环境的分子生物学研究，结果发现：①再生轴突在3～4周内可生长并跨过10mm缺损段至神经远断端，缺损段可有神经样结构化，轴突可有髓鞘化。②套管腔提取液加至体外培养基中，可维持和促进大鼠胚胎后根神经节，鸡胚交感神经元、感觉神经元、脊髓运动神经元生存，轴索有生长，而加热或用胰酶处理后活性会丧失，提示NGF属蛋白质。用抗NGF抗体不能完全阻断其作用，说明管腔液中存在着NGF和其他神经营养因子（NTF）。Manthrope等曾从大鼠坐骨神经中抽提出一种NTF，分子量为24kDa。③不同时间段的管腔液有不同的活性和浓度。第1周主要促进神经元的成活，表现为神经元成活因子（neuronal survival factor，NSF）活性，其在第1周浓度最高，第2周逐渐降低，到第4周时维持在一个较低水平。第1周提取的管腔液能刺激和促进轴索的生长，表现为促轴突生长因子

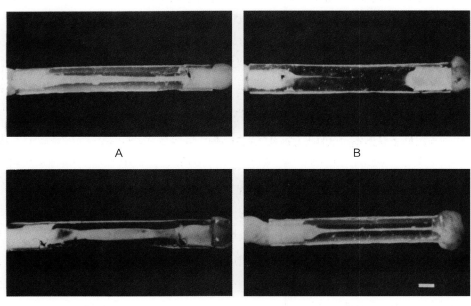

A

B

C

D

图1-5-1 神经再生室内轴突再生过程

（neurite promoting factor，NPF）的活性，之后这一活性渐增，第3~4周达高峰。Davis 和 Lander 等发现，NPF是一种含LN、HSPG等大分子的复合物，其中又以LN尤为重要。可分为两类：一类是结合型，结合于细胞表面（如施万细胞）、基底膜上（或在培养基结合于基质上）；另一类是游离型，它是结合型NPF从细胞表面脱落后形成的一种可溶性NPF。④神经再生室的一些ECM前生物，如多聚纤维素、FN，可以构成引导神经组织内细胞成分（如施万细胞）移行的支架，也影响着轴突的再生。

二、神经生长因子

神经生长因子（NGF）是最早被发现、兼有神经元营养和促突起生长双重生物学功能的一种细胞生长调节因子，对中枢和周围神经元的发育、分化、生长、再生和功能特性的表达均具有重要的调控作用。Levi-Montalcini 和 Cohen 因对NGF研究的杰出贡献，荣获1986年度诺贝尔生理学或医学奖。

Bucker将小鼠肉瘤S180瘤块移植到3日龄鸡胚体腔内，发现有大量感觉神经纤维和交感神经纤维长出，感觉神经节和交感链体积增大。Levi-Montalcini 等在培养7~8日龄鸡胚脊神经节时加入S180瘤细胞，发现24小时内长出很多神经突起。Cohen 和 Levi-Montalcini 用蛇毒的磷酸二酯酶灭活肉瘤中的核酸时，意外发现蛇毒中含有丰富的促进神经生长的活性物质。其后，人们陆续发现在雄性小鼠颌下腺、豚鼠前列腺中也含有这种活性成分，终于在1959年、1960年成功地从雄性小鼠颌下腺和蛇毒中分离提纯了NGF。20世纪60年代，有关NGF分子结构的研究开始进行。20世纪70年代，NGF的理化性质、氨基酸组成及序列逐渐得到阐明，其生物学功能得到了研究，分离、纯化了NGF受体。20世纪80年代以来，对NGF的分子生物学研究不断深入，包括NGF的三维空间结构、受体结构特性、受体基因结构、NGF基因克隆、NGF信号的转导及传递、对效应神经元基因表达的调控、生物学功能进一步扩展及NGF应用基础研究等，成为神经生物学研究最活跃的几个领域。由于NGF对周围神经损伤后相应的神经元胞体有保护作用，并具有促进突起再生和诱导侧支芽生长等效应，在周围神经外科学领域受到重视和广泛的关注。

（一）NGF的分布、结构和生物活性测定

1. NGF的分布及来源　NGF最早是从小鼠颌下腺和蛇毒中发现的，迄今已成功地从小鼠颌下腺、蛇毒、牛精浆、豚鼠前列腺、人胎盘组织中分离提取了NGF。NGF在生物体内还分布于虹膜、平滑肌、骨骼肌、心脏、脾、脑（含神经节）等组织，并存在于成纤维细胞、胶质细胞、施万细胞中。表达NGF的细胞多来源于间充质，并和轴突有正常的生物学关系。增殖能力强的细胞（正常胚胎细胞、某些经培养的细胞、肿瘤细胞）都可产生大量NGF。NGF虽然在生物体内分布很广，但含量差别很大，其中又以小鼠颌下腺、牛精浆、蛇毒、豚鼠前列腺中含量较高，其生物学意义目前尚不清楚。

2. NGF的结构及理化性质　由于组织来源不同、分离方法不同，会得到不同的NGF分子，呈现分子多形性，其中对小鼠颌下腺来源的NGF研究最为透彻。

（1）7S NGF：采用分子筛层析技术，在中性条件下从小鼠颌下腺提取NGF，分子量在140kDa左右，沉降系数为7，故称为7S NGF。7S NGF由α、β、γ三种亚单位通过非共价键结

合，并按α∶β∶γ＝2∶1∶2的比例构成，1个分子中包括2个锌原子以增加复合物的稳定性。7S NGF仅在pH为5～8时稳定，pH超出此范围则解离为α、β、γ三种亚单位。该过程是可逆的，pH恢复至5～8时，三种亚单位又重新聚合，形成7S NGF。

1）β亚单位。分子量约为26.5kDa，是NGF生物活性部分，又称为β-NGF。它是由2条完全相同、各含118个氨基酸残基的单链（分子量约13.2kDa）通过非共价键结合而成的二聚体。每个单体内有3组二硫键，为维持生物活性所必需。肽链中因含较多的碱性氨基酸残基，如赖氨酸、精氨酸、组氨酸等，等电点为9.3。有研究表明，21位的色氨酸残基被氧化时，其生物活性明显降低，单链、双链均具有NGF生物活性。

2）α亚单位。分子量约为26.5kDa，等电点为4.3，不具有酶活性，其生理功能目前尚不清楚，可能与保护、调节β亚单位活性有关。

3）γ亚单位。分子量约为26kDa，等电点为5.5，具有蛋白酶活性，可将无活性的β亚单位转化为有活性的β亚单位。

（2）2.5S NGF：用羧甲基纤维素在pH为5的条件下，将颌下腺NGF进行层析，获得分子量约26kDa的纯净蛋白质，沉降系数在2.5，故称2.5S NGF。它具有刺激神经生长的高度活性。2.5S NGF实际上是从小鼠颌下腺纯化β亚单位时获得的β亚单位和其一组修饰物混合在一起的总和。在化学结构上与7S NGF的β亚单位相似，差别在于在N端，2.5S NGF少了前8个氨基酸残基，在C端少了精氨酸，但并不影响其生物活性。

（3）牛精浆NGF：几乎都是以高分子复合物形式存在。用凝胶过滤液相层析法进行分离，这种高分子复合物与小鼠颌下腺7S NGF处在同一位置，分子量为140～150kDa。但两者不同的是小鼠颌下腺7S NGF在pH为4的条件下被解离，产生具有活性的β亚单位，等电点为9.3，分子量约为26kDa；而牛精浆NGF只有在pH为3的条件下被解离，释出具有生物活性的亚单位牛精浆低分子NGF，等电点为9.5，分子量约为30kDa。该亚单位由2条多肽链以非共价键结合构成，其结构与小鼠β亚单位相似。

（4）其他NGF：从眼镜蛇毒中提纯的NGF分子量约28kDa，由2条各含116个氨基酸残基的肽链构成，其中73个氨基酸残基与2.5S NGF的相同，同源率为62%。人体各种组织中NGF含量均很低，一般是利用足月胎盘组织纯化取得。人胎盘组织中的NGF也以高分子复合物形式存在，其β亚单位与小鼠颌下腺非常相近，由含118个氨基酸残基的2条相同的肽链组成，两者氨基酸序列的同源率达89%。

总之，不同生物组织获取的NGF分子都具有类似于β亚单位的基本结构，其肽链大小、链内二硫键，甚至氨基酸序列均十分接近，是NGF产生生物效应的基本结构分子。

（5）β亚单位的三维空间结构：β亚单位的单体是由3对反向平行的β股构成一种立体构型，含有4个环区，表面平坦，2个单体通过表面连接构成一个晶体结构。其环区具有识别不同受体的特性，是NGF与受体结合产生信号转导的关键区域。NGF三维空间结构的阐明为NGF与受体高度特异性结合提供了结构基础。

3. NGF的生物活性检测

（1）鸡胚神经节无血清培养法（经典方法）：将不同浓度的无血清NGF样品加入涂有鼠尾胶或

多聚赖氨酸的培养板（或培养皿）中，再取7～9日龄鸡胚脊神经或交感神经节接种于培养板（或培养皿）内，使其下沉附壁，置于37℃的CO_2培养箱中培养24～48个小时，以相差倒置显微镜观察，然后依据神经节周围突起生长的长度和密度半定量评估NGF的活性，通常以突起生长长度最长、密度最大时样品的浓度为1个生物活性单位。该方法具有操作简单、结果稳定可靠、特异性相对较高等优点，可同时用抗NGF抗体来阻断NGF诱导的神经突起生长效应，验证NGF生物活性的特异性。

（2）免疫学方法：包括抗体结合试验和受体结合试验。前者对NGF的测定虽很敏感，但只反映NGF的免疫原性，不能反映NGF的生物活性；后者因纯化的NGF受体差别很大，检测方法难以标准化。因此，应用免疫学方法测定NGF的生物活性受到很大限制。

（二）*NGF*基因及其表达

20世纪80年代初，根据已知的小鼠β亚单位氨基酸序列合成几段寡核苷酸探针，从小鼠颌下腺cDNA文库中，筛选获得了编码β亚单位的克隆体。此后进一步以小鼠β亚单位的cDNA为探针，从人的DNA文库中克隆出人类β亚单位基因。通过比较不同生物体*NGF*基因编码的氨基酸序列，发现它们之间的氨基酸排列十分相近，比如，与NGF生物活性密切相关的组氨酸、色氨酸和赖氨酸残基在肽链上的定位在各生物体几乎一致。这种在进化过程中结构上的高度保守决定了它们在功能上非常相似。

*NGF*基因通过转录、翻译形成NGF前体，后者通过加工修饰产生成熟的NGF。NGF的表达在神经发育过程中或神经损伤后，在大多数情况下，调控发生在转录水平，其机制目前不清楚。

采用基因工程生产NGF是近年来的重要进展。通过基因工程技术获取大量NGF纯品，不仅有助于NGF结构和功能的研究，还有助于NGF临床应用的研究。

（三）NGF受体

依据效应细胞NGF受体所在的部位，可分为膜受体和核受体，前者位于细胞膜，后者位于细胞核。

1. 膜受体 起初人们认为NGF发挥生物效应的首要条件是与靶细胞表面相应受体特异性结合，再启动一系列级联反应，对应答细胞的生物学行为进行调控。后来人们通过不同类型细胞的广泛研究发现，效应细胞有亲和力不同的两类受体，即高亲和力NGF受体（high-affinity NGF receptor，HNGFR）和低亲和力NGF受体（low-affinity NGF receptor，LNGFR）。两者的差异主要表现在亲和力、稳定性、结构、分布以及生物学功能等方面。

（1）低亲和力NGF受体（LNGFR）：它是一条含有大约400个氨基酸残基的单肽，分子量为60～100kDa，对胰蛋白酶敏感，易溶于曲拉通X-100。这一受体在效应神经元和非神经细胞均有分布，解离速率快，与NGF结合形成的复合体能迅速解离，并快速释放NGF，故又称为快NGF受体。它是一种跨膜糖蛋白，依其在细胞膜上的位置可分为三部分，即细胞外部分、跨膜连接区、细胞质部分。细胞外部分较长，细胞质部分较短。通过对人、鼠、鸡的LNGFR分析比较，发现细胞外部分的4个富含半胱氨酸的区域、跨膜连接区及细胞质部分C端的氨基酸序列极为相似，这4个富含半胱氨酸的区域又称环区，是NGF识别结合区。每个环区都按照产生NGF结合位点的需要排列；而细胞质部分C端含有G蛋白结合位点，提示LNGFR可能具有G蛋白耦联的信号转导功能。Yan等采用由表皮生长因子受体（epidermal growth factor receptor，EGFR）的细胞外部分、LNGFR的跨膜连接区和细胞质部分构成的嵌合受体转染PC12细胞。该细胞对表皮生长因子的应答表现为突起生长、NGF 应答基因的表达等 NGF 效应。很显然，LNGFR 细胞质部分不仅参与 NGF 的信号转导，而且其功能依赖于完整的 LNGFR 跨膜连接区。

（2）高亲和力 NGF 受体（HNGFR）：它是一种跨膜糖蛋白单体，含有 790 个氨基酸残基，分子量约为 140kDa，耐胰蛋白酶，不溶于曲拉通 X-100。这一受体主要分布在效应神经元细胞膜上，与 NGF 结合形成的复合体解离速率慢，故也称为慢 NGF 受体。与 LNGFR 一样，依其与细胞表面的位置关系也分为细胞外部分、跨膜连接区、细胞质部分。免疫沉淀实验显示，抗 HNGFR 抗体是一种抗磷酸酪氨酸抗体，提示该受体具有酪氨酸蛋白激酶活力。通过与 NGF 结合，使具有酪氨酸蛋白激酶活力的 HNGFR 的酪氨酸残基、细胞质部分的丝氨酸残基及苏氨酸残基依次产生自身磷酸化，导致该酶被激活，引起一系列级联反应，产生相应的生物效应。

上述两类受体在各类效应细胞膜上既可各自单独存在，又可共同存在；而且在一个细胞中的分布和数量是相对稳定的。虽然受体结构具有多相性，但在一定条件下，两者可以相互转化，尤其是在内在化过程中，这种转化非常明显。这种在受体亲和力方面发生的分子水平的调整，与 NGF 的信号传递有关。

2. 核受体　同位素标记的 NGF 结合实验显示，NGF 不仅能与细胞膜结合，还可与核膜特异性结合。有人将 NGF 的核结合部位称为核受体。研究发现，当 PC12 细胞在加有 NGF 的条件下培养 17 个小时后，有 50%～60% 的膜受体会转移到细胞核，提示核受体可能主要来源于膜受体与 NGF 结合所产生的内在化。

（四）NGF 的作用机制

NGF 与受体结合，通过受体介导的内吞机制产生内在化，形成由轴膜包绕、含有 NGF，并保持其生物活性的小泡，经轴突沿微管逆行转运至胞体，经第二信使通路的转导，启动一系列级联反应，对靶细胞的基因表达进行调控而发挥其生物效应。

1. NGF 的信息转导及传递　近年来研究发现，NGF 的信息传递涉及多种途径及方式。

（1）酪氨酸蛋白激酶信使系统：与其他生长因子受体类似，HNGFR 细胞质部分具有酪氨酸蛋白激酶活性。NGF 在与受体结合后会使其自身磷酸化，导致该酶激活，引起多种靶蛋白（包括磷脂酶 C）酪氨酸残基磷酸化，从而启动细胞的活性。

（2）磷脂酰肌醇钙信使系统：当 NGF 与受体结合时，通过 G 蛋白耦联激活磷脂酶 C，使质膜磷脂酰肌醇分解产生甘油二酯和三磷酸肌醇。前者在 Ca^{2+} 存在的条件下激活蛋白激酶 C，使蛋白质磷酸化；后者与内质网三磷酸肌醇受体结合释放 Ca^{2+}，导致细胞质中 Ca^{2+} 与钙调蛋白结合，激活依赖钙和钙调蛋白的蛋白激酶，使多种靶蛋白磷酸化。另外，NGF 通过酪氨酸蛋白激酶系统，激活依赖以酪氨酸磷酸化方式活化的磷脂酶 C，从而使磷脂酰肌醇钙信使系统和酪氨酸蛋白激酶信使系统在功能上密切联系、相互协调，共同完成 NGF 的信息传递。

近年来研究发现，细胞质中的 Ca^{2+} 对神经元生物学行为有重要作用。NGF 可以通过多种途径及方式调节靶神经元细胞质中的 Ca^{2+} 水平，笔者曾采用离体无血清培养法，在完整的鸡胚脊神经节水平观察了钙拮抗剂和细胞外不同浓度的 Ca^{2+} 对 NGF 促突起生长效应的影响。结果发现，NGF 促神经突起生长的作用具有显著的跨膜 Ca^{2+} 内流依赖性。有研究证实，生长活跃的神经生长锥边缘有成群密布的 Ca^{2+} 通道，这为神经营养因子（包括 NGF）依赖于跨膜 Ca^{2+} 内流介导其对神经生长锥促突起生长作用提供了结构基础。另外，NGF撤除引起的神经元死亡，能被使神经元去极化并保持细胞内Ca²⁺浓度增加的试剂所阻断，这些均提示Ca²⁺可能是NGF信号转导的关键信使。

（3）环磷酸腺苷（cyclic adenosine monophosphate，cAMP）信使系统：有研究显示，NGF能增强腺苷酸环化酶活力，当NGF与效应细胞膜受体结合后，即可观察到细胞质中的内源性cAMP水平升高，但cAMP对NGF的生物效应并非必需。

总之，NGF靠多种信号转导机制对其靶细胞的生物活性进行调节。由于不同时间、不同代谢水平和不同信号转导机制共同影响，NGF呈现广泛而复杂的生物效应。

2. NGF对基因表达的调控　NGF从信号传递到产生效应的关键步骤之一是对某些结构或功能蛋白基因的表达进行调控。经过NGF作用的靶细胞，可观察到两种原癌基因（*Ras*和*Src*）表达增加；两者的表达产物可以模拟NGF效应（如神经突起生长）；采用显微注射技术将*Ras*表达的蛋白的单克隆抗体注入靶细胞，可以阻断NGF所致的促突起生长效应。NGF诱导的基因表达还包括*c-Fos*、*myc*、*NGF-IA*等。随着研究的不断深入，还将发现NGF能影响其他基因的表达。NGF在产生生物效应过程中，不仅调节基因的激活、转录，还影响基因转录后的翻译和蛋白修饰。其表达产物参与效应细胞的生长、发育、分化、再生及代谢需要。

（五）NGF的生物效应

1. NGF靶细胞　一般认为，凡是对某种生长因子应答的细胞都具有相应的受体；反之，凡是没有相应的受体的细胞都没法产生应答反应。按照这一观点，作为NGF的靶细胞，必须具有NGF受体，其在NGF作用下会产生应答效应。早期主要观察到的是外周神经系统神经元（交感神经元和感觉神经元）对NGF的应答，随着研究的不断深入，发现NGF的靶细胞十分广泛，涉及多种神经细胞，甚至非神经细胞。

（1）神经细胞：外周神经系统的交感神经元、感觉神经元，以及中枢神经系统的胆碱能神经元、肾上腺素能神经元、肽能神经元，其他如脊髓运动神经元、脑干运动神经元、中脑三叉核神经元、视网膜节细胞、小脑部分神经元等，均能表达NGF受体。然而，对NGF的应答反应存在争论，这可能与发育期间不同阶段NGF受体的表达水平不同有关。早期研究认为，NGF对运动神经元不具有生物效应。随着研究的不断深入，人们发现胚胎期脊髓和脑内运动神经元存在NGF的特异性结合位点，脊髓运动神经元可经逆向轴突运输系统转运NGF，NGF在体外也能促进胚胎期脊髓运动神经元突起的生长，这表明胚胎期运动神经元对NGF具有应答能力。有人发现成体大鼠坐骨神经被切断后，L₄~L₆脊髓节段NGF受体免疫反应阳性的运动神经元数目在伤后7天内达到高峰。笔者曾以葡萄糖氧化酶通过交联剂——二环己基碳二亚胺与NGF耦联，对NGF进行标记，将标记的NGF注入大鼠坐骨神经再生室内，运用化学发光法证实NGF能经损伤后的运动神经纤维逆向运输。另外，于成体大鼠坐骨神经再生室内应用外源性NGF，发现对轴突反应所致的脊髓运动神经元胞体损害具有保护作用，并能促进运动神经纤维的再生，这提示正常情况下成熟的运动神经元轴突膜NGF受体缺乏或受体数量甚微，难以结合并转运足以产生生物效应的NGF。轴突损伤作为一种刺激信号，启动NGF受体的表达，从而再现NGF应答反应。

（2）非神经细胞：包括神经胶质细胞、施万细胞、周围神经成纤维细胞、嗜铬细胞、胚胎期间叶细胞、胚胎期肌细胞、肥大细胞、单核细胞、中性粒细胞、T淋巴细胞和B淋巴细胞等。

2. 生物效应

（1）神经细胞：NGF对靶神经细胞的作用包括神经元营养效应和促神经突起生长效应。

1）神经元营养效应：NGF能维持靶神经元的成活、生长、发育及分化。其依据是：应答神经元由凋零导致的自然减少与神经支配的靶区NGF水平下降同步；分离培养的发育期神经元成活和发育依赖于外源性NGF；外源性NGF可减少靶神经元的自然死亡，而用NGF抗体阻断NGF，可使靶神经元死亡数目增加；用自动免疫的方法减少成年动物内源性NGF，可造成脊神经节感觉神经元萎缩和变性。NGF通过增强靶神经元的生化代谢，促进氨基酸和其他小分子物质的摄取增多，促进蛋白质的合成和糖、脂类的代谢，促进神经元在形态、结构和功能等方面的发育、分化，促进亚细胞器（如粗面内质网、高尔基体、线粒体）的发育，增强与神经元分化密切相关的结构和功能蛋白的表达和修饰，诱导神经微丝和微管蛋白的合成增加，从而实现NGF的神经元营养效应。

2）促神经突起生长效应：现有研究表明，NGF是诱导神经纤维向靶区生长的重要调控因素之一。用硅胶分隔的小室培养交感神经节，发现神经突起逆NGF浓度梯度生长。在神经纤维向靶区延伸的过程中，末梢附近和处于前端的施万细胞会合成、分泌较高水平的NGF。若在新生大鼠臀部注射NGF，9天后肌肉表面的感觉神经纤维会大量增加。另外，完整的神经干能在NGF诱导下长出侧芽。这表明NGF不仅能诱导和促进神经纤维定向生长，还能增大效应神经元突起支配靶区的密度。由于NGF能影响神经元许多生物合成活动，其总的结果是结构蛋白和脂类合成增加，其产物被运到轴突远端，为轴突生长提供材料。

（2）非神经细胞：与其他多数肽类生长因子一样，NGF也是一种多功能细胞生长调节因子。它不仅参与调节神经系统的发育、分化，还影响免疫系统、造血系统、内分泌系统和生殖系统等非神经系统的功能。NGF能促进淋巴细胞的增殖、分化，调节淋巴细胞所介导的免疫反应。NGF能促进伤口愈合，影响肥大细胞的成活、发育和其他功能。NGF能诱导吞噬细胞产生趋化反应等。施万细胞与周围神经再生密切相关，其表面存在NGF受体，且在轴突再生期间该受体表达增加，与NGF结合后，不仅会使其分泌内源性神经诱导因子促进神经再生，还会促使施万细胞形成髓鞘，加速再生轴突的成熟及功能恢复。

（六）NGF与周围神经再生

1. 神经再生的基本要素　周围神经再生不仅要恢复其结构，更重要的是恢复其感觉功能和运动功能，即所谓周围神经功能性再生。实现功能性再生取决于三个基本要素：①神经元胞体的成活及功能状态；②轴突再生速率；③靶区诱神经生长特性。三者均有赖于NGF的调控，NGF是一类具有神经元营养和（或）促进并诱导受损神经纤维向靶区生长的生物活性物质，是调节神经再生的关键因素之一。

2. 周围神经损伤后NGF受体水平的变化　研究表明，在胚胎时期外周交感神经元、感觉神经元及脊髓前角运动神经元均有NGF受体表达，出生后逐渐减少，甚至消失；当周围神经损伤后，又能重新表达NGF受体，使轴突膜NGF受体水平显著增加。这使得受损神经残端通过受体识别NGF、介导NGF内吞来调节神经再生，提供了分子结构基础。另外，周围神经损伤后，对轴突再生起重要作用的施万细胞迅速分裂增生，同时该细胞的NGF受体表达增加。

3. NGF对周围神经再生的影响　周围神经损伤后常由轴突反应导致神经元发生相应的形态、

结构、生化代谢及功能等方面的变化，严重时造成神经元变性死亡。局部给予NGF，可显著改善或消除上述病理变化。神经损伤后，NGF靶神经元的NGF受体表达水平增加，同时靶区NGF水平也明显升高，提示NGF能促进效应神经元轴突损伤的修复。在成年大鼠坐骨神经再生室内应用外源性NGF，能显著增加再生神经纤维数量、轴突直径及髓鞘厚度，促进再生神经纤维的成熟，使神经纤维再生速率加快，且能维持轴突损伤后脊髓前角运动神经元及脊神经节感觉神经元胞体的成活。

NGF促进周围神经再生的机制在于以下两种：

（1）神经元营养作用：保护靶神经元胞体，调整其功能状态。神经元可以通过某些基因的级联表达，产生一组特殊的蛋白质，其对神经元胞体自身具有杀伤作用，甚至造成神经元死亡，这种蛋白质被称为"杀手蛋白"（killer protein）。正常情况下，"杀手蛋白"基因的表达极低，该基因的表达也受到了来自靶区NGF的选择性抑制。轴突断裂使靶区来源的NGF突然中断和（或）轴突损伤，诱发"杀手蛋白"基因表达过度，都会导致相应神经元胞体死亡。外源性NGF在被给予后，将随着神经损伤后所引发的NGF受体表达而迅速增加，或者通过轴突残端NGF受体介导的内吞机制向胞体内转运NGF，后者通过多种信号转导机制，一方面通过抑制"杀手蛋白"基因表达、产生"杀手蛋白"，来保护靶神经元，维持其成活，防止因轴突反应而使神经元遭受损害，甚至死亡；另一方面，通过激活某些结构和功能蛋白基因，调控某些蛋白的修饰等，来调整神经元胞体的代谢和功能状态，以适应和满足神经再生的需要，如增强生化代谢，导致结构蛋白（微管、肌动蛋白、脂类及膜成分）和功能蛋白（酪氨酸β-羟化酶、胆碱乙酰转移酶）合成增多，结构蛋白为轴突再生提供原料，功能蛋白则有助于再生神经功能的恢复。

（2）促进和诱导神经突起生长：周围神经损伤后，施万细胞分裂增殖；同时施万细胞NGF受体迅速表达，与外源性NGF结合后，不仅使内源性NGF合成、分泌增加，促进轴突再生，还可促进髓鞘的形成，加速再生轴突的成熟。另外，外源性NGF可分别与再生神经生长锥表面和施万细胞表面的NGF受体结合，通过NGF的桥接，增进生长锥与施万细胞的相互作用，从而促进轴突的生长。

4. NGF的临床应用前景　NGF的神经元营养作用和促突起生长作用为临床应用NGF促进周围神经再生提供了理论依据。鉴于NGF是一种蛋白质，不能通过血脑屏障和血神经屏障，必须通过NGF受体介导的内吞机制并经轴突逆向运输至神经元胞体，调节胞体的代谢，才能发挥促神经再生作用，因此临床应用NGF的场景主要限于神经损伤局部（如神经再生室内）。为了解决效应难以长期维持的缺点，可以将含有NGF的微泵或载体植入神经损伤部位进行缓释。

NGF是由细胞产生、分泌的一种多肽。在不同种系间（比如人与鼠之间），NGF结构具有高度的同源性，而生物效应无明显的种间特异性。随着NGF基因工程的发展，将能很快解决NGF的来源问题。因此，临床应用NGF具有相对的安全性和可行性。另外，NGF脂质载体的研究，有望解决NGF无法通过血脑屏障和血神经屏障的难题，使NGF的临床应用具有更大的潜力。

三、神经再生的基因表达

目前，有关神经再生时的基因表达、调控正成为研究热点之一，有些研究者甚至在此基础上开始了基因治疗的尝试。尽管现阶段学界的认识还很有限，但可以预见，随着基因技术的迅猛发展，神经损伤基因层面的诊断、治疗必将在不远的未来取得突破。

周围神经系统的创伤引发一种高度重复、有规律的组织学反应，即沃勒变性，包括轴突变性、神经元胞体反应、血源性细胞浸润、髓鞘崩解、施万细胞和非神经细胞的去分化与增生。之后的再生反应包括轴突再生、施万细胞再分化、轴突的被包绕和髓鞘化及靶器官的神经再支配。这种规律的组织学反应结果可能伴随着特殊基因的分化与协同表达。通过建立多种神经损伤模型，并用不同技术对挤压伤组大鼠坐骨神经的 cDNA 文库和非损伤对照组进行扫描，已证实神经系统变性和再生过程中确实存在具有特定且功能未知的新基因。这些基因的特定表达，提示其蛋白产物与沃勒变性或神经再生活动特定相关。这里就其内容以图表的方式作初步介绍（表1-5-1）。

表1-5-1 周围神经损伤后编码神经生长因子受体、激酶和转录因子的调节基因的表达时程

神经营养素	表达模式图形	方法	细胞类型
NGF		N	施万细胞
p75NGFR		N	施万细胞
p75NGFR		ISH N	感觉神经元 施万细胞
BDNF		ISH	运动神经元
NT$_3$		N	非神经元细胞
NT$_4$		N	非神经元细胞
Trk B 和 Trk C		ISH	施万细胞
胰岛素样生长因子 I（IGF-I）		ISH	非神经元细胞
胰岛素样生长因子 I 受体（IGF-I 受体）		Rnase protec	非神经元细胞
胰岛素样生长因子 II（IGF-II）		ISH	施万细胞
转化生长因子 β$_1$（TGF-β$_1$）		N	施万细胞
转化生长因子 β$_3$（TGF-β$_3$）		N	施万细胞

注：深黑色表示再生神经（挤压伤或横断伤，断端未结扎）的表达模式，灰黑色表示永久变性神经（横断伤，两断端结扎）的表达模式；N 表示诺瑟杂交（Northern blot）分析；Rnase protec 表示 RNA 酶保护测定；ISH 表示原位杂交。

四、神经损伤与变性的机制

（一）周围神经再生与成功再生

周围神经受到损伤后，只要神经元胞体是活的，就有再生反应。但周围神经再生并不等于就有周围神经再支配组织的功能恢复，即成功再生（successful regeneration）。成功再生也称有效再生（effective regeneration）或有用再生（useful regeneration）。

1. 周围神经成功再生的要点　综合起来，周围神经成功再生包括以下几个要点。

（1）受损神经元胞体的成活：母神经元胞体经历逆行性反应后能恢复，直接表现在近断端轴突尖部的再生启动。

（2）近断端轴突的芽生与延伸：近断端再生轴突在适宜的微环境和必要的条件下（如Ⅴ度损伤在适宜的外科修复条件下），越过神经损伤区，长入适宜的远断端神经施万细胞基底膜管内，且继续生长至神经末梢。适合近断端轴突再生的环境就是远断端神经的断端微环境。

（3）再生轴突与相应的末梢靶器官重建突触联系：如运动性轴突只能与肌肉运动终板重建联系才有意义，否则运动性轴突近断端的再生将被浪费。同样，感觉性轴突与感觉性末梢器官相连才是有用的再生。只有当已建立联系的再生轴突进一步变化，其原先的结构特征与生理特性恢复，再生的轴突最终成熟，且保证有足够数量的神经纤维时，才能完成对随意作用或感觉刺激的适当反应（即保证轴突的质与量）。

（4）神经再支配的靶器官的复原：确保原先失神经支配的结构在神经再支配后能发挥有效的功能。若长期失神经支配的靶器官已发生纤维化等不可逆性改变，就不再可能有功能恢复了。

（5）神经元合成的神经介质及相关酶类等一些其他的特殊物质，对恢复神经传导、轴突运输及靶器官支配也能发挥一定的作用。

（6）中枢神经系统能整合周围神经的信号：当轴突再生混淆时，中枢神经系统不得不适应或"学习"输入信号的意义。大脑必须分析、处理、反馈这些信号，并输出适宜信息到周围神经系统，产生有用的功能。周围神经损伤修复后的运动、感觉康复训练有益于周围神经功能恢复。

2. 周围神经再生分期　Sunderland认为，周围神经成功再生涉及一系列很复杂的过程，要完成这一系列事件的时间（即周围神经再生至功能恢复的时间）分为四期。

（1）初期延迟期：为神经元复原、近断端轴突开始生长、再生轴突抵达损伤区所需的时间。它受到损伤严重程度与离母神经元胞体的距离远近的影响。

（2）损伤部位延迟期：为再生轴突横越损伤区所需的时间。此期常包含在初期延迟期内，但其代表了再生轴突在进入损伤平面以下神经基膜管之前所需的时间。

（3）在损伤平面以下轴突生长期：为再生轴突尖抵达周围末梢所需的时间。它受到轴突生长距离、轴突尖生长速度和在途中发生的任何延迟的影响。

（4）功能恢复期：所需时间包括两方面，一是用以完成恢复轴突通道的时间，以决定单个神经纤维正常传导性质的变化，并可恢复足够数目、适宜联系，以重建正常功能所需的活动形式；二是用以神经再支配靶器官组织从失神经支配与被迫失用期中恢复的时间。它可在轴突与周围连续性恢复期间或以后的任何时间被延迟或停止，这也是损伤、再生至恢复之间间隔时间变异很大的原因，这使得预估每个患者神经再生的精确时间极其困难。

如果周围神经不能成功再生，这意味着再生不全或失用性再生。当再生轴突虽能恢复对相应靶器官的神经再支配，但在质和量上得不到保证时，其结果是恢复不完全或有障碍，如肌力1级（M_1），不能认为这是有用的功能恢复。

（二）接触引导、神经趋化性和神经营养性

1. 接触引导

（1）研究概况：早在19世纪，学者们就已认识到周围神经被切断后，远断端神经发生溃变，神经元胞体也出现损伤反应。远断端神经施万细胞分裂、繁殖活跃，吞噬溃变的轴突碎片及解体的髓鞘，施万细胞数目明显增加，在神经膜管内排列成实心细胞索（称宾格尔带），并迁移到神经两断端之间的间隙，在此形成细胞桥。如果受损神经元胞体能恢复，近断端的神经纤维就可生长出一些支芽，通过细胞桥到达远断端，沿着宾格尔带生长。

虽然Forssman、Cajal等人曾提出神经趋化性也是影响轴突生长与定向的因素，但未被接受。Harrison强调了实性结构在支持神经细胞引导纤维生长中的重要性。Weiss从组织培养中证实，在非神经细胞及基质不存在时，神经突起的生长是无规则的；相反，当非神经细胞及基质存在时，会形成物理性张力线，即可作为神经突起生长的机械性接触引导线。

1944年，Weiss和Taylor在动物实验中发现两神经断端之间的一些极性组织，如从神经远断端迁移入间隙内的非神经细胞（如施万细胞、基质、纤维蛋白细丝等），构成了再生轴突生长所需的接触引导线，引导并决定着轴突生长的方向。同时，他们认为两神经断端间有间隙不利于再生轴突的接触引导，可以通过受损神经近断端、远断端组织的对合加以引导，这有利于两断端的施万细胞索直接接触，再生轴突能较顺利地长入远断端神经内膜管内。

接触引导学说在20世纪上中叶占据了周围神经再生机制研究的统治地位，并成为周围神经损伤修复的主要理论依据。由此，神经损伤后如何维持两断端的对合以恢复神经结构的解剖学连续性，成为以后数十年中这一领域的主要研究课题。

（2）轴突再生中起接触引导作用的因素

1）远断端神经中的施万细胞：增殖的施万细胞排列成柱状，形成宾格尔带，并可向断裂口迁移数毫米，以接触引导轴突的再生。

2）神经内膜基底膜管（即施万细胞基底膜管）。

3）在周围神经再生室中，一些细胞外基质前体如多聚纤维素、纤连蛋白构成的纵行纤维基质，也可通过接触引导影响早期的轴突延伸，这在体外培养中也得到了证实。

另外，不少学者在非神经组织移植体桥接神经缺损的研究中发现，一些非神经组织基底膜及基底膜管，如骨骼肌的肌纤维基底膜管、羊膜基底膜等，似乎也起着与神经内膜基底膜管相同的接触引导作用，可以引导神经再生。但是单纯非神经组织基底膜管，甚至单纯神经内膜基底膜管（神经移植段经冷冻、融解等方法处理，会破坏施万细胞），引导神经再生的能力是有限的。顾立强、朱家恺在用植入血管的变性骨骼肌修复神经缺损的动物实验中发现：随着基底膜管的长度增加，再生轴突的数量逐渐减少。Gulati的研究证实，即使是单纯的神经内膜管，在大鼠也只能引导轴突再生至20mm处；相反，完整的正常神经移植段促进轴突再生的长度会远远超过40mm。Shibib等证实大鼠轴突再生的长度超过其尺神经、桡神经、正中神经三者长度之和，可达135mm。

因此，我们在认识接触引导促进神经再生作用的同时，也要考虑神经再生中各种生物学因素的影响。其中就施万细胞而言，目前的研究也表明，它在促进周围神经再生中并不只起接触引导作用，更重要的是起着神经营养性、神经趋化性等作用。

（3）接触引导的作用方式

1）机械导向。

2）黏附识别：即神经细胞、神经纤维表面与其周边的神经胶质细胞表面、相应靶细胞表面、施万细胞基底膜管内表面等，存在着可以相互识别的生物分子——细胞黏附分子（cell adhesion molecule，CAM），如神经胶质细胞黏附分子（Ng-CAM）、L1/Ng-细胞黏附分子（L1/Ng-CAM）、N-钙黏附分子（N-cadherin）、整联蛋白（integrin）、神经细胞黏附分子（N-CAM）和非细胞黏附分子。它们之间以化学识别的方式获得联系，化学识别使两者发生黏附，从而引导再生轴突向前生长。

2. 神经趋化性和神经营养性

（1）研究概况：1898年，Forssman发现再生轴突在通过一段类似稻草杆结构构成的套管间隙时，再生轴突总是朝向远断端神经方向生长，不向其他组织方向生长。他认为远断端神经对神经纤维有明显的吸引作用，他称之为"neurotropism"（向神经性）或"chemotropism""chemotaxis"（向药性）。此后，Cajal的研究也提出了相同的看法，但遭到一些学者的异议或否定。直到20世纪70年代，有人通过体外培养的方法发现神经突起会受到NGF的神经趋化作用影响，才重新重视和研究神经趋化性现象。20世纪80年代以来，不少学者用Y型套管桥接等技术（近侧单管接神经近断端，远侧双管分别接远断端神经和不同束、不同分支或其他组织），研究证实了周围神经再生的神经趋化性，而且发现存在着不同程度的特异性选择性再生：

1）组织特异性：近断端神经选择性向远断端神经方向生长，而不向非神经物（如肌肉、肌腱、皮肤或留置空管）方向生长（图1-5-2A）。

2）神经束特异性或区域特异性：近断端腓总神经选择性向远断端腓总神经方向生长，多于向远断端胫神经方向生长（图1-5-2B）。

3）功能特异性或末梢器官特异性：近断端神经的运动支选择性向远断端神经运动支方向生长，多于向感觉支方向生长（图1-5-2C）。

Brushart报告了功能特异性选择性再生的进一步研究结果——选择性运动神经再支配，认为神经趋化性作用是引导再生神经轴突向远断端神经方向生长，而不向其他组织方向再生，表现在组织特异性的再生选择上，而运动神经选择性向远断端运动神经方向再生并成熟是受神经营养性的影响。

学者们强调周围神经再生时，神经远断端在促进近断端轴突生长方面起着重要作用，不仅表现在为接纳近断端再生轴突的长入提供一个机械通道，有接触引导作用，还表现在合成、释放某些化学物质诱导近断端轴突的定向并促进生长。神经趋化性与神经营养性并不能截然分开，如NGF就同时兼有神经营养因子与神经趋化因子的作用。在概念上，神经趋化性侧重于影响再生神经的

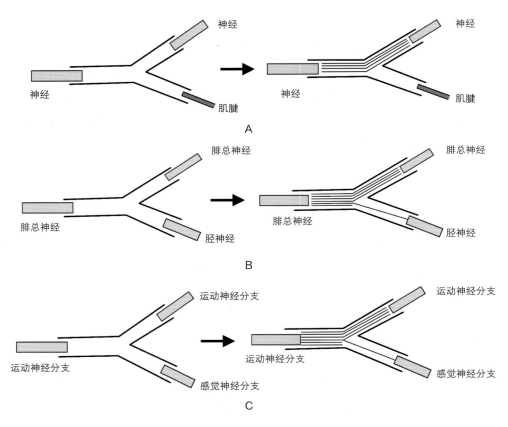

图 1-5-2 不同程度特异性的神经趋化性示意图

A. 组织特异性　B. 神经束特异性　C. 功能特异性

生长与定向，神经营养性侧重于影响再生神经的成活、生长与成熟。Mackinnon 和 Dellon 建议合并两者，用"神经营养及趋化性"来表达促进再生神经成活、生长、成熟和引导定向的作用。

（2）神经营养性及趋化性的作用距离：神经远断端能对神经近断端再生轴突发挥的神经营养性及趋化性作用的距离是有限的，大鼠体内神经两断端在相距 5～10mm 之内，选择性再生较明显，过短和过长时这种作用均减弱，其作用机制尚不清楚。目前认为，神经远断端（主要是施万细胞）会释放出一些神经营养性及趋化性因子（如 NGF），其为可扩散因子，并向近断端弥散，在近断端和远断端之间形成一个神经营养性及趋化性因子的浓度梯度，从而完成诱导再生轴突向远断端的生长过程，并与选择性定向再生有关。如近断端和远断端相距过远，作用到近断端的可扩散因子的浓度较低，势必影响趋化性作用的发挥；相反，如果两断端相距太近，神经营养性及趋化性作用尚未发挥，近断端再生轴突就已长入远断端神经内。Lundborg 等的实验显示：大鼠坐骨神经近断端、远断端相距 5～10mm 时，神经营养性及趋化性作用表现得很明显，如超过 10mm 则明显减弱。Politis 等在大鼠腓总神经、胫神经的神经束特异性研究中发现，近断端、远断端神经相距 5mm 时，显示出明显的神经束特异性趋化性。Brushart 的研究则表明，大鼠股神经运动支两断端相距 5mm 时，功能特异性的运动性趋化性作用为阳性；而在 2mm 时，运动性趋化性作用为阴性。Mackinnon 等在对猴的实验中发现，其尺神经的神经趋化性有效距离可达 30mm。

（3）神经趋化性、神经营养性、接触引导的临床意义：综上所述，周围神经再生显然会受到神经趋化性、神经营养性以及接触引导三者的影响，尽管后者已作为现代周围神经外科修复的主要依据，前两者还只是实验性的结论，但仍对临床有所启示。很明显，神经两断端之间是以上三者共同作用发挥影响的一个场所，理想的受损神经修复模式应该最大限度地发挥神经趋化性、神经营养性和接触引导三者的作用。目前沿用的神经缝合技术——对端紧密缝合，虽然外科医生应用了精细的显微外科技术和各种鉴别运动神经束和感觉神经束的方法，以其经验和智慧来决定合适的途径以引导神经再生，但他们选择的神经束可能不完全准确，近断端再生的运动性神经纤维和感觉性神经纤维在通过缝合口向远断端神经生长时，只发挥其接触引导作用，忽视了神经营养性及趋化性作用，那些因人为错误而长入不同性质远断端神经范围的再生轴突，最终不能成熟和发挥有效作用。Brushart的研究结果充分说明了这点，这也许是神经缝合术后功能恢复不理想的原因之一。

若在两神经断端之间有意识地保留一个短距离的神经间隙（nerve gap），用某些非神经性管道或引导物桥接此段间隙（即神经套接术），有可能保证近断端再生轴突在长过此间隙至远断端神经时，后者可以同时发挥神经营养性、神经趋化性和接触引导的作用，近断端再生的运动性轴突极有可能选择性地长入相应的远断端运动性神经，感觉性轴突则选择性地长入感觉神经中，这样或许比单纯的对端紧密缝合术更合适些。目前已有学者在临床上试用了神经套接术以替代神经缝合术，所选用的套管主要有静脉和其他可吸收的合成管道如聚乙醇酸（polyglycolic acid，PGA），取得了良好的疗效。

当然，有关神经营养性及趋化性作用的研究有待深入和完善，有必要澄清神经营养性及趋化性因子的来源、本质特征及作用机制，并在高等动物（如灵长类）中进一步研究其功能特异性的作用规律。这样就有可能为指导临床更好地创造周围神经再生适宜微环境、修复受损神经、最大限度地改善神经的功能提供理论依据。

（三）施万细胞的作用

施万细胞（SC）是周围神经系统特有的胶质细胞，也称神经膜细胞（neurolemmal cell）或鞘细胞（sheath cell）。SC在周围神经的发生、发育，以及形态、功能维持方面起着重要作用，支持和保护轴突，维持轴突的良好微环境；参与形成髓鞘，对有髓神经纤维起着绝缘作用，加速神经轴突的传导；对神经轴突有营养代谢作用。

在周围神经损伤、再生与修复中，SC也起着关键的作用。在损伤神经远端发生沃勒变性后，SC不仅分裂、增殖，参与吞噬变性的轴突与髓鞘碎屑，形成宾格尔带，引导再生轴突的生长，而且表达、分泌NGF等多种活性物质，刺激、诱导和调控轴突的再生和髓鞘的形成，有利于轴突成熟和神经再支配。概括来说，其作用主要包括以下几方面：①周围神经损伤后，远断端神经沃勒变性，SC分裂、增殖，形成宾格尔带，并和巨噬细胞共同发挥吞噬变性的轴突与髓鞘碎屑的作用，SC及其基底膜管为再生轴突提供了一个生长通道。②SC可以表达分泌NGF、BDNF等神经营养因子（NTF），而NTF有维持神经元成活、促进轴突生长的作用。③SC膜表面可以表达多种黏附分子与一些膜受体，引导轴突再生。④SC可分泌多种基底膜成分，在与再生轴突接触后可"装配"形成基底膜，新形成的SC基底膜还将取代旧的SC基底膜。⑤SC可包绕再生轴突，形成无髓神经纤维及有髓神经纤维（后者髓鞘化），促进再生轴突的成熟。⑥SC在神经肌肉接头处引导轴突芽生，以利于神经再支配。

1. SC的增殖与吞噬作用　周围神经被切断后，其远断端的轴突将变性，作为轴突溃变、丢失的反映，SC又重新去分化。在周围神经损伤后初期、巨噬细胞仍未聚集时，SC可吞噬髓鞘碎屑，但髓鞘碎屑的清除主要由来自受损区域周围的血液中的单核-巨噬细胞完成。巨噬细胞离开血管后，穿过神经内膜，进入受损神经处，除清除轴突和髓鞘的溃变残余物和碎屑外，还产生和释放白细胞介素-1（IL-1），刺激SC产生神经营养因子而促进神经再生。沃勒变性48个小时后，崩解的轴突和髓鞘均被巨噬细胞包围，巨噬细胞和SC协同，逐渐吞噬髓鞘碎屑。SC分裂、增殖，在原来的神经内膜管内形成多数纵行排列的柱状细胞突，即宾格尔带。SC有丝分裂是最早、最有特征的表现之一，在轴突中断后3~4天，与SC有关的有丝分裂前活动沿着变性神经以每天200mm的速率顺向扩散，DNA合成增加，在7天左右分裂达高峰，并维持到第15天左右，而DNA含量也在2~3周达高峰。之后，分裂速率逐渐降低，到轴突切断后第4周时，随着宾格尔带的形成，分裂基本停止，处于静止状态。应用S-100蛋白抗血清的免疫组化法发现，SC分裂增殖的数量可达正常的4倍，并维持到第10周，如无再生神经长入就将逐渐萎缩，神经鞘管也随之逐渐皱缩、塌陷，束膜下胶原组织增生。宾格尔带细胞索在20周左右时已明显萎缩，大约在30周时已有部分消失，经观察，束膜下胶原组织增加约1倍，神经干容纳神经纤维的空间截面积缩小80%~90%。在神经变性后1年，宾格尔带细胞索内的SC大部分会消失。

现在有学者认为，同其他组织损伤类似，周围神经损伤时，位于神经外膜、束膜、内膜的小血管和毛细血管周围的胚胎干细胞或储备细胞就会被激活，再根据局部微环境进行分化：受到受损组织所释放的炎性因子的吸引而来的原始细胞转变成吞噬细胞；后续的细胞由于障碍被扫清，与新生轴突接触，相互作用而分化为SC；迟到的细胞既找不到轴突，又找不到碎屑，就逐渐发展为成纤维细胞。

SC增殖机制的研究近10年来进展较快，SC能对众多生长因子起反应，会出现有丝分裂，这种活性是其代谢状态下的一种功能。

（1）SC有丝分裂原

1）与膜相关的分裂原：①神经突起；②富含轴膜的碎片；③髓鞘源有丝分裂原。

2）与细胞外基相关的分裂原：①基粘连蛋白；②层粘连蛋白。

3）与蛋白酶相关的分裂原和细胞质分裂原激活剂。

4）可溶性分裂原：①成纤维细胞生长因子（FGF）；②血小板衍生生长因子（PDGF）；③转化生长因子（TGF）；④胶质细胞生长因子（GGF）；⑤胶质细胞成熟因子（GMF）；⑥环磷酸腺苷（cAMP）；⑦SC瘤源生长因子。

（2）由轴突相关的有丝分裂原介导的SC有丝分裂的分子学变化

1）SC细胞膜与轴突膜接触。

2）SC膜传导机制的激活：①磷酸肌醇骤然升高，导致1，4，5-肌醇三磷酸（IP_3）和甘油二酯（DG）的释放；②细胞内Ca^{2+}借IP_3移位；③蛋白激酶C被甘油二酯激活；④Na^+-H^+逆向转运的磷酸化和激活。

3）SC开始增殖、释放细胞质分裂原激活剂。

4）细胞质分裂原激活剂使细胞质分裂。

5）细胞外基质和轴浆膜释放有丝分裂原。

6）SC增殖后，出现有丝分裂原的浓度增加，致受体下调（受抑制）；SC和细胞外基质成分接触；神经元抗增殖活性的成分的自我分泌。

7）一旦SC包绕了一条含髓鞘成分的轴突，增殖就会停止，髓鞘化就会开始。

（3）由髓鞘相关分裂原介导的SC有丝分裂的分子学改变

1）髓鞘碎屑被浸润的巨噬细胞和已丧失髓鞘的SC吞噬。

2）巨噬细胞和SC经髓鞘、溶酶体降解后，释放了髓鞘碱性蛋白中的某种多肽。

3）降解的轴突释放轴膜囊泡，并结合SC细胞膜，激活该细胞的有丝分裂。

4）SC在两种有丝分裂影响下出现第一波增殖。

5）再生轴突在与神经再支配区SC接触时，出现第二波增殖。

6）然后SC出现以上"（2）"中的改变。

2. SC的促轴突再生作用　　SC最主要功能之一是在神经发育及再生中引导轴突生长，不仅提供机械性的引导作用，还为神经突起生长提供有吸引力的活性表面。神经再生过程中，SC与轴突的相互作用可以大致涉及三个方面：神经营养因子（NTF）、神经细胞黏附分子（N-CAM）、细胞外基质（ECM）。对中枢神经元的再生研究表明：一般环境下，神经元受损后再生是非常困难的，但如果将带有SC的周围神经植入脑、脊髓，神经元再生就会容易得多。这种周围神经促进中枢神经元再生的分子机制仍不清楚，可能是多因素共同作用的结果，如SC分泌的NTF和ECM，以及SC提供的细胞表面对神经元延伸的引导。

SC可以分泌多种NTF：神经生长因子（NGF）、脑源性神经营养因子（BDNF）、睫状神经营养因子（CNTF）等。已知NGF、神经营养因子3（NT3）、BDNF等可以促进周围神经再生。NGF的两类受体p75和TrkA，虽然在许多细胞上存在共表达，但其在周围神经系统中的分布是有区别的：p75主要位于SC，而TrkA则主要位于神经元；p75的主要作用是SC的迁移，而TrkA的主要功能对象是神经元，这与神经再生时神经元和SC的角色关系是相符合的。

除NTF的直接营养作用外，近来发现发育、再生神经元可以分泌神经调节蛋白，也是一类生长因子家族。Mahanthappa对胶质细胞生长因子2（GGF2）的研究表明：其直接作用是促进SC迁移和增殖，间接起到促进神经再生的作用。

SC的表面是非常重要的。SC具有显著的合成及释放细胞黏附分子（CAM）的能力，CAM位于细胞的表面，在发育和再生过程中与神经元的迁移、轴突成束化及轴突伸延的路线有关。近来将从细胞表面和细胞外发现的一些可以调节神经发育、突触活性、损伤后再生过程的一些因子统称为神经识别分子。这个快速发展壮大的家族主要包括免疫球蛋白超家族、Ⅲ型纤连蛋白和表皮生长因子三大家族。其他识别分子家族则包括整联蛋白（integrin）、蛋白聚糖（proteoglycan）、糖脂（glycolipid）和聚糖结合凝集素（glycan-binding lectin）等。细胞间的识别方式除了蛋白-蛋白形式的（如NGF和NGFR）交互作用以外，蛋白-碳水化合物和碳水化合物-碳水化合物形式的交互作用在再生过程中也有重要体现。

Smith和Stevenson的研究表明，神经元延伸时对与其接触的底物是非常具有选择性的，而且一旦与SC接触，神经纤维的延伸就会严格限制在宾格尔带（由SC基膜管形成）内。由于周围神经损伤后 SC 大量表达神经细胞黏附分子 L-1、N-CAM 及 N-CAM 的多唾液酸（polysialic acid，PSA）形式 N-CAM PBS，SC 表面的作用很可能与这两者有关。N-CAM、L-1 是属于免疫球蛋白基因超家族的跨膜糖蛋白，均通过嗜同种抗原机制介导非 Ca^{2+} 依赖性细胞黏附。Zhang 对 N-CAM、L-1 的研究表明：再生中的中枢神经元表面也表达大量的 N-CAM、L-1，它们主要位于神经元与 SC 接触的膜之间，表达 N-CAM、L-1 的 SC 表面是促使中枢神经元再生并通过神经移植体的关键物质。一方面，黏附分子可通过直接的黏附作用来引导神经元，另一方面还可通过第二信使的级联放大在细胞生理方面产生多种效应。例如 N-CAM、L-1 可以使位于生长锥膜的 α、β 微管蛋白的 $pp60^{c-src}$ 依赖性酪氨酸磷酸化向下调节，从而加强微管蛋白的聚合，稳定延伸过程中轴突内的细胞骨架，PBS 具有系统发生的高度保守性，集中表达于新生和正在分支的神经元。由于其体积庞大，带有密集的负电荷，与 N-CAM 结合后，利用其排斥作用，增强了细胞的迁移和分支。另外一类较少见的酸性聚糖是其碳水化合物结构可以被单克隆抗体 HNK-1 识别，这种抗体最早见于人类自然杀伤细胞（human natural killer cell，HNK 细胞）。在淋巴瘤患者中，大量分泌 HNK-1 抗体的主要靶目标是髓鞘相关糖蛋白（myelin associated glycoprotein，MAG），而后者是一种免疫超家族识别分子。事实上，HNK-1 这种碳水化合物还出现于其他神经识别分子上，如 N-CAM、L-1 和 P_0，以及一过性表达的轴突表面糖蛋白 TAG-1/axonin-1、蛋白聚糖及生腱蛋白（tenascin）家族分子。HNK-1 并不同时修饰这些分子，说明其合成具有发育的调节性。其中较引人注目的是 P_0，它是人类周围神经髓磷脂（myelin）中的主要糖蛋白，既可以是 HNK-1 的受体，又可以是载体，其单体形式是跨膜糖蛋白，具有蛋白-蛋白结合位点和碳水化合物-蛋白结合位点，其单体分子间的交互作用可以是同细胞膜上的，也可以是相邻、相对细胞膜上的。因此，基于这些作用形式的组合，不同细胞间可以重叠在一起或发生联系。一些研究表明，这种带有 HNK-1 的碳水化合物可能参与髓鞘化过程中 SC 的环状螺旋形成，而且在个体成年时用于稳定这些环状结构。对小鼠的研究结果表明，HNK-1 中 HNK-1d 的特殊意义在于它仅在与运动神经元发生联系的髓鞘形成 SC 上表达，在感觉神经元相关 SC 上则不表达。其他表达 HNK-1 的位点还有密质髓磷脂和基膜板。这三个位点都是运动神经元损伤后再生时要参照的路线位点。这种位点对于运动神经元的影响类似灯塔之于航海。具体携带 HNK-1 分子的是 MAG。运动神经元可能在再生过程中寻找属于它的 SC，因为运动性的 SC 会被再生的运动性轴突诱导出 HNK-1，而且这种 SC 的记忆性似乎是不依赖于轴突作用的，即使与运动性轴突接触，感觉性 SC 也不会表达 HNK-1。

以上研究结果有些是基于中枢神经元得出的，而周围神经与中枢神经有一些差别，这里要提的是：周围轴突较粗大，延伸时更多位于 SC 和基底膜之间，而 N-CAM、L-1 绝大多数位于相接触的轴突与 SC 之间，在过渡性的细胞上已少有 N-CAM、L-1，而在非轴突接触性 SC 上是没有 N-CAM、L-1 表达的，因此周围轴突延伸于基底膜表面时，还受 SC 分泌的另一类物质——细胞外基质的影响。1997 年，有学者的研究显示，F11（一种神经识别分子）可以与 tenascin-C 作用。此外，它还可以与 L1/Ng-CAM、Nr-CAM 发生作用，它的表达也不限于神经元，SC 上也有表达。由此可看出，神经元、SC 和 ECM 之间的复杂关系。

Johnson 等认为，NGF 受体起着一种细胞表面粘连分子的作用，伤后 SC 膜上表达的 NGF 受体属低亲和性（Ⅱ型），而轴突膜上 NGF 受体属高亲和性（Ⅰ型）。Ⅰ型受体介导对 NGF 的营养反应，

Ⅱ型受体可能跟神经元突起和支持细胞之间相互趋化、营养作用有关。SC分泌的NGF或其他靶细胞源性NGF先结合在SC表面的Ⅱ型受体。当近端神经再生轴突生长锥接触到SC表面时，NGF介于生长锥与SC上的Ⅰ、Ⅱ型受体之间，随即脱离SC上低亲和性受体，与轴突膜上高亲和性受体结合，进而被吞饮进入轴突内，经逆向轴浆运输至神经元胞体，调节神经元代谢，维持损伤神经元的成活、修复、再生；而轴突生长锥上Ⅰ型受体与局部SC上Ⅱ型受体参与"NGF的结合、脱落、再结合、再脱落……"的过程，加上生长锥与局部基底膜、SC表面其他粘连分子的互相作用，共同引导着生长锥向前生长（图1-5-3）。

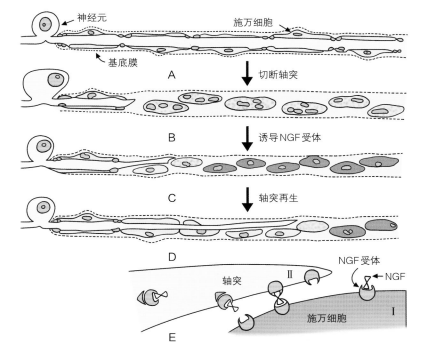

图1-5-3 轴突断裂后SC合成NGF、表达NGF受体示意图

A. 正常的神经元胞体及轴突 B. 轴突断裂后，远断端发生沃勒变性，SC增殖，神经元胞体肿胀，核移位至周边部 C. 远断端SC表达NGF受体、合成NGF并结合在SC表面（用SC表面变黑表示） D. 轴突生长与SC接触后，可逐渐抑制SC的NGF合成和NGF受体表达，形成由近至远渐升的NGF浓度梯度 E. 显示SC与再生轴突生长锥之间"NGF结合、脱落、再结合……"的细胞间转移过程

3. SC对再生神经的趋化性和营养作用　SC体外培养时发现，在生长着的感觉神经细胞的一侧加入SC后，就出现轴突集中向SC处生长的现象。周围神经再生趋化性的实验研究表明：神经近断端只趋向神经组织生长而不向肌腱或其他组织位置生长，提出神经组织可对神经近断端产生特异性刺激作用而诱导近断端生长，且这种趋化作用受到距离的影响。在大鼠实验中，两个神经断端相距5～10mm时，这种趋化作用表现就很明显；超过10mm时，近断端生长受影响；在相距20mm的神经间隙中，如果能加入取自远断端的一小块神经，近断端的轴突就能成功地向远断端生长。这也提示来自SC的趋化作用，同时这种趋化作用存在一个扩散梯度，这种趋化物质存在于SC膜上，会由于细胞膜的更新而不断脱落到细胞外间隙中，从而产生一个能吸引轴突的扩散梯度，并且这种吸引能力有明显的特异性，能吸引近断端相应的感觉神经轴突或运动神经轴突向远断端生长。

周围神经再生时，NTF主要来源是SC。用SC的条件培养液或SC膜的提取物加至交感神经、感觉神经、脊髓运动神经元等培养基中，均能维持神经元的成活、促进轴索生长。SC膜本身就持续存在NGF，断伤后SC也会表达NGF受体，NGF的mRNA增高达15倍。内源性NGF还被观察到由SC转运至再生轴突的过程。SC所提供的这些营养物质通过轴膜的胞饮作用进入轴突内，又通过轴浆的逆向运输转运到神经细胞，进而发挥其营养作用。另外，用抗NGF抗体不能完全阻断SC的上述作用，说明SC既产生NGF，又产生其他NTF。应用生化技术发现SC可分泌20多种蛋白质，分子量从15kDa至250kDa不等，其中包含NTF，如BDNF、CNTF、NT₃、层粘连蛋白和纤连蛋白等。周围神经断伤后2天，SC合成的两种蛋白——51kDa、54kDa明显增高，而髓鞘蛋白合成减少；断伤后2周，酸性37kDa蛋白合成分泌增加达100倍，并积聚在神经断端间和细胞外基质，而在第4~6周逐渐减少，这与再生轴索生长、成熟是同步的。用蛋白抑制剂、X线等抑制伤后远断端神经SC的蛋白合成，同时抑制轴突生长。这种酸性37kDa蛋白被认为是一种诱导轴索生长与定向的趋化性营养物质。在SC的培养液中还能获得NPF、LN和FN等。体外培养所获得的NPF能促进神经的生长，并影响其形态的形成，LN、FN能为神经的生长和细胞及轴突的移行提供必需的底物，层粘连蛋白还能促进生长的神经与SC相互作用，而NGF能影响神经细胞许多生物合成活动，其结果是更多地制造结构和酶的蛋白和脂类，合成的产物被运送到远断端作为生长轴突的原料。

4. SC与基底膜生成 所有施万细胞均由一层基底膜包裹，这层基底膜形成一个跨越郎飞结的连续管状覆盖。其主要成分包括LN、FN、HSPG、Ⅳ型胶原、Ⅴ型胶原、内皮粘连蛋白、乙酰胆碱酯酶等。SC与神经元联合培养时，SC可分泌LN、HSPG、Ⅳ型胶原、Ⅴ型胶原、内皮粘连蛋白等基底膜成分，并装配形成基底膜。轴索可沿SC表面和SC分泌的基底膜成分生长。再生轴突上存在LN膜蛋白受体，与LN长臂特异性结合，长臂发挥杠杆作用，将生长锥顶端的丝状假足不断抽出并使其延长，新的生长锥将会形成，如此不断地使轴突变长。LN位于SC基底膜管的内表面，而再生轴索沿着基底膜管的全长贴附在基底膜的内表面生长。基底膜还具有促进SC分裂、增殖的作用。在体外SC培养中加入外源性基底膜活性物质，可刺激SC分裂、增殖，SC在基底膜存在的情况下形成髓鞘并逐渐成熟。由此可见，两者的关系相辅相成。

5. SC与髓鞘形成 周围神经纤维表面的髓鞘来源于SC的表面膜，其形成过程甚为复杂，是在轴突周转的大分子成分自我组配的一个动态过程。体外培养SC能合成髓鞘的特殊分子，一个SC要和一个轴突发生联系，必须先进行一轮或一轮以上的有丝分裂。

在已完全髓鞘化的周围神经被切断后，其远断端的轴突将变性，作为轴突丢失的反映，已分化的SC又重新分化，表现为已溃变的髓鞘被巨噬细胞及SC本身吞噬，并丧失髓鞘特异性基因的高水平表达，代之以标志前髓鞘形成基因（如电压敏感钠通道、N-CAM、NGF受体等的基因）的表达，直到其再一次接触再生轴突为止。一旦与轴突接触，SC正常分化就会重新启动，表现为NGF受体及*N-CAM*基因表达的消失，同时主要和次要髓鞘蛋白基因的表达重新激活。

诱导髓鞘化的轴突表面信号尚待鉴定，但正常髓鞘化轴突与非髓鞘化轴突表面的诱导能力是有明显差异的。非髓鞘化的施万细胞并不表达髓鞘特异性基因。交互缝合实验表明，将切断的有髓神经纤维和无髓神经纤维在轴突再生前进行交换，则原有髓神经纤维的轴突可诱导原无髓神经纤维的SC形成髓鞘，反之亦然。现已明确，周围神经系统中轴突的这种诱导能力与其直径有关，细的轴突（直径小于1μm）几乎从不发生髓鞘化，而粗的轴突一定是髓鞘化的，且髓鞘板层的数目也与轴突的直径成正比。这一现象的可能解释是：SC能否形成髓鞘取决于轴突，髓鞘化SC的分化需某些诱导因子达到一个最低的阈浓度，而这些诱导因子在单位面积膜表面的浓度是固定的，粗轴突表面相对表达较多的髓鞘化诱导因子，故能达到阈浓度。将近断端无髓神经纤维与远断端有髓神经纤维进行缝合，用 ³H 胸腺嘧啶脱氧核苷标记增殖的 SC 时，发现轴突决定髓鞘形成中的作用还表现在标记的细胞并不是从近断端移行到远断端的，进入远断端的再生轴突的新髓鞘是由原来就位于该处的细胞形成的，将周围神经移植到中枢神经所在处，其中的 SC 也能形成具有周围神经特点的髓鞘。

在轴突对 SC 表型的调节中，细胞内 cAMP 水平的升高起重要的作用，轴突在这方面的效应均可被能促使 cAMP 水平升高的外界条件重现。环核苷酸不仅是 SC 分裂的有效触发剂，还是主要髓鞘蛋白基因表达的部分诱导剂。cAMP 的促有丝分裂活性可能源于其可促进 SC 对多肽生长因子（如 PDGF 及 FGF）的反应。在细胞培养中，引起 cAMP 浓度升高的物质与这些生长因子有协同作用，cAMP 可明显增加 SC 中 PDGF 和 FGF 受体基因的表达。cAMP 也可部分诱导 P_0 和 MBP 基因的表达。cAMP 的效应可能作用于基因转录水平。

6. SC 在神经肌肉接头处引导轴突芽生而使神经再支配的作用　在发育阶段，SC 最终由一种普通前体细胞发育成在抗原性、形态学和功能上不同的两类，即髓鞘形成细胞和非髓鞘形成细胞。这种分化是可逆的，在神经离断后，这两类细胞都可回复到发育早期的活跃细胞阶段。近年来的研究表明，这种活跃细胞在对再生轴突的营养支持中起重要作用。这种非髓鞘形成 SC 细胞也叫终末细胞或终末 SC，也覆盖神经-肌肉接头处。有以下证据支持其参与了神经-肌肉突触的修复：①终末 SC 对神经传导敏感。有研究表明，在运动神经受到刺激后，终末细胞内 Ca^{2+} 上升，一部分来自细胞外，通过跨膜性配体及电压门控通道进入，一部分是 ACh 和 ATP 分别与毒蕈碱型受体和嘌呤核苷受体结合后的内部储存与释放；而且 SC 也会对基因表达进行调节，如果使用突触前阻滞剂，胶质细胞原纤维酸性蛋白（glial fibrillary acidic protein）就会迅速上调；青蛙的神经离断后，SC 迁移至失神经支配的突触位点，明显是接受了失神经支配的肌肉的信号，开始合成并分泌 ACh。②终末 SC 长入失神经支配肌肉的突起可以引导神经生长。Reyhold 和 Woolf 发现在肌肉神经切断后，很快就有终末 SC 伸出突起长入肌肉，长度达几百毫米。Cajal 及其后的 Gutmann 所作的神经解剖（银染）显示再生的轴突往往要长出原终板的位置，他们称之为逃逸（escape），目前看来是延伸的 SC 突起对轴突的影响。这种在失神经支配肌肉中延伸的突起的意义在于给轴突的延伸提供了一种完美的基质，而且这些突起会与邻近终板的 SC 突起形成网络，使许多终板可以相互联系。因此，这可以解释肌纤维在恢复神经支配后往往有多神经支配的现象，而且一些不完全失神经支配的肌纤维可以由邻近终板的 SC 突起"搭桥"而将芽生轴突引入，从而获得神经再支配。

（四）基底膜的作用

在有髓神经纤维或无髓神经纤维周围常常包绕着一层细胞外基质膜，这层膜只有在电镜下才能被观察到，它是细胞外基质沉积形成的紧密的有序排列的膜状结构，称基底膜。由于它包绕在构成髓鞘的施万细胞外面，因此又把它称为施万细胞基底膜。基底膜在周围神经再生中起着重要的作用。当神经损伤时，轴突和髓鞘崩解溃变，其碎片被巨噬细胞吞噬，但其基底膜结构仍保持完整，这有助于引导再生的轴突生长，为轴突再生提供一个"脚手架"。此外，基底膜的组成成分对维持神经元成活、促进轴突成熟均能产生积极的影响。

1. 基底膜及其成分在神经再生中对轴突生长的作用　基底膜在胚胎发育过程中能引导神经纤维的生长，当人为阻断基底膜路径时，神经纤维生长方向会发生紊乱。体外培养时以基底膜作为底物，能很好地促进各种神经细胞的生长。Davis 将鸡胚的运动神经元、感觉神经元和交感神经元黏附于羊膜的基底膜面和基质面，结果发现只在基底膜面的神经元有轴突生长。体内动物模型实验证实，周围神经基底膜、骨骼肌基底膜管和羊膜基底膜等均能引导周围神经再生。有人尝试用羊膜做成的基底膜管移植到大鼠隔-海马束上，8 周后神经纤维通过移植体进入海马。这说明基底膜同样能促进中枢神经的再生。基底膜对神经生长的促进作用很可能与其组成成分有关。Carbonetto 和 Tomaselli 体外培养研究证明，基底膜中的层粘连蛋白、纤连蛋白和IV型胶原等成分，均对培养中的神经元轴突有促进和营养作用。进一步的体内研究也证实了层粘连蛋白、纤连蛋白和IV型胶原在神经再生中能促进轴突的生长。Nakao 将大鼠坐骨神经切断，用加有层粘连蛋白的套接管套接，结果显示加有层粘连蛋白的实验组再生轴突均通过套接管全长（12mm）长入远端，而对照组无一通过套接管全长。Wang 等将用抗层粘连蛋白、纤连蛋白和IV型胶原抗体处理的神经段（10mm）桥接大鼠坐骨神经，结果显示抗层粘连蛋白组、抗纤连蛋白组和抗IV型胶原组的再生神经，不论数量和成熟状况都差于对照组，从而进一步证明了层粘连蛋白、纤连蛋白、IV型胶原这三种物质是神经再生不可缺少的物质。体外培养表明，基底膜成分中的层粘连蛋白对再生神经的促进作用最强，纤连蛋白次之，各型胶原则只有中等程度的促进作用。层粘连蛋白在施万细胞基底膜上的分布有一定的极性，总是分布在基底膜管的内侧，这解释了再生轴突为什么总是在基底膜管内生长。

2. **基底膜及其成分在神经再生中对施万细胞的作用** 基底膜及其成分对施万细胞的分裂增殖、迁移、成熟和功能表达具有重要作用。在体外施万细胞培养基中加入基底膜活性物质，可刺激施万细胞分裂繁殖；体内于再生室内加入层粘连蛋白及含层粘连蛋白的混合物，能增加施万细胞的含量。基底膜促进施万细胞分裂增殖的作用，可能是通过其活性成分的直接作用或通过再生轴突的继发作用来实现的。Nadim 用冻干神经移植体（无细胞）桥接大鼠神经缺损，观察到大多数远断端施万细胞沿着先前的基底膜分布排列，提示施万细胞沿基底膜向近断端迁移。他认为基底膜能促进施万细胞的迁移，这种促进作用可能与促轴突生长的作用相似。Anderson 的研究显示，施万细胞在冻干神经移植体中迁移的距离可达 8.5mm，并指出施万细胞可以不伴随轴突而迁移到远处。基底膜能促进施万细胞迁移，可能是由于其本身的机械引导作用和基底膜上活性成分的化学诱导作用。

基底膜的形成与施万细胞成熟和功能表达密切关系，Bunge 认为基底膜的出现是施万细胞完全表达功能并成熟的前提。Eldridge 等的实验支持了这一观点，在缺乏维生素 C（作为胶原合成羟化酶辅助因子）的培养基中，虽然神经元和施万细胞共同培养，但施万细胞不沿轴突排列，不形成基底膜，也不包绕轴突形成髓鞘。加维生素 C 后，施万细胞功能恢复正常，形成基底膜和髓鞘；加入外源性基底膜和纯化的层粘连蛋白也能起到同样的效果，但加入外源性胶原基质则无此作用。因此，基底膜及其成分中的层粘连蛋白可能对施万细胞的成熟起重要作用。

基底膜可能还有另外一个重要作用，那就是在组织的更新和再生时控制细胞的更替。施万细胞在再生轴突到达前，能保持较长一段时间的不活动或静息状态（形成宾格尔带），直到轴突到达时，它才能受到轴突的激发而分裂成熟，并形成髓鞘；而中枢神经系统的胶质细胞在再生轴突到达之前就很快地分化成熟，失去支持神经生长的能力。中枢神经和周围神经的胶质细胞在神经再生时的行为差异是否同中枢神经缺乏基底膜有关？基底膜是否控制了周围神经中的胶质细胞（指施万细胞），使它们较长时间保持在不成熟状态？这是值得探讨的问题。

3. **基底膜及其成分对神经元的作用机制** 基底膜及其成分对神经发生发育和神经再生的影

响，可能是通过细胞表面的受体来实现的。近年来的研究表明，其作用与这些细胞上存在其受体密切相关。在神经元和胶质细胞的细胞膜上存在多种基底膜分子的受体，这些能与多种基底膜分子结合的受体属于整联蛋白类受体家族。整联蛋白类受体是由非共价键形式连接的两个异源性二聚糖蛋白，可以在多种神经和非神经细胞上表达，这些受体可以与层粘连蛋白、纤连蛋白、各型胶原等多种基底膜分子结合。整联蛋白由 α 和 β 两个亚单位组成，β 亚单位有6种亚型，α 亚单位则有12种亚型，各种 β 亚型和 α 亚型间的不同组合，就形成了各种各样的受体。其中 β_1 型整联蛋白类受体与介导神经元的贴附和突起的生长有关，这些受体能与层粘连蛋白、纤连蛋白、各型胶原结合。β_1 亚单位分子量为115kDa。α_1、α_2、α_3 亚单位的分子量分别为200kDa、150kDa、150kDa。$\alpha_1\beta_1$ 受体和 $\alpha_2\beta_1$ 受体均能与层粘连蛋白、各型胶原结合，$\alpha_3\beta_1$ 受体能与层粘连蛋白、纤连蛋白和各型胶原结合。整联蛋白类受体在早期神经元的成活、迁移、轴突的生长、突触的形成和胶质细胞的分化中发挥了重要的介导作用。神经受损后，这些受体的表达也为基底膜分子作用的发挥提供中介。

（五）巨噬细胞的作用

以往的观点认为，巨噬细胞在周围神经损伤和再生中的作用仅局限在参与沃勒变性、吞噬和清除溃变的轴突和髓鞘碎片，而在周围神经再生过程中其他方面参与甚少。近年来，随着细胞生物学和分子生物学技术的应用和发展，人们对巨噬细胞的作用有了新的认识。大量实验显示，巨噬细胞在周围神经损伤后不仅能活跃地吞噬神经溃变产物，为神经再生"扫清道路"，而且通过其细胞活动和分泌各种细胞因子直接或间接地参与周围神经再生的过程。巨噬细胞这一在炎症反应、免疫反应和组织修复中起重要作用的吞噬细胞，在周围神经损伤和再生中的作用已受到人们的重视。

1. 巨噬细胞在中枢神经和周围神经受损后的不同反应及其与神经再生的关系　周围神经受损后，大量巨噬细胞聚集在受损部位及其远断端，而中枢神经受损后没有类似的反应。这一现象引起了学者们的注意，并对此进行了一系列的研究，以弄清中枢神经和周围神经再生能力的不同是否与巨噬细胞的存在有关。Perry 等比较了周围神经受损后和中枢神经（选取的是视神经）受损后巨噬细胞的反应，发现周围神经受损后巨噬细胞大量侵入，迅速吞噬和清除轴突及髓鞘碎片，构成了参与沃勒变性的重要组成成分；而视神经损伤后，巨噬细胞侵入很少，溃变神经的清除也很缓慢，两者呈现的结果是中枢神经再生远远差于周围神经。另一个研究小组利用金鱼视神经容易再生这一与哺乳类动物视神经不同的特点，观察了金鱼视神经的细胞构成和受损后的细胞反应，他们发现金鱼视神经有巨噬细胞存在，这是哺乳类动物的视神经所没有的。金鱼视神经受损后巨噬细胞的数量迅速增加，吞噬活跃。巨噬细胞的存在和快速清除作用，可能就是引起金鱼视神经再生的因素之一。由此可以推断，周围神经和中枢神经在溃变和再生过程中所呈现的差异，很有可能是由巨噬细胞的反应不同造成的。

2. 巨噬细胞的来源及其趋化物质　周围神经损伤后，神经损伤段及其远断端发生沃勒变性，大量巨噬细胞出现在溃变的神经干内发挥吞噬、清除功能。这些巨噬细胞来自何处？这是多年来很多学者争论的问题。随着研究手段的不断提高和研究内容的不断深入，这一问题的答案已逐渐明朗，多数学者已趋向巨噬细胞血源学说。在正常周围神经内，巨噬细胞数量约占细胞总数的1%，这些细胞一旦离开血液便不再分裂增殖，所以周围神经损伤后，在短时间内（2～4天）出现的大量巨噬细胞不可能由原神经内的巨噬细胞增殖而来。施万细胞在神经损伤早期巨噬细胞还未聚集时确有吞噬少量神经溃变产物的作用，但施万细胞不能转化为巨噬细胞，大量神经溃变产物的清除仍依靠巨噬细胞。神经损伤后，神经干内的血管变化也支持了巨噬细胞血源性的观点。Podhajsky等研究大鼠坐骨神经损伤后神经内膜血管的反应时发现有两个反应期：早期反应发生在伤后1周内，主要是血管扩张、管径增粗；后期反应发生在伤后6周，主要是血管数量和密度增加。早期的血管反应与巨噬细胞的聚集和吞噬清除溃变产物有关；后期的血管反应与细胞增殖、轴突生长和髓鞘化有关。上述研究从几个方面证实了神经损伤后大量巨噬细胞主要来源于血液循环。因此，周围神经损伤后轴突和髓鞘碎片主要由血源性单核-吞噬细胞吞噬清除。

周围神经损伤后，是什么物质和信号吸引血液循环中的单核-吞噬细胞聚集侵入？有人曾推测巨噬细胞的聚集信号可能是细胞死亡，因为坐骨神经高位切断后，背根神经节内约有30%的神经元会死亡，观察巨噬细胞的聚集部位时发现，除神经断端巨噬细胞增长数十倍外，相应背根神经节内神经元胞体周围巨噬细胞也有4～5倍的增长。但Aldskogius等观察发现，在神经元死亡发生以前巨噬细胞已开始聚集，而且许多被巨噬细胞包围的神经元形似正常。因此，巨噬细胞聚集信号是死亡神经元的观点尚缺乏有力的证据。Beuche等的实验发现，巨噬细胞趋化的始动信号存在的时间似乎是短暂的，他将神经段放入0.22μm的微孔管腔中退变以阻止巨噬细胞进入管腔，然后放入动物体内，4周后再将神经段转入孔径为5μm的微孔管腔中以容许巨噬细胞进出，此时发现巨噬细胞聚集的数量大大减少，其吞噬功能也明显减弱。这种趋化信号可能来自神经退变早期。另一项实验显示，轴突在损伤后有一个从成活到死亡的质变过程，质变时间正好介于伤后2～3天，这同巨噬细胞开始聚集的时间相吻合。因此巨噬细胞聚集信号很可能来自溃变的轴突。Perrt等的实验进一步证实了这一观点。他将不产生正常沃勒变性的C57BL/OLa种鼠的神经切断，发现由于轴突退变缓慢，巨噬细胞的聚集延迟。此时若从既能组织相容、又能快速神经退变的鼠种中取一段神经植入C57BL/OLa鼠种体内，则轴突迅速退变，伴随而来的是巨噬细胞的大量入侵。溃变轴突的这种趋化作用是显而易见的。George等比较周围神经和中枢神经损伤后对巨噬细胞的趋化作用后，证实周围神经溃变产物是吸引巨噬细胞聚集的重要物质。他通过切断大鼠L_4～L_6脊神经后根，观察了相应脊神经后根和脊髓后角（柱）沃勒变性与巨噬细胞的侵入情况，发现脊神经后根切断后72小时已完全溃变，巨噬细胞（来自血液循环）的数量也在后根切断后2～4天迅速增加；而脊髓后角沃勒变性明显迟于脊神经后根，巨噬细胞直到18～21天才出现。进一步观察轴突生长情况，脊神经后根内的轴突再生很旺盛，当这些神经突起的轴芽伸长到脊髓后角时却被阻止而不能进入脊髓，在后根进入区形成周围神经和中枢神经两种不同损伤反应的明显分界带。很显然，巨噬细胞聚集的信号最有可能是溃变的周围神经，而中枢神经的环境不利于巨噬细胞的侵入和聚集。

3. 巨噬细胞分泌的各种因子　目前已研究清楚，巨噬细胞分泌的细胞因子达100多种，其分子量在0.32～440kDa不等。如白细胞介素-1（IL-1）、肿瘤坏死因子（TNF）、转化生长因子（TGF）、干扰素（IFN）、表皮生长因子（EGF）、碱性成纤维细胞生长因子（bFGF）、酸性成纤维细胞生长因子（aFGF）、前列腺素E_2（prostaglandin E_2，PGE_2）、白细胞介素-1受体拮抗剂（IL-1Ra）等，其中对神经元成活和突起生长有直接作用的营养因子有bFGF、FN、PDGF等。这些细胞因子中有些可以呈现多种生物学活性，有些生物学活性则由多种细胞因子共同完成。有些细胞因子直接对神经生长起作用，有些则通过调控其他非神经细胞的分泌活动间接作用于神经细胞。正是这些细胞因子的丰富及其生物活性的多样性，使巨噬细胞参与了体内各种生物学活动，尤其是参与体内包括神经损伤在内的所有炎症反应过程。神经损伤后的退变反应是一种特殊类型的炎症反应，因此巨噬细胞在神经损伤后的一系列反应过程中，既有一般炎症反应的共性，又有神经损伤反应的特性。了解巨噬细胞在炎症反应中的细胞活动过程及其细胞因子的作用，有助于搞清巨噬细胞在神经再生过程中的作用机制和规律。

4. 巨噬细胞对施万细胞的影响　周围神经损伤后，施万细胞大量分裂、增殖并形成引导神经再生的施万细胞索（宾格尔带），分泌各种神经营养因子，诱导神经再生。施万细胞的分裂、增殖是什么物质引发的呢？ Beuche 和 Clemence 等的研究证实，导致施万细胞分裂增殖的是巨噬细胞；而 Baichwal 等的研究显示，刺激施万细胞分裂增殖的很有可能是巨噬细胞分泌的 β-TGF，因为 β-TGF 是促进施万细胞分裂的物质。巨噬细胞还通过分泌 IL-1 诱导施万细胞分泌神经生长因子（NGF）、胰岛素样生长因子（IGF）等各种促进神经生长的营养因子。因此，巨噬细胞在神经再生过程中起着重要的中介联络作用，施万细胞促进神经再生功能的正常发挥，与巨噬细胞的刺激和诱导密切相关。

5. 巨噬细胞对神经再生作用的有关研究　国内外学者在巨噬细胞对神经再生的作用方面做了不少研究。其研究方法主要有巨噬细胞移植对神经再生的影响、巨噬细胞条件培养基对神经元生长的影响和巨噬细胞条件培养基中有效成分的分析等几个方面。Hikawa 等用来自神经束膜的巨噬细胞条件培养基研究经纯化的小鼠背根神经节，结果显示：其神经元成活率和神经突起长度是对照组的1倍多。Lazarov 等将激活的巨噬细胞植入大鼠视神经损伤处，发现视神经可以克服中枢神经不利再生的微环境而再生，说明激活的巨噬细胞可以为中枢神经再生提供良好的再生微环境。李琨和郭婉华等用10%蛋白胨溶液注入小鼠腹腔，然后吸取巨噬细胞制备条件培养基，分别观察了巨噬细胞条件培养基对大脑皮质和小脑皮质神经元的影响，发现巨噬细胞条件培养基对这两种神经元的成活和突起生长均有促进作用，并且发现巨噬细胞条件培养基中分子量大于10kDa的组分比小于10kDa的组分作用强。进一步的研究证明，巨噬细胞条件培养基中具有支持神经元生存和突起生长的成分，是一种分子量为97.9kDa的蛋白质。虽然上述研究证实巨噬细胞在神经再生中发挥积极的作用，但有关其作用途径和机制还有待深入的研究。综上所述，神经再生过程中巨噬细胞起了多方面的作用，它通过各种途径直接或间接地影响神经再生，同时它对其他非神经细胞（如施万细胞等）的功能发挥也产生重要影响。因此，神经再生是多种细胞、多种相关因子共同参与、相互协调的结果，是遵循着一定的程序，通过精细复杂的调控方式完成的。阐明神经再生过程中各种细胞间的作用规律和调控机制，对揭开神经再生之谜有重要意义。

（六）细胞内第二信使系统与神经再生

周围神经损伤后的再生是怎样发生的、其分子机制是什么、对再生过程的调控如何实现，这些一直是神经再生研究领域中的热点与前沿课题。近十余年来，探讨影响周围神经再生的各种因素、揭示神经再生的机制，已取得了巨大成就。概括起来，可分为两个方面：一方面是创造适宜的再生环境，如充足的血供、无张力缝合、高压氧、电流刺激、LN 和 FN 基膜管的建立等；另一方面立足于提高轴突自身的生长能力，如神经营养因子家族及其受体的发现，多肽类生长因子、激素类药物、神经节苷脂、模拟轴突成分灌流液的局部使用等。近年来的大量实验还表明，能提高轴突生长能力的各种物质（如信息分子）与神经细胞膜受体结合后，可通过激活细胞膜上的鸟嘌呤核苷酸调节蛋白（G蛋白）来调节神经细胞的生长。

分子生物学研究显示，在G蛋白与细胞出现生长效应之间充当联系的是细胞内生物信息传递系统，其中第二信使系统占有极其重要的地位。该领域的研究在国外飞速发展，并已取得了重大突破。从发现环磷酸腺苷（cAMP）到提出蛋白质可逆性磷酸化的作用机制，以及对该系统起关键作用的G蛋白的分离与鉴定，这三大项目相继获得了诺贝尔生理学或医学奖。Ca²⁺广泛作用的分子基础——钙调蛋白（CaM）的发现者也因此获得国际最高医学奖。这些成就无疑把医学及生理学推进到一个新的水平。从近年的研究情况来看，周围神经损伤后出现的再生现象，很可能是神经组织细胞对外界信号产生特定应答的一系列复杂的信号转导与调控过程。那么，具有高度分化特性的神经细胞如何将细胞外信号传递到细胞内、信号在细胞内怎样逐级转导直至产生再生效应、其核心环节在哪里，这些都是十分具有挑战性的问题。虽然此方面的研究在国内外均刚刚起步，文献也十分稀少，但是有理由相信，随着科技水平的提高和实验手段的创新与完善，对神经再生调控方面的研究必将从细胞外深入细胞内，并最终从根本上揭示神经再生的本质。在此，我们主要介绍神经元内第二信使系统已知的部分通路，并尽可能阐述它们与细胞生长、增殖的关系，以期对读者研究神经再生有所启发和帮助。

1. 环磷酸腺苷通路　1957年，Sutherland及其同事们首先发现了存在于激素作用过程中的热稳定、可透析因子3′, 5′-环磷酸腺苷，并提出了著名的cAMP第二信使学说。Krebs发现了cAMP依赖性蛋白激酶（cAMP-dependent protein kinase）相当于蛋白激酶A（protein kinase A，PKA）在信号转导中的重要作用。他们的杰出工作奠定了揭示cAMP信使通路生化机制的基础。cAMP通路是水溶性第二信使的细胞内信号通路，存在于所有细胞中，但在神经元中的作用更重要。在这条通路中，cAMP和PKA是两个关键环节（图1-5-4）。

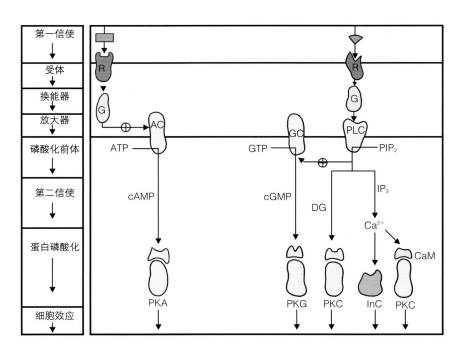

图1-5-4 细胞内第二信使通路示意图

R代表受体，G代表G蛋白，AC代表腺苷酸环化酶，GC代表鸟苷酸环化酶，PLC代表磷脂酶C，DG代表甘油二酯，PIP₂代表二磷酸磷脂酰肌醇，IP₃代表三磷酸肌醇，PKA代表蛋白激酶A，CaM代表钙调蛋白，PKG代表蛋白激酶G，PKC代表蛋白激酶C，InC代表离子通道

（1）cAMP的生成及浓度调节：cAMP是细胞内ATP经简单水解反应生成的，它在细胞内的浓度受其合成酶腺苷酸环化酶（adenylate cyclase，AC）及降解酶磷酸二酯酶（phosphodiesterase，PDE）两者的调节。

AC位于细胞膜上，是由五个部分组成的一个酶系统。这五个部分分别由不同的基因编码，它们是：①兴奋性激素受体（Rs）基因；②兴奋性G蛋白（Gs）基因；③催化亚单位（C）基因；④抑制性激素受体（Ri）基因；⑤抑制性G蛋白（Gi）基因。其中受体和催化亚单位是跨膜结构，G蛋白紧贴于细胞膜内表面。一般情况下，Rs（如其中的β受体）总是与Gs相耦联，Ri（如其中的α受体）总是与Gi相耦联。因此，配体与受体结合、激活Gs的同时，可耦联激活AC，从而使cAMP水平增高。近些年还发现一种新的AC激动剂——福司可林（forskolin），可以不通过G蛋白直接激活AC催化亚基，并有促神经轴突生长的作用。

PDE是胞液蛋白，它使cAMP水解为5'-AMP，酶的活性受Ca^{2+}的调节。由此可以看出，cAMP与Ca^{2+}这两个第二信使可在多处相互作用，关系极为密切。

（2）cAMP激活PKA（蛋白激酶的一种）：cAMP调节的效应物是PKA。几乎cAMP的所有作用都是通过活化PKA、使PKA底物蛋白磷酸化而实现的。因此，PKA是多种激素及递质作用的"最后公路"。蛋白激酶的作用是把ATP上的γ-磷酸转移到底物蛋白质分子上的特异性丝氨酸、苏氨酸或氨基酸残基上。磷酸根与蛋白质结合后，大量负电荷可改变蛋白多肽链的折叠，从而改变蛋白质的功能，使细胞的受体离子通道、酶及结构蛋白等的功能得到调节。蛋白分子上磷酸基团的转换率取决于蛋白激酶和磷酸二酯酶两者活性平衡的结果。

PKA是由2个异二聚体构成的四聚体，每个异二聚体包括1个调节亚单位和1个催化亚单位。在缺乏激活物时，催化亚单位的活性被调节亚单位抑制；cAMP与调节亚单位结合后，改变调节亚单位的构象，使催化亚单位以活性形式释放出来，PKA即被激活。PKA的催化亚单位仅有一个功能形式，但调节亚单位有RⅠ和RⅡ两种。其中RⅡ又分为RⅡ-H和RⅡ-B，两者虽由不同的基因编码，但其氨基酸顺序相似。RⅡ-B主要表达于神经组织，RⅡ-H则存在于心脏及其他非神经组织。RⅠ、RⅡ与cAMP亲和力的差别很小，与催化亚单位的亲和力也基本相同，但它们之间有一个重大差别，即RⅡ可被自身的催化亚单位磷酸化，RⅠ却不能。由于自身磷酸化可减慢RⅡ与催化亚单位重新结合的速率，对蛋白激酶功能变化的时间先后起到调节作用。调节亚单位还具有与亚细胞结构结合的独特位点，这决定了蛋白激酶的细胞内定位。例如，RⅡ能与微管相关蛋白-2（MAP-2）紧密结合，所以，神经元内的PKA约有1/3经MAP-2连于微管上，使其在树突中的浓度特别高。

2. 环磷酸鸟苷通路　环磷酸鸟苷（cGMP）在分布上较cAMP局限，常在可兴奋组织中起到某种特异性的调节作用。研究已证实，cGMP是脊椎动物视网膜实现光换能的物质和小脑浦肯野细胞（Purkinje cell）内重要的第二信使，在调节平滑肌的张力中也起重要作用。还有迹象表明，cGMP与细胞的生长和分化有关。

（1）cGMP的合成酶：cGMP与cAMP的化学结构虽然很接近，但它们各自合成酶的结构及酶活性的调节完全不同。鸟苷酸环化酶（guanylate cyclase，GC）是cGMP的合成酶，它有两种形式：一种是存在于细胞质中的可溶性酶，另一种则结合在质膜上。两者的调节也各不相同。

一氧化氮（NO）可以激活细胞内可溶性GC。例如在小脑颗粒细胞内有高浓度的NO合成酶，浦肯野细胞内有可溶性GC。颗粒细胞在受到谷氨酸刺激后，细胞质内游离Ca^{2+}浓度迅速增高，激活NO合成酶，使NO生成。NO是气体分子，可弥散进入邻近的浦肯野细胞，活化细胞内可溶性GC，使cGMP生成增加（图1-5-5）。NO的半衰期很短，常常迅速与O_2、血红蛋白、超氧阴离子（O_2^-）反应，生成NO^2或NO^3而除去。NO是神经元内一个重要的第二信使，由于它可以从突触后逆行弥散到突触前，所以又被称为逆行第二信使。

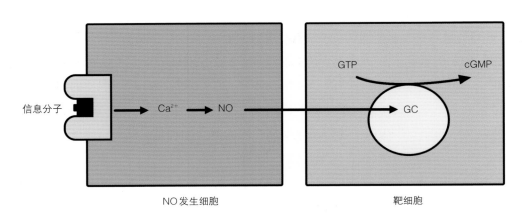

信息分子 Ca^{2+} → NO   GTP → cGMP   GC

NO发生细胞   靶细胞

图1-5-5 一氧化氮对可溶性鸟苷酸环化酶的调节示意图

NO代表一氧化氮，GC代表鸟苷酸环化酶，GTP代表鸟苷三磷酸，cGMP代表环磷酸鸟苷

受体或离子通道的激活会导致细胞内Ca^{2+}升高，激活NO合成酶；而产生的NO弥散到邻近含GC的靶细胞，并激活它产生cGMP，进而激活蛋白激酶G（PKG）发挥作用。

对膜结合型GC的研究越来越引人注目，虽然对其详尽的作用机制还不甚了解，但目前倾向于认为，膜结合型GC既有GC的催化活性，又能充当一些配体的受体。

（2）磷酸二酯酶（PDE）：PDE是维持细胞内cAMP和cGMP含量恒定的关键酶之一，是体内迄今所知唯一能催化水解cAMP和cGMP的酶，从而终止体内由cAMP和cGMP传递产生的细胞效应。其主要的生理作用为：①调控细胞内环核苷酸的水平；②与环核苷酸区域化分布有关；③是细胞内信使间对话的"桥梁"之一；④是部分激素或外界刺激的效应器。

（3）cGMP激活PKG：在视网膜，cGMP直接作用于视杆细胞外段的特异离子通道；在其他部位，cGMP通过激活PKG起作用。与PKA不同，PKG在多数神经元内水平较低，但在小脑浦肯野细胞中有较高浓度，其生理意义尚不清楚。现有研究表明，有一种被称为G底物的PKG底物蛋白在浦肯野细胞内表达。由于G底物中有一短段氨基酸的顺序与另外两个被PKA磷酸化之后才具抑制作用的磷酸酶抑制物很相似，推测小脑内cGMP级联作用之一可能是通过G底物抑制磷酸酶的活性，间接增加经其信号传导系统激活的蛋白磷酸化作用。

3. 肌醇脂质信号通路 肌醇脂质信号通路（即DG-IP₃通路）于20世纪80年代中期被发现，标志着对细胞信使系统研究的又一个飞跃。现已确认，至少有30种受体与该信号传递通路相耦联，许多重要的生物过程，如受精、感光、细胞增殖、分泌、神经活动、血小板聚集、平滑肌收缩等，均有赖于此信号通路的调节。

肌醇脂质是肌醇磷脂和肌醇磷酸酯的总称，前者是生物膜磷脂的组成部分，后者则存在于细胞质中。肌醇磷脂有三种，分别是磷脂酰肌醇（PI，占90%）、4-磷脂酰肌醇磷酸（PIP）和磷脂酰肌醇4,5-双磷酸（PIP_2），后两者又称为多磷酸盐（PPI）。三种肌醇磷脂在酶的作用下可以迅速地相互转变。已发现的肌醇磷酸酯有：1-磷酸肌醇（IP）、1,4-二磷酸肌醇（$I_{1,4}P_2$，属于IP_2）、1,4,5-三磷酸肌醇（$I_{1,4,5}P_3$，属于IP_3）以及近年发现的1,3,4-三磷酸肌醇（$I_{1,3,4}P_3$，属于IP_3）、1,3,4,5-四磷酸肌醇（$I_{1,3,4,5}P_4$，属于IP_4）和1,2-环-4,5-三磷酸肌醇（cIP_3）。其中$I_{1,4,5}P_3$是公认的第二信使，以下所提到的IP_3，若无特别说明，均指$I_{1,4,5}P_3$。

肌醇脂质信号通路比较复杂，其主要机制是：当递质与受体结合并使其构象发生改变时，可耦联激活G蛋白。活化的G蛋白激活磷脂酶C（phospholipase C，PLC），后者将1个PIP_2水解为2个重要的第二信使分子：一个是水溶性的IP_3，它可向细胞内弥散，使Ca^{2+}自细胞内钙库中释出，游离Ca^{2+}浓度的增高可引起一系列生物效应；另一个信使分子是疏水的甘油二酯（DG），它存留于细胞膜上，通过激活蛋白激酶C（PKC），使其底物蛋白磷酸化而发挥作用。

（1）DG和IP_3的生成调节：DG和IP_3是PLC水解PIP_2后生成的，它们生成的量受PLC活性的调节。PLC有4型9种同工酶，既存在可溶态，也存在于细胞膜中，后者与细胞膜内外信号转导直接相关。细胞膜连接的PLC活性受多种因素的调节，它不仅受Ca^{2+}水平和G蛋白功能状态的影响，还可被激动剂受体激活，且部分PLC本身就是蛋白激酶的作用底物。纯化的PLC在体外却不被G蛋白激活，或许是因为活体条件下的细胞内存在某种PLC抑制蛋白，活化的G蛋白可使抑制蛋白移位，从而使PLC成为活化的形式。

（2）DG介导的信号传导：DG是疏水性的细胞膜成分，也可由其他磷脂水解产生。DG的生成常有两个峰：一是迅速短暂的早期峰，此峰平行于IP_3和游离Ca^{2+}浓度的升高；另一个是缓慢出现并持续数分钟的迟发峰。推测早期DG可能主要来源于PIP_2，晚期则由其他磷脂（主要是卵磷脂）生成。

1）PKC的激活机制：DG的靶酶是PKC。如同环核苷酸与PKA、PKG的关系一样，许多刺激PIP_2水解的激素及递质的最后公路是激活PKC。无活性的PKC广泛存在于各种细胞的细胞质中，由于细胞膜磷脂（PS）参与它的激活，PKC的活化是一个从细胞质到细胞膜的跨区域过程，形成由PS、Ca^{2+}、DG及PKC蛋白组成的复合物。无DG时，激活PKC需要高于生理浓度的Ca^{2+}；若DG存在，PKC对Ca^{2+}的需求降低，即使是生理水平的Ca^{2+}也足以激活它；如果DG浓度足够高，对Ca^{2+}的需求甚至可以降低到静息状态下的Ca^{2+}水平（图1-5-6）。由于PKC的激活必然伴有与细胞膜的结合，许多被PKC磷酸化的底物蛋白也都是膜蛋白。

PKC的活力表现需要PS和Ca^{2+}，DG可以强化PS和Ca^{2+}对蛋白激酶C的激活作用。

2）PKC的同工酶：PKC是一族分子量在77～87kDa的单聚体蛋白，已发现的同工酶至少11种，其中被研究较深入的有9种：PKCα、PKCβ（βⅠ、βⅡ）、PKCγ、PKCδ、PKCε、PKCζ、PKCη和PKCθ，它们都是不同基因的产物。PKC各同工酶在激活要求、亚细胞定位及底物特异性方面均有细微差异，这可能与不同神经元信号特征的精细调控有关。例如，PKCγ同工酶在脑及脊髓表达，它可被花生四烯酸（arachidonic acid，AA）激活；PKCδ、PKCε、PKCζ同工酶可被DG激活，却不受Ca^{2+}的调节。总的来说，PKC同工酶可以分为两大类：一类是Ca^{2+}依赖的或常规的PKC，包括PKCα、PKCβⅠ、PKCβⅡ和PKCγ，统称cPKC；另一类是不依赖Ca^{2+}的或新型的PKC，包括

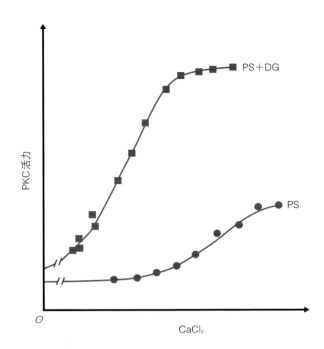

图1-5-6 甘油二酯和Ca²⁺对蛋白激酶C的协同激活示意图

PS 代表膜磷脂，PKC 代表蛋白激酶 C，DG 代表甘油二酯

PKCδ、PKCε、PKCζ、PKCη和PKCθ，统称nPKC。cPKC的活化需要DG、PS和Ca²⁺，而nPKC的活化不需要Ca²⁺，仅有PS、DG或有PS、佛波酯即可。PKCζ较特殊，它的酶活性较低，且不可被DG、PS或Ca²⁺激活，仅可被$PI_{3,4,5}P_3$或AA等不饱和脂肪酸激活。

3）PKC的作用底物。PKC的底物很多，因而其介导的细胞效应也十分广泛。其作用底物主要包括：①与信号转导有关的底物，如表皮生长因子受体、胰岛素受体、Ras（一种小分子G蛋白）、GTP酶活化蛋白等；②与控制代谢有关的底物，如膜上的通道和泵等；③调节基因表达的底物，如转录因子、翻译因子，以及次一级的激酶（S6激酶、Raf激酶等）；④与控制细胞增殖有关的底物，如DNA拓扑异构酶Ⅰ、lamin B等，它们是核蛋白，与控制DNA的合成有关。

（3）IP₃介导的信号传导：作为第二信使的IP₃，其作用是通过释放细胞内钙库中的Ca²⁺来实现的。在内质网膜上的IP₃受体（IP₃R）本身就是Ca²⁺通道，当它结合了四个IP₃分子时，通道即开放，钙库释放Ca²⁺，Ca²⁺浓度增高。Ca²⁺主要通过激活Ca²⁺-CaM依赖性蛋白激酶等，使蛋白质磷酸化，从而引发各种细胞内过程。

（4）肌醇脂质信号系统的协调：DG-PKC通路和IP₃-Ca²⁺通路既各自独立，又互相协同起作用（图1-5-7）。Ca²⁺成为两条通路细胞内信使间对话的核心环节，这是因为：①PLC和PKC这两个关键酶都受Ca²⁺的调节，因此，游离Ca²⁺浓度对于IP₃-Ca²⁺通路本身，以及对于整个肌醇脂质信号系统功能的调节都是至关重要的。②DG-PKC通路的启动反过来可对游离Ca²⁺浓度起负反馈调节作用，主要表现在：PKC可以激活细胞膜上的Ca²⁺泵和Na⁺/Ca²⁺交换蛋白，加速Ca²⁺的泵出；PKC还可通过磷酸化细胞膜上的信号转化机构，抑制PIP₂的水解以减少IP₃的生成，或通过激活IP₃磷酸酶，促进IP₃水解，从而抑制钙动员，使游离Ca²⁺浓度降低。另外，cAMP系统和肌醇脂质系统除了经Ca²⁺进行细胞内信使间对话外，还可以通过PKC环节相互影响（图1-5-8）。

（5）肌醇脂质信号系统与细胞生长、增殖的关系

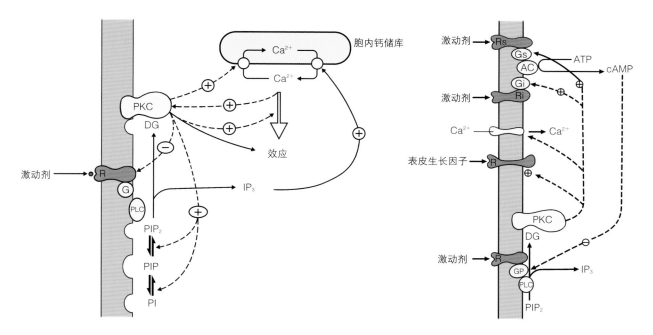

图 1-5-7 肌醇脂质信号系统内 DG-PKC、IP₃-Ca²⁺ 两条通路间的协调作用示意图

R 代表受体，G 代表 G 蛋白，PLC 代表磷脂酶 C，DG 代表甘油二酯，PI 代表磷脂酰肌醇，PIP 代表一磷酸磷脂肌醇，PIP₂ 代表二磷酸磷脂酰肌醇，PKC 代表蛋白激酶 C，IP₃ 代表三磷酸肌醇

图 1-5-8 以 PKC 介导的、cAMP 和肌醇脂质两个信号系统间的相互作用示意图

R 代表受体，Rs 代表兴奋性受体，Ri 代表抑制性受体，Gs 代表兴奋性 G 蛋白，Gi 代表抑制性 G 蛋白，AC 代表腺苷酸环化酶，PLC 代表磷脂酶 C，GP 代表糖蛋白，DG 代表甘油二酯，PIP₂ 代表二磷酸磷脂酰肌醇，PKC 代表蛋白激酶 C，IP₃ 代表三磷酸肌醇

1）PI_3 激酶：PI_3 激酶（PI_3-K）是 1985 年被发现的，其作用是使肌醇磷脂中肌醇的第三位羟基磷酸化。由于许多生长因子作用于细胞膜受体后，都可使胞内 PI_3-K 活性增加，PI_3-K 与细胞生长、增殖的关系引起了人们的极大关注。近年的研究表明：PI_3-K 能与细胞内癌基因产物 pp60v-src 及多种具有氨基酸蛋白激酶活性的生长因子受体结合，使氨基酸残基磷酸化而增加活性。PI_3-K 的代谢产物 $PI_{3,4,5}P_3$ 含量虽然十分微小，但对其功能的初步研究提示：①它可对细胞骨架的 F 肌动蛋白起作用，与调节细胞的运动、外形和分裂有关；②可激活 $PKC\zeta$，$PKC\zeta$ 与别的 PKC 同工酶不同，不受 DG 及 Ca^{2+} 的激活，唯独受到 $PI_{3,4,5}P_3$ 或 AA 的激活，十分特殊；③可活化癌基因产物 Raf-1 激酶，后者在调控细胞增殖中起重要作用；④可活化 MAP 激酶，该激酶是一种丝氨酸-苏氨酸蛋白激酶，可分别被生长因子、PKC 及 G 蛋白耦联受体激活。因此，有人推测，$PIP_3 \rightarrow PKC$ 活化→MAP 激酶活化→基因表达，构成了一条细胞生长与增殖的信号通路。

2）PKC：PKC 与细胞的生长和增殖关系密切。PKC 是一类促癌剂佛波酯的细胞内受体；可使一些核蛋白磷酸化，打开盘曲的染色质，调控基因表达；可以通过激活与生长密切相关的其他激酶来参与调控细胞的生长；对细胞增殖还有负反馈作用的一面，如果 PKC 活性持续异常增高，有诱发细胞癌变的可能。PKC 在神经再生中的调控作用，目前已引起人们的注意。

3）Ca^{2+} 和 CaM：Ca^{2+} 和 CaM 的生物学作用十分广泛，可通过多种途径对细胞生长发生影响。

4. 经 Ca^{2+} 途径 神经元内另一个重要的第二信使是 Ca^{2+}，它既是肌醇脂质系统中的一个核心环节，又可单独作为一个第二信使启动细胞内广泛的生化反应。由于Ca^{2+}具有独特、广泛、复杂和重要的生物学作用，我们把它单独列出来介绍。

（1）细胞内Ca^{2+}稳态：细胞在静息状况下，游离Ca^{2+}维持在$0.1\sim0.2\mu mol/L$水平，为细胞外Ca^{2+}浓度（$1.8mmol/L$）的1/1000。一定的游离Ca^{2+}浓度是许多生理过程的前提条件，因此，维持细胞内Ca^{2+}稳态非常重要。游离Ca^{2+}浓度过高，会使细胞能量及物质代谢所必需的磷酸根沉淀，从而导致细胞损伤甚至死亡。因此，细胞内Ca^{2+}稳态失控是许多外界因素引起细胞坏死的共同机制。

（2）细胞内Ca^{2+}的存在形式：细胞内Ca^{2+}（浓度可达$50\sim100\mu mol/L$）以两种形式存在，一种是游离Ca^{2+}，其基础浓度很小，不到$1\mu g$分子，其余多数Ca^{2+}是以与蛋白结合的形式存在的，这类蛋白称为钙结合蛋白，包括CaM、小清蛋白及其他高亲和力的钙结合蛋白。CaM可把Ca^{2+}信号传递给许多靶蛋白，而其余的钙结合蛋白主要起缓冲作用，使游离Ca^{2+}不致突然升得过高。不同神经元内的钙缓冲蛋白的浓度有很大差异。因此，不同神经元内生理性Ca^{2+}瞬变的时程有明显区别。

（3）游离Ca^{2+}浓度的测定：准确地测定游离Ca^{2+}浓度，是一个挑战性的问题。游离Ca^{2+}的静息浓度很低，而一些潜在的干扰离子（如Mg^{2+}、Na^{+}、K^{+}等）的浓度比它高$10^{4}\sim10^{6}$倍。一个好的钙指示剂必须有高选择性和高灵敏度。游离Ca^{2+}浓度变化迅速，常常在不到1秒内上升到峰值，然后又在数秒内下降，故一个好的指示剂还必须满足时间分辨率高的条件。只有这样，才能正确地反映游离Ca^{2+}浓度变化的动力学过程。目前，较理想的钙指示剂是fura-2。

fura-2较以往的钙指示剂有两个优点：①游离Ca^{2+}浓度变化可从发射荧光的波长变化上求得。当Ca^{2+}与fura-2结合时，可增强波长为$340\sim350nm$的发射强度，同时减弱波长为$380\sim390nm$的发射强度。如果用两种波长（350nm和385nm）的紫外线去激活细胞，游离Ca^{2+}浓度即可以从两种波长所激发的强度之比加以测定。这种方法比单纯测定荧光强度要精确得多，因为它抵消了细胞厚度的不同或染料负荷量不同所造成的伪差。②水溶性的fura-2可改造成脂溶性的fura-2/Am，这种不带电的亲脂性衍生物能自由通过细胞膜，进入细胞后被酯酶水解成fura-2，恢复其指示剂的功能。因此，实验者不再需要做细胞内微注射等复杂技术，仅需把fura-2/Am和活细胞一起孵育即可。

（4）游离Ca^{2+}浓度的调控：游离Ca^{2+}浓度处于极其严格的调控之中。主要涉及两个方面：一是Ca^{2+}跨细胞膜的转运机制，二是细胞内储存Ca^{2+}释放的机制。

1）细胞外Ca^{2+}内流的途径：Ca^{2+}流经细胞膜是由Ca^{2+}通道开放引起的，这种通道可能是电压依赖性的，也可能是受体操纵性的。电压依赖性Ca^{2+}通道在神经元细胞膜上广泛分布，在突触前末梢中尤为浓集，受体操纵性Ca^{2+}通道则主要分布在突触后膜。

电压依赖性Ca^{2+}通道（voltage-dependent calcium channel，VDC）的活动受膜电压变化的影响。比如，升高细胞外K^{+}浓度，可使细胞膜去极化，促使VDC开放。根据对膜电压变化的敏感性，将VDC分为三型：①L型（持续型），特点是开启后产生持续的Ca^{2+}内流；②T型（过渡型），开放时间短暂，很快失活；③N型（神经型），只存在于某些神经元上。三型通道在不同组织中分布不同，其中只有L型才能被传统的钙通道阻滞剂阻断，它普遍存在于心肌细胞、骨骼肌细胞和神经元等细胞中。

受体操纵性 Ca^{2+} 通道（receptor-operated calcium channel，ROCC）是由受体介导的 Ca^{2+} 内流，其可能的机制是：①受体与 Ca^{2+} 通道是一个复合物，当配体与受体结合后，直接调节 Ca^{2+} 通道的开放；②受体与 Ca^{2+} 通道通过 G 蛋白耦联，当配体与受体结合后，通过 G 蛋白调节 Ca^{2+} 通道开放；③配体与受体结合后，通过 G 蛋白耦联激活某些酶，产生第二信使来修饰 VDC，调节 VDC 对 Ca^{2+} 的通透性；④通过细胞内储存的 Ca^{2+} 来调节细胞外 Ca^{2+} 内流，目前已证实细胞内钙库释放 Ca^{2+} 后可作为一种信号，使细胞外 Ca^{2+} 内流。

2）细胞内 Ca^{2+} 向细胞外转运的机制：为了建立细胞内、外数千倍的 Ca^{2+} 浓度梯度，神经元能把 Ca^{2+} 泵出细胞外。神经元细胞膜上的 Na^+–Ca^{2+} 交换器可将顺浓度梯度流入细胞的 Na^+ 的运动与逆浓度梯度流出细胞的 Ca^{2+} 的运动耦合起来，故 Na^+–Ca^{2+} 交换器实际上是利用了 Na^+–K^+–ATP 酶所建立的 Na^+ 梯度的能量。交换器对 Ca^{2+} 的亲和力及转运的能量关系最终使生理状态的游离 Ca^{2+} 浓度维持在 $0.3\mu mol/L$。如果再要降低游离 Ca^{2+} 浓度，则要依靠 Ca^{2+}–ATP 酶。

神经元细胞膜含有 Ca^{2+}–ATP 酶，作用是利用水解 ATP 的能量，把细胞质中的 Ca^{2+} 运出细胞。此酶是一个跨膜 10 次的蛋白，与 Ca^{2+} 有高亲和力，每水解 1 个分子 ATP，就可以泵出 1 个分子的 Ca^{2+}，泵的速率受 CaM 调节，最终使游离 Ca^{2+} 浓度维持在基础水平。

3）细胞内储存 Ca^{2+} 释放的机制：游离 Ca^{2+} 的第二个重要来源是细胞内钙库。游离 Ca^{2+} 主要储存于内质网中，有 IP_3 敏感和 IP_3 不敏感两类钙库，分别由 IP_3R 系统和雷诺丁受体（ryanodine receptor，RyR）系统调控。细胞内 Ca^{2+} 的释放控制着细胞内许多生理过程。

神经元内质网膜上含有两种特化蛋白：一种是 ATP 依赖的 Ca^{2+} 泵，可浓缩内质网内的 Ca^{2+}，另一种是 IP_3R。当 IP_3 与 IP_3R 结合后，可开放 Ca^{2+} 通道，使内质网中的 Ca^{2+} 进入细胞质。这种由 IP_3 引起的细胞内 Ca^{2+} 升高，不需要细胞外 Ca^{2+} 存在，但却依赖于游离 Ca^{2+} 浓度。两者的关系呈时钟反应：当游离 Ca^{2+} 浓度很低时，IP_3R 对 IP_3 不敏感；当游离 Ca^{2+} 浓度增加到一定程度时，IP_3R 对 IP_3 最为敏感；当游离 Ca^{2+} 达更高浓度时，IP_3R 对 IP_3 又变得不敏感。

RYR 系统存在于小脑和背根神经节中，它是对 IP_3 不敏感的能调节钙库内 Ca^{2+} 释放的系统。在 RyR 上有 Ca^{2+} 结合位点，当 VDC 开放而出现少量 Ca^{2+} 内流时，Ca^{2+} 与 RyR 结合，触发内质网释放 Ca^{2+}。这种钙致钙释放（calcium-induced calcium release，CICR）的正反馈机制是 RyR 系统的特征。

IP_3R 和 RyR 系统是两个不同的系统，有各自不同的特异性激动剂和拮抗剂，所需的最适 pH 以及对 Ca^{2+} 的敏感性也不一致。正常情况下，一个系统启动时，另一个系统就处于备用状态。当一个系统出现故障时，另一个系统则启动，以保证细胞正常的信号传导。两种受体在神经元的胞体、轴突和树突上分布不一，彼此间相互作用也就更加复杂和精细。

用 fura-2 结合电视影像技术检测游离 Ca^{2+} 浓度变化的结果显示：树突及生长锥内游离 Ca^{2+} 浓度的调节方式常常与胞体不同，Ca^{2+} 的增加主要来源于细胞外 Ca^{2+}；而胞体内 Ca^{2+} 增加的来源主要为细胞内钙库。近年来，学界采用激光共聚焦显微镜还观察到，不同的细胞外信号引起细胞内钙波的辐射形式不同，这方面的进一步研究可能对解释为什么各种不同刺激经过细胞内相同的信息传递通路却产生各自不同的特定效应有帮助。

（5）Ca²⁺的作用

1）Ca²⁺与CaM结合：CaM是美籍华人张槐耀发现的，1978年被定名为钙调蛋白。到20世纪80年代，Ca²⁺及CaM的研究已形成生命科学中的一个重要分支。

CaM是最重要的Ca²⁺受体蛋白，其分子量为15kDa，几乎存在于一切真核细胞。神经元细胞质中CaM浓度为30～50μmol/L。每个CaM分子含有4个Ca²⁺结合域。在静息游离Ca²⁺浓度下，很少有Ca²⁺结合到CaM上；当游离Ca²⁺浓度上升到一定程度时，CaM的四个结合位点均被占领，构象发生变化，成为有活性的Ca²⁺-CaM复合物。活化的CaM反过来又可调节游离Ca²⁺浓度，并通过激活细胞内广泛的酶谱，调控细胞的基本功能（图1-5-9）。

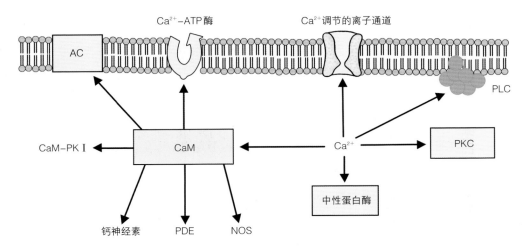

图1-5-9 Ca²⁺的靶蛋白示意图

AC代表腺苷酸环化酶，PLC代表磷脂酶C，CaM代表钙调蛋白，PKC代表蛋白激酶C，CaM-PKⅠ代表钙调蛋白-蛋白激酶Ⅰ，PDE代表磷酸二酯酶，NOS代表一氧化氮合酶

CaM的一级结构氨基酸顺序高度保守，在所有脊椎动物中几乎都是相同的。这种在漫长进化中表现为惊人的保守性的现象十分少见，加之CaM具有多方面的重要功能，可以设想，CaM结构上的突变很可能导致细胞功能失调或死亡。

CaM能以高亲和力结合4个Ca²⁺离子。4个Ca²⁺结合域的二级结构均由E螺旋-环-F螺旋构成，这种特征性的构象被Kresinger称为"EF手"结构。Ca²⁺与CaM的结合是非常协调的。Ca²⁺先与CaM的2个位点结合，引起CaM构象改变；当Ca²⁺浓度继续升高时，再结合另外2个位点，进一步发生构象改变。因此，随着游离Ca²⁺浓度的变化，CaM构象定量地发生相应的变化，从而产生Ca²⁺-CaM的不同构象体，与不同的靶蛋白相互作用。

1985年5月，《自然》（*Nature*）上报告了CaM的三维晶体结构。无Ca²⁺时，CaM链具有随机结构；当结合了Ca²⁺之后，CaM的结构就具有一定性，其多肽链类似哑铃状，两个"铃"各含有2个Ca²⁺结合位点，"铃"之间由一条长的α螺旋连接，像哑铃的"柄"。Ca²⁺与CaM结合后，可使两个"铃"的疏水区暴露，便于疏水区中的酸性残基与靶蛋白上的碱性基团相互作用。CaM与不同靶蛋白作用的部位不同，亲和力也有很大差异。可以想象，当游离Ca²⁺浓度逐渐升高时，靶蛋白可以先后不同地加入被激活的行列之中。

CaM 只有在结合了 Ca^{2+}，形成 Ca^{2+}-CaM 复合物后才具有生物活性。它主要通过三种方式起作用：①与依赖 Ca^{2+} 的靶酶（或靶蛋白）可逆性地结合，直接调节其活性；②激活依赖 CaM 的蛋白激酶，进而使许多靶酶磷酸化，调控其活性；③作用于蛋白磷酸酶，使已磷酸化的靶酶（或靶蛋白）水解，间接调节靶酶和靶蛋白的活性。其中，CaM 对蛋白质磷酸化与去磷酸化的调节是目前研究 CaM 细胞功能的热门课题之一。

与 cAMP 激活 PKA，DG 激活 PKC 一样，活化的 CaM 也可以激活一类蛋白激酶。其中，依赖 CaM 的蛋白激酶 II（CaM-PK II）功能最为广泛，被认为是受体激活、Ca^{2+} 进入细胞后的一个主要靶物和分子开关。CaM-PK II 在整个神经元均有分布，在胞体和树突中含量较高，神经末梢和神经棘中含量次之，轴突中含量相对较低。它主要参与神经递质的合成与释放、微管的组装与拆卸、突触可塑性等方面的调节。其中，微管的组装与拆卸对于轴浆运输和神经再生有重要作用。微管是由微管蛋白和微管相关蛋白（MAP）组成的，CaM-PK II 能使 MAP-2 迅速磷酸化，以利于微管的拆卸，脱磷酸的 MAP-2 则能促进微管的组装。

CaM 还可调节许多第二信使相关酶。不同第二信使间对话对于神经元功能的协调调控至关重要，许多与 Ca^{2+} 通路的对话是由 CaM 来实现的。不同神经元或同一神经元的不同部位，CaM 敏感及 CaM 不敏感的 AC 和 PDE 的同工酶比例不同。因此，神经元某一特定部位的 Ca^{2+} 浓度升高，可以增强也可以拮抗 cAMP 的生成量或 cAMP 的水解速率。

2）Ca^{2+} 与通道蛋白直接结合：当 Ca^{2+} 与 K^+ 通道、Cl^- 通道及 Ca^{2+} 通道（或与通道紧密相关的蛋白质）直接结合时，可以调节膜离子通道的活动。有迹象表明，Ca^{2+} 通道与 K^+ 通道之间的信使间对话对细胞的生理活动有重要的调节作用。

3）Ca^{2+} 激活中性蛋白酶：Ca^{2+} 还可激活一组中性蛋白酶。I 型中性蛋白酶同工酶仅需 "$\mu mol/L$" 级浓度的 Ca^{2+} 即可激活，II 型中性蛋白酶同工酶需 "$mmol/L$" 级浓度的 Ca^{2+} 才能激活。激活后的中性蛋白酶主要调节膜蛋白或与膜相关的蛋白，与调节神经元的形状有关。中性蛋白酶的另一个重要作用与产生结构活性形式的 PKC 或 CaM-PK II 有关，因为它既能把 PKC 的调节域与催化域分开，产生活性催化片段（也称为蛋白激酶 M），又能切割已经自身磷酸化的 CaM-PK II，释放出有活性的催化片段。

4）Ca^{2+} 激活磷脂酶：Ca^{2+} 可以激活两个家族的膜磷脂酶，一是 PLC 家族，它水解 PIP_2 生成 IP_3，促使细胞内钙库中的 Ca^{2+} 进入细胞质，延长 Ca^{2+} 对 PLC 的激活；另一个是分泌型磷脂酶（PLA2）家族，其作用是把甘油酯骨架中的脂酸（包括 AA 在内）释放出来。AA 是旁分泌信使花生酸类的前体，其代谢产物既可以是第一信使，又可以是第二信使。一般来说，AA 最终的结局有两个，或是重组进入膜磷脂，或是代谢生成有生物活性的衍生物，包括前列腺素、血栓素、白三烯及其他几种有活性的代谢物（它们都是两性分子，能直接弥散越过脂质双层）。花生酸类如果从一个细胞产生后弥散作用于邻近细胞，就是起第一信使的作用；如果在原细胞内实现代谢效应，就是以第二信使的身份发挥作用。与 NO 类似，花生酸类有可能产生于突触后神经元而反作用于突触前神经元。这种突触后神经元产生信使分子反作用于突触前神经元的信使系统，称为逆行信使系统，这种信使分子称为逆行信使分子，主要包括 NO、CO、AA 及其代谢产物等。

上述各条细胞内第二信使系统的受体都属于同一个受体家族——G 蛋白相关受体家族。G 蛋白在信号的跨膜转导中起关键作用，它决定着细胞内信使系统的功能状态。受体、G蛋白、第二信使及蛋白激酶在细胞的一生中一直相互作用。大量实验已证实，G蛋白与周围神经再生关系十分密切，这为对第二信使系统在神经再生调控中的地位的探讨带来很大的启发和鼓励，现代科学技术给实现这一目标带来了可能。可以预见，揭示周围神经再生的本质，掌握神经再生调控的核心环节并进行人工干预，从而大大提高神经损伤后的修复效果，必将在不远的将来实现。

（顾立强）

周围神经的治疗研究进展

一、异体神经移植

1885 年，Albert 首次进行人同种异体神经移植的尝试。20 世纪上中叶，多位学者应用多种方法预处理异体神经移植段，但仍存在异体移植的排斥反应，异体神经移植段有坏死或瘢痕形成，功能性神经再生差，基本否定了异体神经移植的临床应用。

随着免疫学、移植免疫学的研究进展，学者们对异体神经移植研究再次发生了兴趣。因为一旦克服了异体神经移植的免疫排斥反应，并成功应用于临床，就有可能建立神经移植组织库，随时随地选择合适粗细的相同或相似的神经束结构的神经移植段，修复各种神经缺损。

（一）一般免疫生物学

早期异体神经移植失败被认为是由于外体反应、再血管化失败，或组织不相容性引起的。对异体皮肤移植的研究评价澄清了其机制：外来组织因一种主动的系统性免疫反应而被排除有特异性（specificity）和记忆性（memory），表现为宿主抗供体组织。在以后有关皮肤移植的研究中，随着对异体移植物成活控制相关性的重要作用、主要组织相容性基因复合体产物的认识和相关研究的深入，有了移植免疫学的概念：外来组织的排斥在于供体、受体之间主要组织相容性复合体（major histocompatibility complex，MHC）位点的不一致性和任何组织特异性，或次要组织相容性复合体位点的不一致性。

宿主对异体移植物的排斥反应一般分为两期：第一期，异体识别记忆；第二期，产生效应反应，导致外源性移植体被排除。T淋巴细胞在移植体排斥过程中起着主要作用，直接的或间接的异体识别记忆导致移植排斥。直接识别是宿主T淋巴细胞对供体的MHC（在MHC结合点有或无产生肽）的识别，间接识别为宿主T淋巴细胞对供体MHC肽［在宿主MHC环境中由宿主抗原呈递细胞（antigen presenting cell，APC）产生并存留］的识别，后者在移植免疫的重要性日益受到重视。两种主要T淋巴细胞亚组、辅助性T淋巴细胞（Th细胞，属CD4$^+$）和细胞毒性T淋巴细胞（CTL，属CD8$^+$），选择性地与MHC I簇、MHC II簇相关抗原互相作用。除与异体肽结合外，T淋巴细胞的激活需要宿主或供体抗原呈递细胞的辅助信号。Th细胞与相应的抗原呈递细胞及其产生的抗原的互相作用导致Th细胞激活，进而分泌许多细胞因子（包括IL-1），诱发分子和细胞连锁反应，导致进行性免疫成分细胞渗入移植体。干扰素-γ（IFN-γ）是一种主要的活性因子，它增强了MHC II簇在移植体的表达。因此，异体排斥被诱发主要依赖于宿主Th细胞和抗原呈递细胞上的MHC II簇抗原。

效应反应包括细胞免疫和体液免疫两种免疫机制。Billingham在1954年首先阐述了细胞免疫机制，从淋巴结和脾脏转移来的细胞对异体移植物有免疫识别记忆作用。Kissmeyer和Nielson在1966年阐述了有关体液免疫机制：预先形成的细胞毒性抗体能对异体肾移植产生超急性移植排斥反应，从而破坏移植肾。一般认为，急性异体移植反应由细胞免疫机制介导，超急性异体移植排斥反应由体液免疫机制介导，慢性异体移植排斥反应则由依赖淋巴活性因子的细胞免疫机制与体液免疫机制介导。

有关Th细胞和CTL细胞延迟型超敏性在急性异体移植排斥反应过程中的作用仍存在争议，可能两者均参与。急性异体移植排斥反应是由于Th细胞、CTL细胞和其他细胞（如巨噬细胞）渗透及细胞毒性T淋巴细胞的直接作用。另外，炎症介质对移植体间皮细胞有直接免疫反应，其免疫原性受淋巴活性因子作用而增强，这导致微血管阻塞、移植体缺血性损伤。急性异体移植排斥反应的最终结果是异体移植物的不可逆性破坏与坏死。

（二）异体神经移植的免疫生物学

1. **异体神经移植体的抗原成分**　异体神经移植体中的许多结构成分曾被推测是抗原成分。Das Gupta认为髓鞘是主要的抗原成分；但Pollard研究发现，新鲜与预变性12周（已缺乏髓鞘）的异体神经移植段有相同的排斥性，否认了髓鞘是主要抗原成分的设想。Levinthal研究发现单个细神经束较整条神经干排斥少，推测异体免疫成分主要存在于神经外膜组织中，如神经束膜细胞或成纤维细胞。对于神经内膜管内的基底膜有无抗原性，Gulati、Cole和Ide等研究发现用冻融（已杀死施万细胞）的非细胞性施万细胞基膜管行异体移植，不诱发决定性的一期免疫反应与再生延迟，缺乏免疫反应的组织学征象，从而否定了基底膜、胶原成分是主要抗原成分的假设。但也有学者认为，即使在冻融的移植体中仍有微弱且持续的免疫原成分存在，能诱发宿主的免疫记忆。施万细胞作为异体神经移植体的主要抗原成分，自20世纪50年代起被多位学者认识，体内外实验均证实施万细胞是免疫原。施万细胞作为功能性APC，一是有合成并在其表面表达MHC II簇抗原的能力，二是有产生并存在外源（供体）抗原的能力，三是有产生淋巴活化因子（如IL-1），显示施万细胞对宿主T淋巴细胞存在有效激活与分化的必需性。

2. **异体神经移植的免疫排斥反应**　对于异体神经移植的免疫生物学认识，目前认为异体神经移植后，通过宿主与移植体的直接血管吻合或（和）移植体的再血管化，新的再生轴芽会跨越近断端吻合口，宿主T淋巴细胞、单核细胞、巨噬细胞会侵入，直接或间接接触移植体抗原。移植体施万细胞、成纤维细胞、内皮细胞或血管周围巨噬细胞，提供了抗原的来源（MHC），或（和）起着APC的作用。前面已经提到，直接识别记忆为宿主T淋巴细胞对供体MHC（MHC结合点有或无已处理的肽）的识别。间接识别是宿主T淋巴细胞对宿主MHC、宿主APC产生并存在的供体MHC肽的识别。异体肽的识别需要非特异性细胞内黏附分子配对以稳定结合MHC。T淋巴细胞激活也需要从宿主或供体抗原呈递来源的辅助信号。一旦激活，T淋巴细胞、APC或其他邻近细胞释放细胞因子，如IFN-γ和TNF。借助IL-2受体，进一步激活T淋巴细胞，增强MHC与黏附分子表达，诱发免疫成分细胞渗入移植体，导致移植体被破坏。

（三）减轻异体神经移植排斥反应的措施

1. 降低移植体的抗原性 新鲜的异体神经移植，移植体小于3cm时神经再生很少，而4cm以上无任何再生。虽然近断端轴突向下再生，但宿主免疫反应的继发破坏和瘢痕组织增殖、沉积，仍会导致再生不良而失败。

学者们曾研究了预变性、深低温冷冻、冻干、放射线照射处理或经化学固定剂固定处理等方法，来降低移植体的抗原性。其中联合放射线与冻干处理可明显减轻异体神经移植的排斥反应。采取重复冻融方法进行处理，也可明显改善神经再生结果。Evans利用多种参数功能评价、定量评价短段冻融处理的异体神经移植体的再生，结果发现异体神经移植体的轴突再生情况与自体移植的差异无统计学意义。但总的说来，各种处理方法均达不到满意的结果。作为神经自体移植物或神经导管的替代材料，同种异体神经移植物提供完整的基底层管状结构和自体神经移植物的细胞外基质（ECM），具有自体神经移植物所具有的优点。临床上已于1885年尝试应用同种异体神经移植，但受限于满足减轻宿主免疫反应的需要。之前的研究在去除髓鞘和施万细胞的同时保留剩余完整基底层管状结构和神经ECM的技术上取得突破，组织工程的出现将同种异体神经移植物（RANGER）转化为临床应用。RANGER维持神经组织固有的神经外膜、神经束、神经管和微血管的物理结构。一项临床研究表明，RANGER能重建长度为5～50mm的周围神经缺损。刘小林团队研究开发的人类同种异体神经移植物自2012年起用于临床。该同种异体神经移植物起源于由Triton X-100和脱氧胆酸钠脱细胞的人外周神经，具有完整的基底层管和神经ECM，其安全性和有效性已在进行灵长类动物的研究和多中心临床试验。

2. 减轻受体的免疫反应性 早期应用抗代谢药、硫唑嘌呤或联合类固醇来抑制受体的免疫排斥反应，但未能取得理想的结果。

近十年来，宿主接受免疫抑制剂，如环孢素A（cyclosporin A，CsA）、他克莫司（tacrolimus，即FK506），能显著减轻免疫排斥反应。Berger等研究显示：应用免疫抑制剂CsA等后，供体的施万细胞仍可存活；受体近断端再生轴突可经供体神经移植至受体远断端，可恢复神经功能。但当免疫抑制治疗停用后，供体段仍发生短暂的免疫排斥反应及神经功能受抑制，移植段再生轴突发生脱髓鞘，某些大轴突发生变性；供体施万细胞逐渐从异体神经移植段消除，继而被受体施万细胞替代。数周后，移植体轴突再髓鞘化，神经功能随之恢复。目前对神经移植物预处理以降低其免疫排斥反应的方法包括冷冻处理法、生物学方法、放射辐照法、化学去细胞法、乙醇或甘油处理法、绿茶多酚处理法等。

（四）异体神经移植的临床应用

1992 年，Mackinnon 和 Hudson 曾报告 1 例坐骨神经缺损 23cm 的病例，用 10 股长段异体细小神经束电缆式移植，术后有神经再生，足底感觉有恢复。另有 4 例病例也处于随访之中。该异体神经移植术要点如下。

1. 切取适宜供体的细小长段神经，而不是切取如尺神经、正中神经等大的肢体混合神经。

2. 切取的神经存放在特制的高渗液中，以 5℃ 保存。储存 1 周，移植体大部分施万细胞能成活；1 周后，施万细胞活性明显降低；储存 3～5 周，有活性的施万细胞与成纤维细胞很少，但施万细胞基底膜管结构与成分仍完整。实验研究显示，其轴突再生情况与新鲜自体神经移植相同。

3. 异体神经移植后，按常规采取低剂量 CsA 联合类固醇药物治疗，应用时间至宿主轴突生长跨越异体神经并与远断端建立有效连接。其目的是降低连续应用 CsA 带来的毒副作用。

4. Susan 等将获得的尸体来源的异体神经放在冷库中，于 5℃ 条件下保存 1 周，施以免疫抑制剂（CsA 和 FK506），免疫抑制作用持续 6 个月，直到神经再生跨过异体神经。在对 7 名患者的临床研究中，有 6 名患者肢体运动感觉功能恢复，1 名患者出现排斥反应。

5. 作为世界上第一例保留了 ECM 的异体神经移植重建成功的病例，该方法让世人看到 RANGER 能应用于临床。据报告，其所能重建的周围神经缺损长度为 5～50 mm。

6. 2012 年，刘小林领衔的团队将人类去细胞同种异体神经移植物应用于临床，修复指神经、前臂神经、坐骨神经及臂丛神经，取得了较好的临床效果。

（五）异体神经移植的展望

在异体神经移植术中，克服免疫排斥反应最有效的措施是特异性抗宿主的免疫治疗（与 CsA 等非特异性药物相对）或特异性抗供体组织的免疫治疗，以阻断对特异性供体 MHC 的免疫反应，同时能保留异体神经中施万细胞的活性和营养功能。

众多间接（免疫组化）和直接（体外功能检测）迹象表明：施万细胞是周围神经重要的 APC，血管周围巨噬细胞也起着 APC 的作用，毛细血管内皮细胞也有作用。目前尚不清楚异体神经移植体中这些细胞的作用。首先，潜在的免疫治疗应该早期针对细胞介导的免疫反应的各个时期，如用化学药物预处理移植体以阻断非特异性抗原表达，或用某些肽类拮抗 APC 上 MHC 神经抗原的表达。其次，其应该针对宿主 T 淋巴细胞和宿主（或移植体）APC 互相作用，降低 T 细胞和（或）抗原呈递细胞上 MHC 的表达，阻断特异性细胞因子（如 γ-IFN、TNF-α、IL-1）的产生，或用单克隆抗体制品非特异性地拮抗它们。用单克隆抗体特异性阻断 T 淋巴细胞受体（TCR），被认为是移植免疫的重要进展，也可用非特异性抗 TCR 多克隆抗体。另外，阻断细胞间黏附分子 1（intercellular adhesion molecule-1，ICAM-1）抗体或 MHC 稳定分子也是有用的。最后，T 淋巴细胞的克隆扩增、分裂和炎症细胞化学吸引的继发作用，可以用 Th 细胞上 IL-2 受体抗体或继发淋巴因子（如 IL-2、γ-IFN、TNF-α）抗体特异性阻断。用抗 IL-2 受体抗体联合低剂量（单独用无效）的 CsA 处理后，异体移植受区中的 IL-2 受体、MHC Ⅱ 簇细胞、B 淋巴细胞（或 T 淋巴细胞）和巨噬细胞明显减少。治疗停止后还会发生快速排异反应。

特异性免疫治疗目前仍处于研究阶段，非特异性宿主免疫抑制剂联合低剂量 CsA 治疗仍是目前唯一有效的方法。经组织学评分和功能评定，其异体移植效果与自体移植无统计学意义，但 CsA 的毒性限制了其临床应用。宿主轴突横跨移植段与远断端建立有效连接期间，有限制地使用免疫抑制剂可降低药物副作用的发生率。药物停止后，异体神经经历一个"脱髓鞘＋轴突病变"期，但随后就会出现快速髓鞘化、轴突再生和功能恢复。

二、促神经生长因子的实验治疗

从生物学观点看，周围神经再生是个相当复杂的过程，受到局部甚至整体的多种因素的影响。20世纪50年代神经生长因子（NGF）的发现表明，神经元可以依靠一些外源性生长因子来维持生存、生长和各种不同特性的表达。

NGF的主要生物学活性是维持交感神经元、感觉神经元成活与生长，刺激和维持神经突起的生长与定向调节神经元代谢，有神经营养作用和神经趋化作用等。之后，其他促神经生长因子被陆续发现，作用于不同性质的神经元。它们与NGF被合称为神经营养因子（NTF），是一类主要来源于神经靶器官、神经胶质细胞等神经微环境，作用于神经系统各类神经元，促进神经元成活，或（和）刺激轴突生长的多肽或蛋白质，其中包括作用于脊髓后根神经节的感觉性NTF、作用于交感神经节的交感性NTF、作用于脊髓前角神经元的运动性NTF。按对同类神经元的不同部位活性反应的不同，促神经生长因子又可分为神经元成活因子（NSF）、促轴突生长因子（NPF）等。当然，这些因子并非互相独立，而是互相依赖、互相影响的，NGF就兼有感觉性NTF、交感性NTF和NSF、NPF的作用。20世纪90年代初，NGF、脑源性神经营养因子（BDNF）等一组主要影响脊椎动物神经系统发育的二聚体蛋白质被定义为神经营养素（NT）。神经营养素包括NT-3、NT-4，还可能包括NT-5、NT-6。NT与周围神经再生有密切关系。其他与周围神经再生有关的促神经生长因子还包括成纤维细胞生长因子（FGF）、胶质细胞生长因子（GGF）、血小板衍生生长因子（PDGF）等。

动物实验研究已表明：利用外源性NGF等促神经生长因子，可以促进周围神经再生。周围高位断裂伤常导致脊髓后根神经节感觉神经元、前角运动神经元等的部分神经元死亡，如果于成年大鼠闭孔内肌腱水平切断坐骨神经，术后3周L_3、L_4脊髓后根神经节感觉神经元死亡达22%。若将神经近断端浸泡于NGF液内，就可防止这部分神经元死亡。Otto、Yip等也曾用NGF防止体内神经损伤后成年动物感觉神经元死亡。体内周围神经再生室内注入NGF，可增大感觉神经纤维的再生速率；注入LN、HSPG等NPF，也可增大轴突的生长速率、数量或延长再生轴突跨越缺损的长度。顾立强和朱家恺等发现，非神经移植体内注入施万细胞源性神经营养因子，可促进神经再生，增加轴突数目、髓鞘厚度、肌肉收缩力量。但也有学者发现，无论有无外源性NGF的注入，轴突只要经短段硅胶管腔再生，效果均良好，两者无显著差异，故认为有效的轴突再生掩盖了NGF的潜在作用，即使外源性NGF超生理浓度也不能发挥作用。

至于将NGF等促神经生长因子应用于临床，以促进周围神经再生，提高神经修复疗效，目前还有众多问题有待解决：一是神经再生过程中受到局部与全身多种因素的影响。除NGF外，还有十余种甚至数十种因子在发挥促进或抑制作用，单纯一种NGF仅能促进感觉、交感神经纤维的再生，能否取得预期效果有待证实。二是NGF的作用途径问题。由于周围神经有血神经屏障来维持内环境的稳定，而外源性NGF等分子量较大，一般不易通过神经内膜的血管屏障，用肌注、静注NGF的方法达不到NGF作用于靶细胞-轴突与神经元胞体发挥生物学活性的目的，只有在周围神经损伤局部使用NGF才能使轴突末梢摄取NGF，进而逆向运输至胞体而发挥效应，这就大大限制了外源性NGF的应用。三是NGF的作用机制及其对人体细胞的潜在损害作用尚未深入研究。外源性NGF是一种蛋白质，一方面它有抗原性，有引起免疫反应而致病的可能性，另一方面NGF尚有致基因突变（即致癌）的可能性。Chang等使用明胶制备成定向排列的多通道导管，并将NGF和BDNF负载于定向多通道导管中，体外实验发现神经干细胞沿着导管定向生长，且能促进体外髓鞘化。

三、神经导管的研究

对于周围神经断裂伤，目前常规使用显微外科神经缝合技术予以修复。但因不能完全准确地对合神经远断端、近断端同性质的神经束及神经纤维，存在互相错长的可能，故神经损伤修复疗效达不到理想的水平。有关神经趋化性的实验研究提示：若有意识地在两神经断端保留一短距离的神经间隙，用套管套接术修复，有可能达到近断端运动轴突、感觉轴突的特异性再生的目的，以恢复最佳功能。

目前用于周围神经套接术研究的神经导管有数十种，大致可分为两大类：一类是生物性管道，如自体性的静脉、动脉、假性滑膜鞘管和膜管、同种异体或异种胶原管等；另一类为非生物性的合成管道，如可降解吸收的多聚乙醇酸（polyglycolic acid，PGA）管、多聚乳酸（polylactic acid，PLA）管、左旋聚乳酸（poly L-lactic acid，PLLA）/聚己内酯（polycaprolactone，PCL）管，以及不可吸收的硅胶管、塑料管、聚四氟乙烯管等。

硅胶管作为非生物性管道，广泛用于周围神经套接术的实验研究。但因其不可吸收性、慢性异物纤维化、慢性神经嵌压、需二次手术取出等问题，临床应用受到限制，价值不大。目前有关周围神经套接术的研究多数选择可降解吸收的合成导管。

理想的可吸收合成套接管应具备良好的生物相容性、无致畸致癌作用、无细胞毒性、非变态反应源性、不引发免疫反应等优点，此外还应具有一定的柔韧性以方便外科操作。

不同的可吸收性套接材料可以有不同的分子构成，其降解过程不同。关键在于伴随轴突的再生，神经导管材料应有相应的可控降解速率。一方面，神经导管在轴突再生和成熟过程中能提供一个适宜的局部微环境，这一微环境有利于神经远断端增殖，施万细胞分泌的特异性神经营养趋化因子能发挥作用，有利于神经断端间的大分子基质成分的疏松连接，可有效发挥神经趋化性、营养性和接触传导作用，能促进再生运动、感觉轴突的特异性生长，而且在再生轴突成熟完成后，神经导管材料能快速降解，避免出现慢性神经嵌压。另一方面，神经导管不能降解过快，防止出现外围纤维组织侵入降解过快的管腔而妨碍轴突的再生与成熟。因此可吸收性神经导管的降解微调节十分重要。

同一套接材料构成的神经导管，其物理尺寸，如管壁厚度、管腔内径大小对神经再生也有影响。内径过小的套接材料经历吸水膨胀过程后，可对再生轴突产生压迫；内径过大的套接材料则外周纤维结缔组织可快于再生轴突侵入管腔，也影响轴突再生。目前多数学者认为，神经导管内径应略大于神经干直径。

南方医科大学南方医院创伤骨科与中山大学高分子研究所合作研究的多聚乳酸神经导管（PLA导管），呈白色半透明状，内径为1.5~2mm，壁厚0.3~0.5mm，具有较好的生物相容性，分别套接成年大鼠不同的股神经（含股四头肌运动支、隐神经感觉支），缺损间隙距离分成0、2mm、5mm、8mm、12mm，12周后组织形态学研究结合辣根过氧化物酶（HRP）逆行示踪及脊髓前角运动神经元、背根感觉神经元定量分析，发现PLA导管套接术在0~5mm组中周围神经再生良好，光镜下可见神经导管内再生神经轴突排列整齐、密集，分布于中央或呈小束状分布，束间有少量疏松结缔组织充填，可见微小血管分布，电镜下见2mm组与5mm组的再生有髓神经轴突、髓鞘化板层有8~10层，排列均匀，无髓神经轴突散在分布，施万细胞胞核明显。PLA导管已部分降解，仅由薄层疏松结缔组织包绕，未发现增厚的纤维层，管周及管内无中性粒细胞、淋巴细胞等浸润，提示PLA导管无明显的排斥反应或炎性反应。神经元与神经纤维的定量分析发现，PLA导管套接术修复混合神经损伤缺损，有运动性、感觉性纤维的特异性再生现象，特异性再生的有效间隙长度在大鼠为2~5mm，且优于端端缝合组（间隙距离为0mm组）。PLA导管套接6个月后，PLA导管基本降解完毕，而此时刺激再生的神经可诱发股四头肌的收缩，恢复运动功能，说明PLA管套接技术是可行的。

一般认为PLA在体内外的降解行为基本一致，即通过羟自由基介导其脂腱水解，酶不参与这种降解或在降解中不起主导作用。PLA在体内降解产生无毒的正常代谢产物，和其他众多生物可降解材料一样，它在体内的最终产物是CO_2和H_2O，经呼吸系统排出体外，对机体全身或局部不会产生有害影响。PLA材料遇水稍膨胀后有近似密闭的神经再生室的作用，能保持良好的远断端、近断端间的机械连续性，既可防止管内各种神经生物活性分子向管外逃逸，又可阻挡外周成纤维细胞侵入神经断端间增生而形成瘢痕组织，干扰或阻碍轴突的再生，甚至导致神经瘤形成；而在轴突再生成熟后，PLA逐渐降解、吸收，避免了慢性神经嵌压。因此，PLA导管是一种较为理想的可吸收合成材料的神经导管。当然，纯PLA导管质硬易碎，不便于外科操作，有学者在制作时加入增塑剂以增加其柔软性，使操作使用更为方便，神经再生结果相同。

近年来有学者在可吸收合成管的基础上，设计了一种类似渗透泵的神经导管，可持续导入释放神经营养趋化因子及神经生长因子等，以提高神经再生速度，可望进一步完善神经套接术，并逐渐过渡到临床应用。目前对促神经生长因子的研究较多，其应用效果仍不及自体神经移植，考虑可能与下列两个因素有关：①神经再生过程涉及多种活性因子参与；②研究中对NGF的效果观察时间不够长，而神经再生过程通常需要数周甚至数月之久。

四、纤维蛋白胶黏合修复技术

对周围神经损伤的修复术式，国内外许多学者进行了大量的研究工作，而大多数研究采用神经外膜或束膜缝合的传统方法。由于传统方法会在不同程度上损伤神经外膜或束膜，以及束内神经和营养血管，无缝线黏合法有望提供一种新的缝合技术。近年来，无缝线黏合法在动物实验中获得成功。黏合材料有ZT黏合剂、酶黏合剂及纤维蛋白黏合胶等类型。ZT黏合剂是氮基丙烯酸酯类黏合剂，酶黏合剂是一种从动物血液中提取的纤维蛋白酶等经抗原处理后合成的生物黏合剂，它们的共同特点是吻合迅速、操作简便。在实验中黏合一条神经仅需1～2分钟，对术野狭小的手术或末梢细小神经的缝合更有意义。缝合神经对位准确，无神经损伤，可避免在缝合面上产生牵引、扭曲。

纤维蛋白胶黏合剂（简称纤黏胶）是应用于外科手术的新型黏合剂，20世纪80年代初在国外已广泛应用，主要使用的是商品名为"Tisseel"的纤维蛋白胶产品。该纤维蛋白胶黏合剂由人冻干纤维蛋白、牛抑肽酶原液、稀释抑肽酶用的注射用水、牛冻干凝血酶和氯化钙胶液等组成。使用时将纤维蛋白和抑肽酶预热到37℃，以专用注射器抽出抑肽酶，注入纤维蛋白中，轻轻摇动，直至溶解呈半透明为止。另用注射器抽出全部氯化钙，注入凝血酶中。上述两种活化液分别用原注射器抽出，套在特配的注射架上，用时只要将等量混合注射在受缝合神经断端外膜上，固定30秒至1分钟即可。其黏合组织的基本原理为纤维蛋白原在Ca^{2+}激活的凝血酶的作用下转变为纤维蛋白单体，再形成氢链结构的可溶性聚合物，并在Ⅷ因子激活下成为不溶性聚合物，其凝缩而牵拉接合创缘，完成黏合过程。

应用纤维蛋白胶黏合剂进行动物周围神经吻接时，观察其术后神经电生理学、组织学及超微结构变化，以及形态和功能方面与寻常缝合法的异同。采用大白鼠坐骨神经进行黏合法与缝合法的对比实验，术后1个月、2个月及3个月分别进行电生理学、组织学及电镜超微结构的观察，评价两种修复方法的效果：①肌电图。将记录实验侧及对侧坐骨神经诱发肌电位的阈值、潜伏期及波幅等数据转换为相应参数指标，即阈值恢复进度、潜伏期延迟程度、波幅恢复程度。统计学结果显示，1个月、2个月、3个月时两组之间的阈值恢复程度、潜伏期延迟程度及波幅恢复程度差异无显著性意义。②组织学。光镜下两组神经的再生情况基本相同，但在再生早期存在着一些有意义的差别。在1个月时，黏合组神经在缝合口处仅可见少许散在的淋巴细胞，而缝合组则有成群淋巴细胞聚集，有较重的异物反应存在。同时各种切片均显示，黏合组神经在缝合口处排列规则，结构清晰，缝合组神经则在此处出现不同程度的扭曲和变位现象。③透射电镜。两组神经远断端在术后均能良好再生，1个月时已具有神经的轴突结构，髓鞘呈板层状，其明板、暗板及暗线清晰可见，郎飞结具有正常形态。此后，施万细胞逐渐由活跃状态进入稳定状态，主要表现为细胞核内常染色质减少、异染色质增多、细胞质内线粒体等各种细胞器的含量减少，两组神经均经过一个功能逐渐成熟、结构逐渐完善的过程。两组之间的差别在于缝合组神经再生髓鞘周围出现了较多的成纤维细胞及相伴随的胶原纤维增生，而在黏合组中很难看到。实验结果证实：纤维蛋白胶黏合剂能使大白鼠坐骨神经得以准确对接，并维持一定的强度。神经的功能在术后能得到恢复，再生神经纤维平顺通过缝合部，并在远断端生长良好，缝合口处异物反应轻微。超微结构观察显示，再生的神经结构完整，并随时间的延续而逐渐成熟。从功能上讲，两种方法差异无显著性意义；从形态上看，黏合法在再生早期有较缝合法占优势的倾向，表现为在缝合口处缝合组神经内的排斥反应程度较黏合组为重，黏合组的神经对接的准确性、排列的连续性优于缝合组。

使用纤维蛋白胶黏合剂时应注意如下事项：①配制制剂时，应在4个小时内用完。②专用注射器不能混淆。③注射喷射时不能中断，以免阻塞针头，否则需更换注射针头。④含500IU/ml凝血酶的氯化钙溶液，在混合喷出后立即凝结，黏合的组织应先固定在合适的位置上，再注胶并静置3分钟，10分钟内黏度最大。

纤维蛋白胶的主要成分为人体蛋白，组织相溶性好，最终可在机体内降解吸收，不引起局部的组织学变化，不引起过敏反应，无毒副作用，能部分或者完全取代现在常用的缝合技术，避免由缝合带来的并发症，在心血管、腹部、泌尿道、烧伤外科等领域均有重要应用价值，为周围神经损伤提供了一种非缝合法的修复思路。随着临床研究的逐步扩展及深入，纤维蛋白胶黏合剂将在国内得到广泛应用。

五、神经端侧缝合技术

借助于邻近的神经轴突来修复神经损伤的设想已有上百年的历史。1876 年，Despres 曾报告一种修复正中神经的方法：将正中神经的远断端插入尺神经的纤维中。1903 年，Balance 用类似的方法修复了面神经。Harns 和 Low 则用 C_7 神经根修复臂丛神经上干损伤。按照他们的描述，供体神经不会受到损伤。这种无须牺牲供体神经的修复方法对外科医生来说十分具有吸引力。

神经端侧缝合技术的机制在于神经的侧支芽生长。侧支芽生长是完整神经有髓部分的神经发芽而来的，常见于失神经支配的区域因邻近的神经侧支发芽而重新得到支配，称"失神经支配性芽生"。神经端侧缝合也能诱发侧支芽生长。

国内朱庆棠等的研究表明，再生的神经纤维确实是未受损神经发芽而来的，而非损伤轴突的再生。另有学者提出，损伤的轴突再生后长入端侧缝合的神经移植体不是没有可能。侧支的这两种来源在实际神经修复中可能是共存的。

对神经端侧缝合技术及神经的侧支芽生长一个显而易见的影响因素是神经外膜、神经束膜和神经内膜。由于正常神经轴突处于神经内膜、神经束膜和神经外膜的层层保护之中，应用神经端侧缝合技术，既要达到理想的供体神经不受损伤的目的，又要达到正常神经芽生的轴突进入侧方缝合的神经移植体的目的，手术的层次就十分重要。Noah 设计的实验采用了从不损伤神经外膜到部分神经纤维切开，再逐步过渡的方案，分组进行比较。经过量化的评价显示，侧方神经缝合口进入神经束膜的方案较好。

在临床或实验研究中，进行神经端侧缝合后疗效如何？Chuang 等的研究表明，70%的肌肉功能有恢复。陈辉等在临床上用重建皮瓣来修复足跟软组织缺损时，将隐神经端侧缝合于腓肠神经，可较好地恢复内踝、足内缘和踇趾皮肤感觉。

应当指出，在周围神经损伤修复中，与神经端缝合术相比，神经端侧缝合术的适应证相对狭窄，手术疗效依然不确定，可能会损伤健康的神经，手术的技巧性要求依然较高。尽管这种技术对于研究神经再生的机制有极大帮助，但能否进入临床，仍需要进行大量的实验研究和临床探索。

六、周围神经组织工程

组织工程学是一门运用工程学和生命科学的原理与方法研究开发用于修复、增进或改善人体各种组织或器官损伤后功能和形态的一门新兴学科，是继细胞生物学和分子生物学之后，生命科学发展史上又一个里程碑。组织工程学的概念自1987年提出以来，国内外人工软骨、人工骨、人工皮肤和人工肌腱等方面的研究进展很快，成绩显著，且已从裸鼠体内实验成功逐步过渡到哺乳动物体内实验也获得成功。针对临床周围神经缺损这一难题，应用组织工程学原理和技术方法研制组织工程化人工神经进行修复与重建，也是一种创新的研究和治疗思路。

（一）人工神经的概念与特性

人工神经是以具有良好生物相容性的可降解高分子聚合物为载体，与有活性的细胞（如施万细胞等）结合而成的，具有特定三维结构和生物活性的复合体，可替代自体神经，用于神经缺损的修复。

人工神经的特性应包括：①有特定的三维结构支架的神经导管，可接纳再生轴突长入，对轴突起机械性引导作用；②施万细胞在支架内有序地分布，类似于宾格尔带；③施万细胞具有生物活性，能分泌神经营养因子等，发挥神经营养作用，施万细胞表面能表达细胞黏附分子，分泌细胞外基质，支持引导轴突的再生。

（二）人工神经材料与神经导管、支架的研究

以往用于桥接神经缺损的神经导管材料有硅胶管、聚四氟乙烯、聚交酯、壳聚糖等。如Lundborg研究的神经导管以硅胶管为外支架，管内平行放置8根尼龙线作为内支架，称为生物性人工神经移植体。但必须指出，因其无活性细胞，还不能称其为组织工程学上的人工神经。

目前用于人工神经导管研究的可降解材料有聚乙醇酸（PGA）、聚乳酸（PLA）及其与聚己内酯（PCL）的共聚物。也有用聚丙烯腈（PAN）和聚氯乙烯（PVC）的共聚物制作神经导管，内壁具有半透膜性质，仅能使主分子量小于50kDa的物质通过，使再生轴突能从导管外获取营养物质和生长因子，并避免纤维瘢痕组织的侵入，但因不能降解，其在完成引导再生轴突通过神经缺损段的"使命"之后，仍将长期留存于体内，有可能对神经造成卡压。刘小林等认为，神经导管由于其结构相对简单，与人体神经的复杂结构相差甚远，缺乏高度仿生的三维空间结构，而且管内缺乏可促进神经再生的活性物质，临床修复范围和效果与自体神经移植修复存在较大的差距。目前神经导管在临床上主要用于套接、保护神经缝合切口，桥接短段、细小的神经缺损（如3cm以内的指神经缺损），修复长段缺损和粗大神经的效果较差。

由于神经施万细胞基膜管的特点，要求用类似的三维支架来黏附施万细胞，并有序排列，类似宾格尔带。目前单凭一种材料一次性制成有众多细小均匀纵行中空管状结构的神经导管尚有困难。不少学者研究了在一个大的中空神经导管（内径稍大于神经干的外径）的基础上，结合一种众多可吸收性线样材料所制成的三维支架结构，发现其能很好地与施万细胞黏附、相容，起着引导轴突再生的作用。戴传昌、曹谊林制备了PGA纤维支架，其上接种体外培养扩增的施万细胞，形成一种组织工程化周围神经桥接物。沈尊理等则利用生物可吸收纤维（如强生Ethicon材料）作为胶原神经导管内部的三维支架结构，种植施万细胞，形成一种人工神经。叶震海、顾立强等利用自行研制的PLA管作为外围的神经导管，以生物可吸收缝线PGA纤维作为内部纵行的三维支架结构，种植施万细胞，结果发现施万细胞可以贴附于PGA纤维生长，引导再生轴突向前生长。

周围神经组织工程的三个要素是生物支架材料、种子细胞和各种生长因子。组织工程化的人工神经是一种桥梁，起着物理桥接作用和营养支持作用。

1. 生物支架材料　最初，生物惰性材料被用于修复组织损伤。学者们认为，它们只能为组织提供支撑却无法加速修复，因此学者们开始研究其他材料。

（1）人工合成材料：聚酯是神经组织工程中常用的合成材料，如聚乳酸、聚己内酯和聚乙醇酸。当与骨髓间充质干细胞结合时，聚乳酸表现更好，并加速周围神经修复。聚乳酸引导施万细胞迁移并诱导正常神经结构的形成。聚己内酯在体内代谢并可以排泄。聚己内酯材料在修复神经方面与自体神经具有相似的效果，其性能优于聚乳酸导管。与白细胞介素联用时，聚己内酯纳米纤维支架激活受损的周围神经周围的 M_2 巨噬细胞，这对神经修复很重要。聚乙醇酸还为神经修复提供支持。聚乙醇酸具有良好的机械性能，可用于修复长段神经缺损。人工合成材料具有良好的生物相容性和生物降解性，重要的是它们的分解对生物体几乎没有伤害。单一合成材料存在缺点，生产高纯度的聚合物单体需要花费大量的时间和资金，而且这种材料的弹性和硬度很差。目前共聚、扩链等化学方法和塑化、褪色等物理方法都可用于改善这些材料的性能。

（2）天然生物材料：组织修复中使用三种主要天然生物材料——胶原蛋白、丝素蛋白和明胶。Ⅰ型胶原导管是临床上使用最广泛的生物材料。纯化的Ⅰ型胶原蛋白广泛应用于神经组织工程，当用于长间隙神经缺损损伤时，它可以获得与神经移植物相似的效果，并帮助恢复效应器的功能。当其以适当的比例与壳聚糖和明胶组合时，材料的微观结构在所有尺寸上都是良好的，包括孔径，这对受损神经的康复具有积极作用。丝素蛋白材料可以促进神经生长因子颗粒等相关因子的释放，提供更多的营养因子和更合适的微环境来促进神经修复。丝素蛋白与背根神经节细胞具有良好的相容性，并支持细胞生长。明胶材料可用于修复周围神经损伤，减少神经重建过程中的显微操作，使修复更方便。与原弹性蛋白结合，明胶在体内降解得更慢，表明其有可能支持缓慢再生神经的生长。上述天然生物材料丰富且易于获得。天然生物材料还具有良好的生物相容性和生物降解性，并且易于在生物体内吸收。然而，每种天然生物材料都有其自身的缺点，有些容易破裂，有些在潮湿的环境中容易被侵蚀。一些天然材料不溶于水和普通有机溶剂，因此限制了其应用。化学改性和与其他材料的混合，可以改善其功能并促进其使用。

（3）新型可降解材料：壳聚糖由甲壳素脱乙酰基而成，在神经修复的早期阶段起支持、保护和引导作用，并且在再生过程中可以提供相对稳定的局部微环境。壳聚糖在神经修复和再生的后期逐渐被吸收和降解。当与骨髓间充质干细胞结合时，壳聚糖能促进周围神经损伤的修复。与藻酸盐支架相比，用于修复脊髓损伤的壳聚糖支架导致较少的瘢痕形成。石墨烯是一种二维碳纳米材料，具有良好的光学、电学和力学性能。当石墨烯的纳米颗粒掺入壳聚糖-明胶支架中，并用于修复大鼠的坐骨神经损伤时，可促进受损神经再生。石墨烯能降低炎症反应并加速内源性成神经细胞的迁移。聚苯胺-石墨烯复合材料以剂量依赖的方式提高了导电性和力学性能，其孔隙率、溶胀比和体外生物降解性均降低。这些新材料非常新颖，因此需要进一步研究以发现这些材料的优点和缺点，评估每种神经损伤的新技术与传统技术相比之下的成本和收益仍然很重要。

（4）用于组织工程的周围神经辅助技术：除了材料和设计的不断创新之外，人工神经组织工程还开发了各种相关的辅助技术。已经证实，脉冲电磁场和电刺激能有效地提高感觉神经和运动神经的轴突再生速率和准确性，感觉神经和运动神经使用具有纵向孔的导电支架作为材料来修复大鼠15mm坐骨神经缺损，导管周围的间歇性电刺激可用于促进感觉神经和运动神经功能的恢复。该设计已在美国专利及商标局（USPTO）注册。脉冲电磁场影响施万细胞的增殖，促进脑源性神经营养因子（BDNF）和胶质细胞源性神经营养因子（GDNF）的分泌。脉冲电磁场促进了大鼠颊神经挤压伤的再生修复。结合支架材料，脉冲电磁场加速了大鼠横断坐骨神经的功能恢复，被认为是一种有效、安全、可耐受的神经修复治疗方法。此外，脉冲电磁场还能缓解糖尿病患者神经病理性疼痛并修复神经损伤。结合电刺激，支架材料可以加速细胞增殖、分化，使神经突向外生长，形成髓鞘，从而促进周围神经再生。电刺激也可能治疗严重的神经病理性疼痛，改善患者的生活质量。神经超声是一种有价值的工具，可以检查创伤性神经损伤的病情，并及时对损伤部位进行医疗干预。这些辅助技术仍然需要相关的临床大数据样本来标准化，以调节这些方法并产生辅助技术操作规范。

2. 种子细胞　种子细胞植入受损的神经可以产生生长因子并影响细胞外基质，促进神经再生。神经组织工程中常用的种子细胞是分化成施万细胞的干细胞。最近胚胎干细胞的研究获得了进展，神经干细胞的使用和间充质干细胞作为优选的种子细胞并入了人工神经生物支架。施万细胞是外周神经系统中特异性的神经胶质细胞，其在髓磷脂的形成中起重要作用，为轴突提供支持和营养因子。Bhutto等于2016年发现载有生物活性物质的纳米纤维会影响施万细胞的增殖和迁移。施万细胞可通过多种因子影响周围神经修复，如微小RNA（miRNA）或长链非编码RNA（lncRNA）。其中miRNA-138可抑制施万细胞的增殖和迁移，而lncRNA TNXA-PS1的表达下调可加速增殖。胚泡期间（囊胚期），胚胎干细胞与细胞团分离。在适当的培养条件下，胚胎干细胞可诱导分化成多种细胞类型。在辅助三维支架内，相比二维支架，胚胎干细胞中神经生长因子（NGF）和血管内皮生长因子（VEGF）的增殖率和表达率更高。当与异源纤维蛋白密封剂结合时，胚胎干细胞改善了周围神经修复的再生。神经干细胞是在神经系统发育中具有多种分化潜能的原始细胞，并且具有低免疫原性。肝素交联的壳聚糖微球可以提高神经干细胞的成活率。与标准培养条件相比，该材料在维持神经干细胞生长方面具有优势，并已用于修复中枢神经损伤。最早在骨髓中发现的间充质干细胞来源于早期中胚层，并且是多能干细胞。间充质干细胞可以分化成多个组织细胞，是理想的种子细胞。当与乳酸-羟基乙酸共聚物纳米纤维支架结合时，骨髓间充质干细胞改善了横截面上的坐骨神经再生。这是由于干细胞释放神经营养因子，从而调节微环境。由于种子细胞总是被负载到支架材料中，失去了大部分原始活性和微环境。这些细胞可能在体内神经元修复中发挥不同的作用。保持细胞活力并为种子细胞创造最佳外周环境，对于成功修复受损神经至关重要。

3. 生长因子　生长因子的神经营养作用可以间接影响神经导管中的种子细胞。作为神经移植组织工程的一部分，可以将外源性生长因子添加到神经导管中。最常用的是NGF、BDNF和GDNF。负载有NGF的壳聚糖-丝素蛋白-胶原蛋白复合支架能维持生物活性成分的局部释放，用以治疗慢性周围神经压迫损伤。复合支架的降解产物能上调GDNF、早期生长反应蛋白-2（early growth response protein-2，EGR-2）和神经细胞黏附分子的表达，这对促进神经功能恢复很重要。排列整齐的核壳纳米纤维负载NGF，还可促进13mm宽度的间隙大鼠坐骨神经再生。BDNF在促进神经元成活、增加突触可塑性和神经发生方面是重要的。将表达BDNF的慢病毒载体注射到引导支架桥接的坐骨神经损伤部位时，可以增强周围神经再生。GDNF可以支持运动神经元的成活，为它们提供营养并调节神经元的发育和分化。与游离GDNF或游离及缀合的神经生长因子-β（NGF-β）和成纤维细胞生长因子2（FGF2）相比，GDNF与氧化铁纳米颗粒缀合以延长其活性，显著加快了髓鞘的发生和生长。神经营养因子-3（NT-3）、睫状神经营养因子（CNTF）和血管内皮生长因子（VEGF）也已被用于修复周围神经损伤。当与乳酸-乙醇酸共聚物导管结合时，NT-3增加神经干细胞向神经元的分化，发生突触连接，表现出突触活动，神经突被伴随的施万细胞髓鞘化。NT-3可通过改变施万细胞的生物学特性来影响周围神经修复。CNTF是从鸟类的睫状神经节中分离出来的，属于非靶向性神经营养因子。实验发现，可以用CNTF修饰的胶原蛋白支架和基本成纤维细胞生长因子有效促进小型猪面神经再生。层粘连蛋白可以修饰线性有序胶原支架，这种支架可以负载层粘连蛋白，结合CNTF来引导轴突生长并增强神经再生以及功能恢复。VEGF具有高度特异性，可促进迁移和血管内皮细胞的增殖。多能祖细胞具有促进VEGF-A依赖性作用的能力，用于神经导管中的外周神经修复。生长因子主要是蛋白质，它们的功能在高温、高压或与有机溶剂接触的条件下容易受到破坏，然而这些条件对于生产支架材料是必需的。因此，在制备材料期间还必须考虑对生长因子的保护。

4. 周围神经支架材料的临床应用 许多学者对用于周围神经修复的支架材料进行了临床研究。目前，已在临床上使用并经国家药品监督管理局（NMPA）批准的神经支架材料包括Ⅰ型胶原纤维导管（如NeuraGen、Neuroflex、NeuroMatrix、NeuraWrap和NeuroMend）、聚乙醇酸导管（如Neurotube）和聚D，L-丙交酯-ε-己内酯神经导管（如Neurolac）。

临床应用是开发产品的最后一环。周围神经再生组织工程研究涉及工业生产的基础研究，目前新产品还处于开发和商业化阶段，仍有一些问题需要解决，如选择神经生长因子、固定操作和缓释技术、释放动力学及其与再生的关系都需要进一步研究。

（顾立强）

参考文献

［1］ YAN L，GUO Y QI J. Iodine and freeze-drying enhanced high-resolution microCT imaging for reconstructing 3D intraneural topography of human peripheral nerve fascicles ［J］. Journal of Neuroscience Methods，2017，287（7）：58-67.

［2］ WILLIAMS L R，POWELL H C，LUNDBORG G，et al S.Competence of nerve tissue as distal insert promoting nerve regeneration in a silicone chamber ［J］. Brain Res. 1984.293（2）：201-11.

第 二 章

—

周围神经损伤的 基本知识

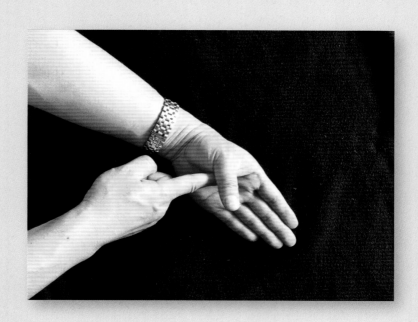

第一节
周围神经损伤的分类

一、Seddon 分类

在 1941 年 4 月英国生理学会的一次会议上，二战英国战伤外科总监 Seddon Herbert 提出了对周围神经损伤进行分类的初步想法。他认为周围神经损伤可分为神经解剖结构完全断裂、连续性存在的损伤和传导阻滞三种类型。与会专家对于分类没有大的争议，但对后两条提出了修改意见，认为连续性存在也包含了传导阻滞这种类型。1942 年，Seddon 爵士采纳了 Henry Cohen 教授的意见，给三种类型的损伤进行了命名，分别称为神经断裂、轴突断裂和神经失用。1943 年，他进一步解释了三种损伤类型的特点。

（一）神经断伤（neurotmesis）

神经所有组成部分完全断伤，需要手术缝合恢复功能，但不能完全恢复。

（二）轴突断伤（axonotmesis）

轴突断伤，但支持结构——施万细胞基底膜、神经内膜和神经束膜完整。神经纤维远断端发生沃勒变性。肱骨干骨折等造成的邻近神经损伤（连续性存在）即可能是这种损伤类型。早期临床表现与神经断裂相同，不能区分，但轴突断伤者在伤后几个月内功能可逐渐自行恢复，而恢复程度取决于神经内瘢痕的程度，以及感觉、运动神经纤维错长的比值。

（三）神经失用（neuropraxia）

神经传导功能暂时性丧失，但不伴解剖结构的改变，损伤部位远断端轴突并不发生沃勒变性。

此类型可能是神经缺血或是麻醉阻滞所致，神经功能在数日或数周后可自行恢复。因为恢复速度很快，排除了因再生而恢复的可能性。

二、Sunderland分类

Seddon分类至今临床常用。但许多医生，包括Seddon本人都注意到，虽然轴突断裂者可以自行恢复接近正常的功能，但仍然有一些患者伤后并未较好恢复功能。提示这种类型损伤，可能要进一步区分。1951年，澳大利亚Sunderland通过对300多例周围神经损伤患者进行分析总结，对Seddon描述的神经损伤类型进行了改良，提出了基于周围神经解剖结构的分类方法。

周围神经的基本组成单位是神经纤维，由轴突和由施万细胞组成的髓鞘构成。多根神经纤维组成神经束，外边包绕神经束膜。神经束内，神经纤维之间的液态组织是神经内膜。不同的神经束组成神经干，外边包绕神经外膜（图2-1-1）。

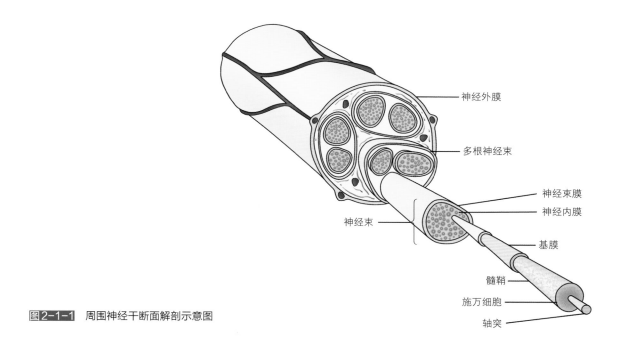

神经外膜

多根神经束

神经束膜
神经内膜

基膜

髓鞘
施万细胞
轴突

神经束

图2-1-1 周围神经干断面解剖示意图

Sunderland认为有些轴突断裂者，不仅轴突损伤，神经内支持结构包括神经内膜、神经束膜也同时损伤。轴突在再生过程中，并未沿原先的通道生长，而是"逃逸"到其他通道，因此，虽然也可再生，但因为错长等问题，恢复结果并不理想。Sunderland认为根据损伤造成的结果严重程度，由轻到重依次会累及轴突传导、轴突连续性、神经内膜管（及其内容物）、神经束（及其内容物），最终累及整个神经干。基于这些考虑，他建议将神经损伤由轻到重分为五级（或五度，表2-1-1）。

（一）Ⅰ度损伤

Ⅰ度损伤等同于Seddon分类中的神经失用，完全恢复需要数天至数周时间。

（二）Ⅱ度损伤

Ⅱ度损伤等同于轴突断伤，其完全恢复与沃勒变性和轴突再生速率（每天1mm）有关。

（三）Ⅲ度损伤

Ⅲ度损伤虽然也属于Seddon分类描述的轴突断伤，但其神经内膜也损伤，损伤处会有不同程度的瘢痕形成。虽然存在自行恢复的可能，但这种损伤不能完全恢复。Ⅲ度损伤的大多数患者不需要手术治疗。

（四）Ⅳ度损伤

Ⅳ度损伤累及轴突、神经内膜、神经束膜和神经外膜，损伤部位完全瘢痕化和纤维化，从而限制再生的轴突通过损伤部位。此类型损伤不会自行恢复，需要进行手术干预。

（五）Ⅴ度损伤

Ⅴ度损伤即Seddon分类中的神经断伤，需要手术干预治疗重建神经的连续性。

1988年，Mackinnon提出应存在Ⅵ度损伤（称之为混合型损伤）。Ⅵ度损伤指的是神经损伤后，受损处神经干内存在各种损伤类型，甚至还有未受损伤的神经束。其实Sunderland也指出了5种损伤类型可以合并出现这一现象，但是他并没有将其列为单独一型，使医生们陷入了进退两难的境地，其中一些受损的神经束预期存在恢复的可能，而剩余的神经束可能因为损伤严重需要手术干预。

简单来讲，神经损伤的分型应该分为良好-可恢复的类型（Sunderland Ⅰ、Ⅱ、Ⅲ度）和不好-不可恢复的类型（Sunderland Ⅳ、Ⅴ度）。前者基本不需要手术干预；后者需要手术治疗。

表2-1-1 神经损伤的程度分类、预后

神经损伤的程度		恢复分级	恢复	神经传导性检测	
Seddon分类	Sunderland分类			纤颤	运动单位动作电位
神经失用	Ⅰ度	良好	自主,快速,完全	无	正常
轴突断伤	Ⅱ度	良好	自主,缓慢,完全	出现	出现
	Ⅲ度	良好	自主,缓慢,完全	出现	出现
神经断伤	Ⅳ度	不佳	无恢复	出现	缺失
	Ⅴ度	不佳	无恢复	出现	缺失
	Ⅵ度(混合型损伤)	混合型	情况多变		

（陈山林）

第二节
周围神经损伤的诊断

一、临床诊断

各种原因都会造成周围神经的损伤，比如牵拉损伤（如产伤等引起的臂丛损伤）、切割伤（如刀割伤、电锯伤、玻璃割伤等）、压迫性损伤（如骨折脱位等造成的神经受压）、火器伤（如枪弹伤和弹片伤）、缺血性损伤（如肢体缺血挛缩时的神经损伤）、电烧伤（及放射性烧伤）、中毒、药物注射性损伤及其他医源性损伤等。周围神经损伤后，临床上必然会表现不同程度的运动和感觉障碍，以及自主神经功能失调。及时、精准的诊断才会有正确的针对性治疗，才能有更好的疗效。精准的诊断需要依据运动、感觉，以及自主神经功能紊乱所表现的临床特点，通过详尽的病史、细致的体格检查才能做出初步的临床诊断，再结合电生理、影像学方法的佐证，并排除其他可能的疾病才能最终得出。本节着重介绍周围神经损伤的临床诊断技能。

（一）询问病史

要以主诉为线索，询问时需要关注以下几点：

1. **发病过程** 了解发病过程有助于诊断和鉴别诊断神经损伤。急性还是慢性？比如急性外伤后就出现神经功能障碍，说明是外伤直接导致，比如切割伤、关节的骨折脱位等；如果是在受伤后不长时间内出现肢体的疼痛、麻木或肌肉运动功能障碍的，就有可能是肢体的骨筋膜室综合征导致的；骨折畸形愈合导致局部神经位置的改变，比如肱骨髁上骨折继发的肘关节畸形，会导致尺神经功能障碍；长期的糖尿病会导致以感觉神经和自主神经为主的周围神经病变，出现深部的钝痛、刺痛或烧灼样痛；长期接触工业毒物，可能会导致慢性中毒，引起周围神经病变，多在接触毒物一定时间后，出现四肢远端对称性运动感觉神经病变，多表现为手足麻木、发凉，四肢呈手套袜套样的感觉减退；恶性肿瘤放疗后导致神经纤维化或者局部的瘢痕压迫，最终缓慢出现症状。

2. 受伤机制　了解受伤机制有助于对神经损伤性质的判断。当切割伤后即时出现神经功能障碍，首先应考虑神经的断伤，需要及时修复；当车祸伤后即时出现肢体的完全或部分功能障碍，就要考虑神经牵拉伤或撕脱伤，需要结合体格检查和辅助检查来判断神经自发恢复的可能性；骨盆骨折合并下肢功能的障碍，就要考虑腰丛、骶丛神经的牵拉、撕脱伤或血肿压迫神经所致损伤。此外，如果术前神经功能正常，术后出现的功能障碍还要考虑可能有止血带损伤或医源性术中牵拉、切断、结扎，以及钢板压迫等所致损伤。

3. 损伤部位　周围神经在其走行中与周围组织关系密切，比如骨、关节、骨突、肌肉、韧带。锁骨骨折骨痂压迫会出现胸廓出口综合征的表现，肱骨骨折会出现桡神经损伤症状，腕关节骨折脱位会合并正中神经损伤，骨盆骨折会合并骶丛神经损伤，膝关节骨折脱位会出现胫神经、腓总神经损伤，肱骨外科颈骨折有可能损伤腋神经，孟氏骨折出现桡神经深支损伤，腕部小切割伤口会导致单纯正中神经断裂、尺神经断裂，手指的皮肤切割伤会导致单纯指神经断裂等。临床医生要熟知周围神经走行，这有助于不同神经损伤的判断。此外，术前，尤其是单纯骨干骨折的患者，要详细记载其相关神经在骨折后的功能状态，以免出现手术后难以说清楚是骨折造成的损伤还是术中医源性的损伤，这样既可以防止医疗纠纷的出现，又能避免由于漏诊影响神经功能的治疗和恢复。

（二）临床表现

1. 患者的面容表情和皮肤情况　慢性神经损伤的患者常常合并有灼性神经痛，会出现夜不能寐的痛苦表情。臂丛神经下干撕脱伤的患者会出现霍纳综合征（Horner syndrome）的表现。外伤或手术的患者会有皮肤瘢痕或伤口（图2-2-1）。

2. 运动功能障碍及肢体继发畸形情况　临床上同一神经不同平面的损伤，由于支配功能丧失的差异，会出现不同的运动功能障碍：桡神经在腋窝部的损伤就可能出现伸肘（肱三头肌）、伸腕

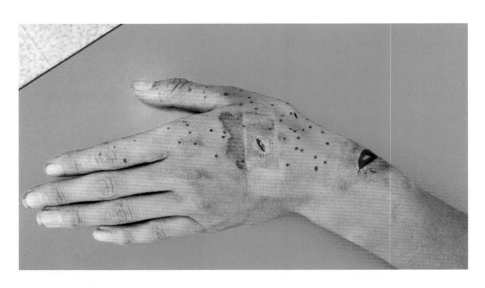

图2-2-1　腕背桡侧切割伤后即时出现虎口部位的感觉麻木，考虑桡神经浅支断伤

（桡侧腕长、短伸肌，尺侧伸腕肌）、伸拇（拇长伸肌）、伸指（指总伸肌）功能的完全丧失，而随着损伤平面的下移，功能障碍的表现也会逐步减轻，肱骨干骨折合并桡神经损伤会出现"三垂"畸形（图2-2-2），即垂腕、垂拇指、垂其余四指畸形；孟氏骨折合并桡神经损伤，通常会出现垂拇指、垂其余四指、伸腕桡偏畸形；正中神经在上臂没有分支，腕部损伤不会影响屈指功能，而大鱼际肌会由于正中神经返支的损伤而出现萎缩；骨间前神经（正中神经的分支）损伤会出现拇指、示指、中指屈指深肌功能障碍，出现枪手畸形；尺神经损伤后会出现爪形手畸形（图2-2-3），这是由于尺神经所支配的骨间肌和第3、4蚓状肌瘫痪，致使环指、小指掌指关节屈曲和指间关节伸直功能丧失，而指总伸肌与指深屈肌、指浅屈肌功能正常，继发出现掌指关节过伸、指间关节屈曲畸形，但高位神经损伤由于屈指深肌的功能也发生瘫痪，畸形反而显得不严重；腓总神经损伤后会出现足下垂畸形；胫神经损伤后由于足内在肌麻痹，会出现高弓足和爪形趾畸形；胸长神经损伤后会出现翼状肩胛（图2-2-4）；全臂丛神经损伤后会出现上肢连枷肢，臂丛神经上中干损伤后会出现"索贿手"畸形等。

3. 相应神经感觉功能障碍区　肢体神经的组成主要来源于臂丛神经和腰、骶丛神经分支，由于其组成复杂并存在变异性，临床上可以将上肢和下肢的感觉各分为5个关键支配点，有助于记忆和准确诊断：上肢的5个感觉关键点分别为 C_5—肘窝前外侧（肱骨外上髁）、C_6—拇指、C_7—中指、C_8—小指、T_1—肘窝前内侧（肱骨内上髁，图2-2-5）；下肢的5个感觉关键点分别为 L_3—股骨内侧髁、L_4—内踝、L_5—第3跖骨背、S_1—外踝、

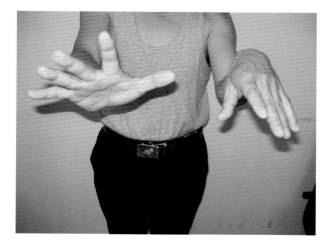

图2-2-2　左侧桡神经损伤导致左侧"三垂"畸形

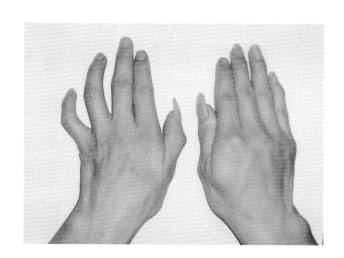

图2-2-3　左侧尺神经损伤后出现爪形手畸形

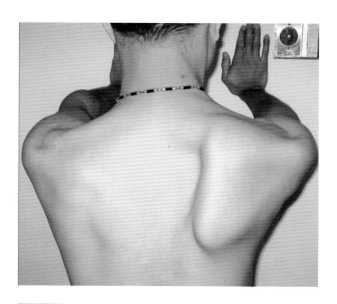

图2-2-4　胸长神经损伤后出现翼状肩胛

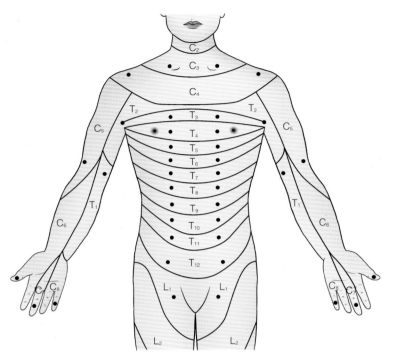

图2-2-5 上肢感觉关键点示意图

S₂—腘窝中线部位的皮肤（图2-2-6）。临床上在使用这些感觉支配点时要切记感觉支配的重叠性，需要多次检查，并结合感觉支配区（图2-2-7）来协助最终的损伤定位。

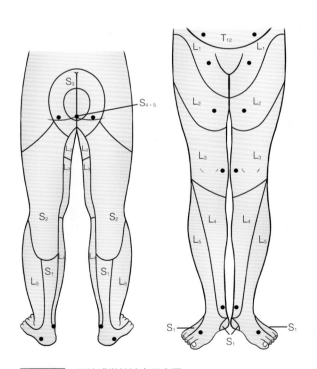

图2-2-6 下肢感觉关键点示意图

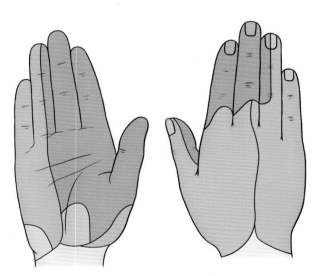

图2-2-7 手部三大神经的感觉支配区域示意图

红色为桡神经支配区域
绿色为尺神经支配区域
蓝色为正中神经支配区域

4. 自主神经功能障碍情况 肢体周围神经中包含有不同数量的交感性自主神经纤维，神经损伤后自然会出现各种不同程度的功能障碍，比如眼球内陷，眼裂下垂，瞳孔缩小，汗腺分泌障碍导致该神经支配区出汗减少或无汗（见于霍纳综合征，图2-2-8），皮肤变干燥、粗糙，变扁，变光滑发亮等。

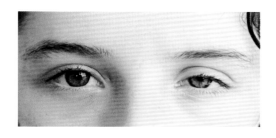

图2-2-8 交感神经损伤导致霍纳综合征，患者面部无汗、眼球内陷、眼裂下垂、瞳孔缩小

5. 肢体运动功能检查及其技巧 通常是以肌肉收缩对抗阻力的力量为标准，将肌力分为六级：①0级，表示肌肉完全麻痹，即令患者做某一关节的活动时，检查者既不能看到关节的活动，又不能触及活动该关节时肌肉的收缩。②1级，检查者可触及肌肉的收缩，但该肌肉的收缩不能产生关节的运动。③2级，在消除重力的条件下，关节活动可以正常完成。④3级，在抗重力的情况下，关节活动范围正常。⑤4级，关节在对抗中等阻力的情况下，活动范围正常。⑥5级，关节在完全对抗阻力的情况下，活动正常。提醒临床医生关注的焦点是，3级肌力最为关键，其是评判神经功能恢复的最低标准，检查的重点是在关节被动活动正常的情况下，在抗重力条件下，该肌肉收缩时关节活动能够完成最大动作时的力量，如果达不到此标准，肌力为2级，如果可以抗阻力，肌力为4级。

以下将按照上肢神经、下肢神经的顺序，依次介绍神经支配肌肉的检查方法。

（1）上肢肌肉功能检查方法（按照神经支配顺序排列）

1）副神经（起自颅根和脊髓根，支配斜方肌）。

斜方肌 肌肉起自枕骨、项韧带、C_7、T_{12}棘突及其棘上韧带，止于锁骨外1/3、肩峰及肩胛冈。主要功能：使肩胛骨内收，但主要是使其外旋。检查方法：当肩关节外展、外旋时，内收肩胛骨（即挺胸动作），需要斜方肌所有三部分肌纤维的收缩（图2-2-9），对于臂丛神经损伤的患者，仅能通过耸肩动作来检查，可以根据局部皮肤的褶皱程度来判断，如果有三个皱褶，就提示副神经功能良好，意味着可以作为神经移位的供体使用。

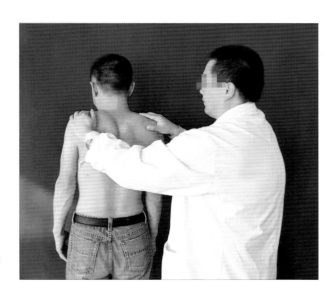

图2-2-9 斜方肌检查方法

嘱患者耸肩，根据局部皮肤皱褶程度与健侧对比，判断肌力情况

2）胸长神经（起自 C_5～C_7，支配前锯肌）。

前锯肌 位于侧胸壁，是一块四边形的宽大扁肌，起自第1～9肋的外侧面。前锯肌各肌束排列成多指状，根据肌束所附着的肋骨位置分为上（第1～2肋）、中（第3～5肋）、下（第6～9肋）三部分。其中起于第1～2肋的肌纤维止于肩胛上角的肋骨面；起于第2～4肋的肌纤维止于肩胛骨内侧缘；起于第5～9肋的肌纤维止于肩胛下角的肋骨面。前锯肌的收缩可使肩胛骨旋转。其上部和中部纤维收缩时，不仅能使肩胛骨向前移动，还能使其紧贴胸壁；其下部纤维收缩时，肩胛下角向外下方移动。前锯肌下部与斜方肌上部纤维的同时收缩，可使肩胛骨旋转，并使肩关节充分外展。检查方法：常用的是前推试验，即双手伸直位抗阻力前推时可见肩胛骨呈翼状翘起。

但并不是所有的臂丛神经上干损伤患者均会出现典型的翼状肩胛体征，对于这些患者，前推试验的检查并不能真实地反映前锯肌的功能状态。为此，王澍寰和赵书强设计了侧推试验（图2-2-10），具体操作如下。

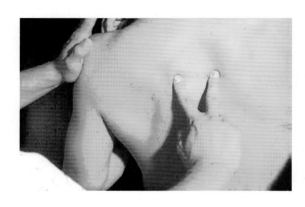

图2-2-10 侧推试验

患者取坐位，患侧在检查者一边，健侧靠在椅背或桌边，以稳定躯干。被试侧（患侧）的手放在同侧颈部。肘部自然贴胸壁，以放松胸大肌与胸小肌。如检查左侧，检查者左手放在被试者肩胛骨的外上角（包括肱骨头）外侧方偏后1～2cm处，用适当力量向内侧偏后推压，使肩胛骨内侧缘接近脊柱。当两者距离达到最小时，检查者用右手的示指触到肩胛骨内缘中段的边缘，同时用该手中指触到与示指所触点同一水平的脊柱棘突。嘱患者主动对抗其肩胛骨的外上角所受的侧推外力。此时检查者应注意以下两项指标：①最大指间距，即检查者右手示、中指间最大距离（注意示指要随所触及的肩胛骨内侧缘移动）。②最大对抗力，在嘱患者做对抗侧推力的重复动作时，检查者所施侧推力先要明显放松。在能够达到"最大指间距"的前提下，患者所能承受的最大侧推力，即称为"最大对抗力"。其大小也反映了前锯肌的功能。在分析"最大对抗力"大小时，应以健侧为标准，不应排除来自胸廓及对侧肩的力量。以此法评价前锯肌肌力（分为6级）：①5级。"最大指间距"和"最大对抗力"均与健侧相同或很接近于健侧。②4级。"最大指间距"和"最大对抗力"两项指标中，一项达到5级标准，另一项只达到3级标准。③3级。"最大指间距"为健侧的一半左右，同时"最大对抗力"虽然明显存在，但显著小于健侧。④2级。"最大指间距"和"最大对抗力"两项中，一项达到3级标准，另一项只达到1级标准。⑤1级。"最大指间距"虽存在，但显著小于健侧的一半，同时"最大对抗力"虽存在，但不明显。⑥0级。"最大指间距"和"最大对抗力"均为零或接近零。

3）肩胛背神经（起自 C_4～C_5，支配肩胛提肌、大小菱形肌）。

肩胛提肌　起于C_1～C_4横突后结节，肌纤维斜向下外，止于肩胛冈的肩胛骨脊柱缘及肩胛上角。主要功能：是牵拉肩胛上角，还有使肩胛骨内旋的作用。检查方法：患者头部向一侧屈曲，并将面部向同侧旋转，同时抬肩。检查者以双手分别在头及肩部加以抵抗，在胸锁乳突肌与斜方肌之间可以看到肩胛提肌的收缩（图2-2-11）。

大、小菱形肌　起自项韧带之下部，C_7及T_1棘突及其棘上韧带。肌纤维向下外方，止于肩胛骨脊柱缘之上部。大菱形肌起于T_2、T_6棘突及棘上韧带。肌纤维与小菱形肌平行，止于肩胛冈下方的肩胛骨脊柱缘。主要功能：使肩胛骨内收，并上提、内旋。检查方法：此肌被斜方肌覆盖，检查时可令患者手背置于腰部，放松斜方肌的张力，使肩胛骨处于外展外旋位。检查者以手指伸入患者肩胛骨的脊柱缘，嘱患者肘部向后抗阻力，若菱形肌功能完好，可以触及其收缩。肩胛骨产生内收内旋动作，并将手指由肩胛骨下挤出（图2-2-12）。

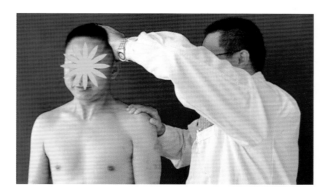

图2-2-11　肩胛提肌检查方法

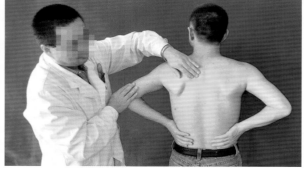

图2-2-12　大、小菱形肌检查方法

4）肩胛上神经（起自上干，主要是C_5，支配冈上肌、冈下肌）。

冈上肌　起于肩胛骨冈上窝，止于肱骨大结节上面及肩关节的关节囊。主要功能：使肩关节外展，自肩关节中立位开始外展15°，并将肱骨头稳定在关节盂内。肩关节若继续外展，则由三角肌起主要作用。检查方法：冈上肌为斜方肌所覆盖，若肩关节外展90°，前屈30°，呈完全内旋位，称为肩关节抗阻力外展检查（empty can test）；若肩关节外展90°，前屈30°，呈45°旋后位，称为肩关节抗阻力外展检查（full can test），在冈上窝可触及冈上肌的收缩（图2-2-13）。

冈下肌　起于肩胛骨冈下窝，止于肩袖的后上部结构。主要功能：使肩关节外旋，并保持肱骨头在关节盂的位置。检查方法：冈下肌被斜方肌及三角肌的后缘覆盖，检查时应使肩关节内收，紧贴胸壁并放松三角肌，在屈肘、前臂中立时抗阻力外旋肩关节，在冈下窝可以摸到该肌的收缩（图2-2-14）。

5）胸前外侧神经（起自C_5～C_6，支配胸大肌锁骨部）。

胸大肌锁骨部　起自锁骨近1/3处，肌纤维斜向下外。锁骨部分肌纤维的止点位置以最靠锁骨外侧的止点位置最高，止点越靠内侧位置越低。主要功能：内收肩关节，也有内旋作用。检查方法：使肩前屈90°，检查者对抗肩关节的内收，可见胸大肌上部肌纤维收缩（图2-2-15）。

6）肌皮神经（起自C_5～C_6，支配肱二头肌、喙肱肌、肱肌）。

肱二头肌 起点有二，长头起自肩胛盂上粗隆，短头起自肩胛骨缘突，止点主要在桡骨结节前部，另有肱二头肌腱膜止于前臂屈侧的深筋膜，肱肌起于肱骨干远端1/2，以及内、外侧肌间隔，止于尺骨冠突下部。主要功能：主要是肘关节屈曲及前臂旋后。后者的功能在屈肘位时力量较伸肘位强。其对肩关节还有些屈曲作用。肱肌主要功能为屈肘。检查方法：肱二头肌表浅，当前臂旋后位，抗阻力屈肘时可见肱二头肌收缩，在其远端深部为肱肌（图2-2-16）。

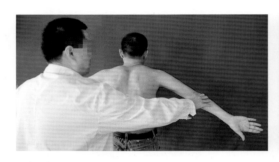

图2-2-13 冈上肌检查方法

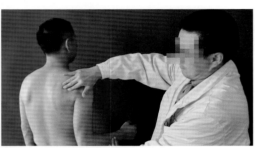

图2-2-14 冈下肌检查方法

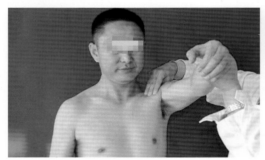

图2-2-15 胸大肌锁骨部检查方法

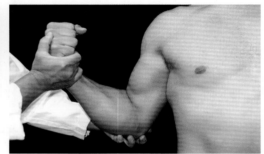

图2-2-16 肱二头肌检查方法

7）正中神经外侧头（起自 C_5～C_7，支配旋前圆肌、桡侧腕屈肌）。

旋前圆肌 旋前圆肌肱骨头起自肱骨内上髁的嵴部，内侧肌间隔及屈肌总起点；其尺骨头起于尺骨的冠突，肌纤维向外下，在肱桡肌深面止于桡骨干中1/3外侧。主要功能：是使前臂旋前，也有些屈肘功能，当前臂旋后时屈肘作用较好。检查方法：屈肘位，前臂抗阻力旋前，于其肌腹走行方向扪触可有肌腹收缩（图2-2-17）。

桡侧腕屈肌 起自屈肌总起点，以及前臂近端屈肌深筋膜。在前臂远端，其肌腱表浅，在腕部桡侧大多角骨处形成一单独腱鞘。其腱向前止于第2掌骨基底。主要功能：是强有力的屈腕肌，在与桡侧腕伸肌协同下也有使腕关节桡偏的作用。检查方法：此肌腱表浅，抗阻力屈腕并桡偏，在腕部偏桡侧可触及此绷起的肌腱（图2-2-18）。

8）胸前内侧神经（起自 C_8 和 T_1，支配胸大肌胸肋部）。

胸大肌胸肋部 起自整个胸骨前方，第1～6肋及腹外斜肌腱膜；胸骨上部的纤维，在近止点处位于该肌锁骨部止点的深面，其止点与之相混合。胸肋部下部纤维，以及起自腹外斜肌腱膜的纤维，斜向上外，位于胸肋部上部纤维的深面。其止点是扭曲的，即起点越靠下，止点越高。检查方法：上肢稍外展时，抗阻力内收肩关节，可见胸大肌下部纤维收缩（图2-2-19）。

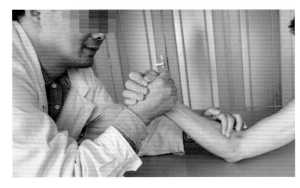

图2-2-17　旋前圆肌检查方法

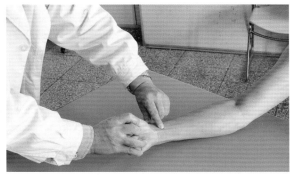

图2-2-18　桡侧腕屈肌检查方法

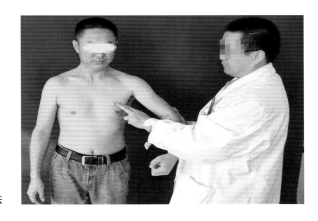

图2-2-19　胸大肌胸肋部检查方法

9）正中神经内侧头（起自C_8和T_1，支配掌长肌、指浅屈肌、拇长屈肌、示中指指深屈肌、旋前方肌、鱼际肌）。

掌长肌　起自屈肌总起点，位于前臂近端屈肌深对掌筋膜及肌间隔。其腱较长而扁，于腕部屈侧中间部，止于腕横韧带，并与掌腱膜相连续。有15%～20%的人掌长肌先天缺如。主要功能：屈腕，还有外展拇指作用。检查方法：在拇指外展位，对掌并用力相捏同时屈腕，掌长肌腱就呈弓起状态，做手握杯子的动作，可以清晰地看到该肌的收缩，也可以在抗阻力下屈指屈腕，如果掌长肌不缺如，会很清楚地看到其腱性部分（图2-2-20）。

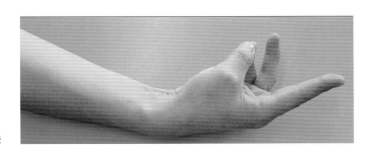

图2-2-20　掌长肌检查方法

指浅屈肌　指浅屈肌的内侧头起自屈肌总起点，位于尺侧副韧带及尺骨冠突基底的内侧缘；外侧头起自桡骨中上1/3处的屈侧。其肌腱分成四股，在前臂下端排成两层，浅层的两腱至中指及环指，深层的两腱至示指和小指。这些肌腱在掌骨头水平与指深屈肌腱进入共同的屈指肌腱鞘。在近节指骨中部，指浅屈肌腱分开成两束，并转向指深屈肌腱的背面，两束相互交叉后止于中节指骨中部。指浅屈肌腱的肌腹相互之间较为独立，故可以单独收缩，分别屈曲手指。主要功能：是屈曲近指间关节，若在屈指后继续收缩，还可屈曲掌指关节。检查方法：检查时可利用指浅屈肌相连成片状的特点，分别检查各指浅屈肌及肌腱的功能。拇指外其余四指中，如检查中指的指浅屈肌腱，可同时握住其他三个手指，使这三指掌指关节及指间关节呈伸直位，嘱患者屈曲中指。此时由于其他三指指深屈肌腱已被拉向远端，中指的指深屈肌腱变得松弛，因而不能再起屈指作用，只能依靠具有单独屈指功能的指浅屈肌来屈曲近指间关节（图2-2-21）。如被检查者能主动屈曲中指，说明指浅屈肌功能良好，但此方法不适用于示指，因为示指的指深屈肌也有独立屈指功能，当其他三指的指深屈肌腱被拉向远端时，示指的指深屈肌腱并未受到影响，因而用此方法检查示指是不准确的。在手掌部，有的环、小指指浅屈肌腱紧密地并在一起，相互之间有纤维性连接，当拉住中、环、小指时，小指指浅屈肌腱也不能发挥作用，无法屈曲小指近指间关节。故用此方法检查小指此时也不准确，有时会使人误认为无小指指浅屈肌腱。行此检查方法的关键点是，如果指浅屈肌功能正常，远指间关节可以自由被动活动。

拇长屈肌　拇长屈肌起于桡骨干屈侧中1/3及骨间膜，其肌腱位于肌腹一侧，为单羽状肌肉。在腕管内位于桡侧的最深层，经拇指内的腱鞘，止于拇指远节指骨基底。此肌在手掌内无蚓状肌及腱纽附着。主要功能：屈曲拇指指间关节，还可屈曲掌指关节。检查方法：检查时应将患者腕关节及拇指掌指关节固定，令患者主动屈曲指间关节，以此检查拇长屈肌的功能（图2-2-22）。

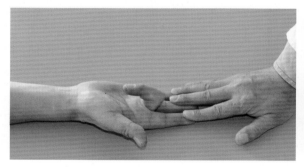 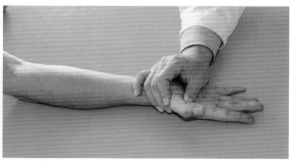

图2-2-21　指浅屈肌检查方法　　　　　　图2-2-22　拇长屈肌检查方法

示、中指指深屈肌　指深屈肌起于尺骨屈面近侧的1/3～1/2、骨间膜及深筋膜。其肌腹较大，可分两部分：外侧部分形成一独立的肌腱至示指；内侧部分较大，形成一粗大的肌腱，至腕部时会分成三股，分别至中指、环指及小指。在进入手掌之前，三股肌腱排列成片状，并无明显的界限。因此，只有示指具有独立屈指功能。在手掌部，有蚓状肌的起点附着于指深屈肌腱上。在掌骨头部，指深屈肌腱分别与指浅屈肌腱进入共同的屈指腱鞘，指深屈肌腱继续向远端走行，分别止于示、中、环、小指远节指骨基底。主要功能：主要屈曲远指间关节，还可屈曲近指间关节。在屈曲手指关节后，还可屈曲掌指关节。检查方法：固定手指中节和近节指骨，嘱患者屈曲远指间关节（图2-2-23）。

拇短展肌　起于腕横韧带远端的桡侧半，相当于大多角骨的嵴和舟骨结节。止点分两部分：一部分止于拇指掌指关节桡侧关节囊，并有少许纤维与拇短屈肌腱相连，最后抵止在桡侧籽骨；另有小部分肌腱行向背侧，止于拇指背侧伸腱扩张部。主要功能：可使拇指腕掌关节产生屈曲、外展及旋前的动作，也能使拇指掌指关节外展。止于伸腱扩张部的纤维还有伸展拇指指间关节的作用。检查方法：拇短展肌表浅，检查较容易。检查时，患者手掌向上，平放在桌面上，加阻力于拇指远节，令患者拇指向手掌平面垂直的方向立起，可看到并触及拇短展肌（图2-2-24）。

拇短屈肌 拇短屈肌的起点有两个头，浅头起自腕横韧带远端的桡侧，桡侧腕屈肌腱鞘和大多角骨；深头起于小多角骨掌面及其邻近的头状骨。两头会聚在一起，在其深面形成一沟，以容拇长屈肌腱通过。拇短屈肌在接近掌指关节处变成肌腱，有很薄的纤维与关节囊相连，并和掌侧纤维软骨板相连，最后止于桡侧籽骨以及近节指骨基底桡侧。另一部分纤维止于伸肌腱扩张部。主要功能：屈曲拇指的掌指关节。检查方法：在拇指指间关节处于伸展位时，一旦屈曲掌指关节，即可触及此肌收缩（图2-2-25）。

蚓状肌 蚓状肌共4条，其数字排列顺序同骨间肌。由桡侧向尺侧，第1、2蚓状肌为单羽状，在手掌部分别起自示指、中指指深屈肌腱的桡侧，并由正中神经支配；第3、4蚓状肌为双羽状，分别起自中环指及环小指指深屈肌腱的相邻两侧。正中神经支配的蚓状肌为第1、2蚓状肌。蚓状肌的起点在手指伸直位时位于手掌部，屈曲时其近端进入腕管，甚至可达桡骨的远端。蚓状肌纤维在指屈肌腱鞘管的起始部斜向手指桡侧，随同手指的神经血管位于掌骨间横韧带的掌面。但第1蚓状肌在第2掌骨桡侧，此处无掌骨间横韧带。通过蚓状肌管至手指，分别止于各指伸指肌腱扩张部的桡侧，延续至伸指肌腱的侧束，直至近节指骨头水平。主要功能：屈曲掌指关节，伸直指间关节，但以后者的作用为主。检查方法：单独检查蚓状肌不易，但可利用其伸直指间关节的作用来检查。将掌指关节屈曲，以放松骨间肌，然后令患者伸展指间关节，并与健侧对比来判断其功能（图2-2-26）。

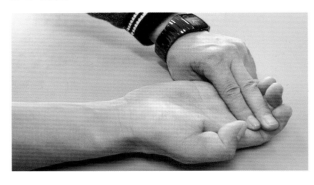

图2-2-23 示、中指指深屈肌检查方法

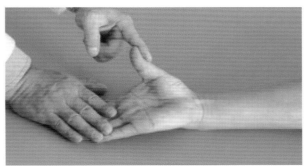

图2-2-24 拇短展肌检查方法

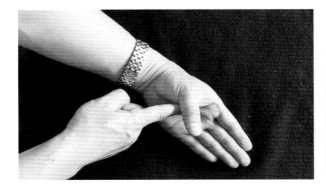

图2-2-25 拇短屈肌检查方法

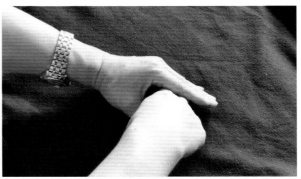

图2-2-26 蚓状肌检查方法

10）尺神经（起自C$_8$和T$_1$，支配尺侧腕屈肌、环小指指深屈肌、小鱼际肌、骨间肌、拇收肌、蚓状肌）。

尺侧腕屈肌 尺侧腕屈肌的肱骨头起自屈肌总起点，位于前臂近端屈肌深筋膜及肌间隔。尺侧头起于尺骨鹰嘴的内侧缘，尺骨上部的后侧缘，其腱止于豌豆骨。主要功能：屈腕。尺侧腕屈肌与尺侧腕伸肌协同可使腕关节尺偏。检查方法：紧握拳，并抗阻力屈腕，在腕部偏尺侧可触及其绷起的肌腱（图2-2-27）。

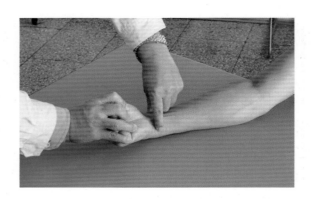

图2-2-27 尺侧腕屈肌检查方法

环小指指深屈肌 指深屈肌起于尺骨屈面近侧的1/3～1/2，位于骨间膜及深筋膜。其肌腹较大，可分成两部分：外侧部分形成一独立的肌腱至示指；内侧部分较大，形成一粗大的肌腱，至腕部分成三股，分别至中指、环指及小指。在进入手掌之前，三股肌腱排列成片状，并无明显的界线。因此，只有示指具有独立屈指功能。在手掌部，蚓状肌的起点附着于指深屈肌腱上。在掌骨头部，指深屈肌腱与指浅屈肌腱进入共同的屈指腱鞘，指深屈肌腱继续向远端分别止于示、中、环、小指的远节指骨基底。主要功能：主要屈曲远指间关节，也可屈曲近指间关节，在屈曲手指关节后还可屈曲掌指关节。检查方法：检查者固定患者手指的近指间关节于伸直位，主动屈曲远指间关节，即能检查出指深屈肌的功能情况（参照图2-2-23，动作换成固定环、小指的近指间关节）。

小指展肌 肌肉起自豌豆骨远端及其附近的韧带及腕横韧带。止点有二：一止于小指近节指骨基底的尺侧，一止于小指掌指关节的伸腱扩张部。主要功能：使小指掌指关节外展。检查方法：小指指间关节伸直，掌指关节外展时，在第5掌骨尺侧可看到并扪及小指展肌的收缩（图2-2-28）。

骨间肌 依照其起点和掌骨间隙的位置，以及对手的纵轴关系，分为掌侧骨间肌和背侧骨间肌两组。掌侧骨间肌有三块，起手指内收作用；背侧骨间肌有四块，起手指外展作用。骨间肌由桡侧向尺侧按数字来命名。

掌侧骨间肌 每块掌侧骨间肌各有一肌腹，都起自掌骨干近侧1/3。第1、2、3掌侧骨间肌，分别起自所作用手指的靠中指的一侧，即示指尺侧、环指桡侧及小指桡侧，其肌腱分别止于各指同侧的近节指骨基底及伸肌腱帽组织。主要功能：是使手指内收，即向中指靠拢，也有屈掌指关节、伸展指间关节的功能。检查方法：将手掌平放在桌面上，掌指及指间关节在伸直位，令患者将外展的手指内收。检查者将自己的手指放在被检查者手指之间，用内收的手指夹住，以此检查其功能（图2-2-29）。

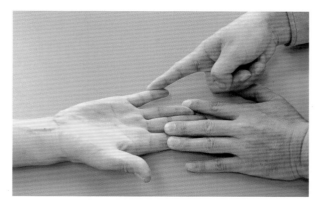

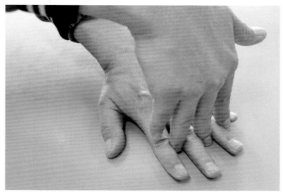

图2-2-28 小指展肌检查方法　　　　　　　　　　　**图2-2-29** 掌侧骨间肌检查方法

　　背侧骨间肌　起点有两个头，分别起自相邻的两掌骨干。第1背侧骨间肌起于第1、2掌骨相邻面，止于示指掌指关节桡侧；第2背侧骨间肌起于第2、3掌骨间，止于中指桡侧；第3背侧骨间肌起于第3、4掌骨间，止于中指尺侧；第4背侧骨间肌起于第4、5掌骨间，止于环指尺侧。背侧骨间肌的止点有两个头：一头较圆，止在各指近节指骨基底的侧方略偏掌面，并有纤维与关节囊、侧副韧带相连；另一头扁平，止于各指背伸腱扩张部。主要功能：使手指外展。第1～4背侧骨间肌分别使示指外展，中指桡、尺偏，环指外展。同时，此肌有屈曲掌指关节、伸展指间关节的作用。检查方法：将手掌平置于桌面上，手指伸直，示指及环、小指分别从中指纵轴向桡、尺侧分指，中指可向桡侧或尺侧偏斜，可在第2掌骨桡侧触及第1背侧骨间肌的收缩（图2-2-30）。此外，骨间肌的一个重要功能是使手指的掌指关节屈曲，指间关节伸直。利用这一点，可以检查骨间肌的功能。检查时，令患者在手指伸直情况下，屈曲掌指关节。正常情况下，掌指关节可屈曲90°，如患者不能完成这个动作，说明骨间肌有功能障碍。

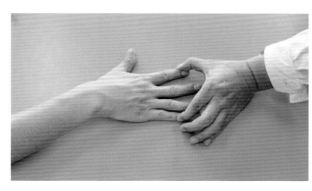

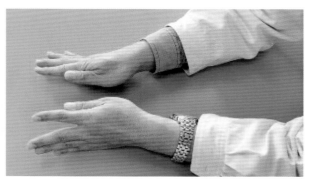

A　　　　　　　　　　　　　　　　　　　　　　B

图2-2-30 骨间背侧肌检查方法

A. 方法一　B. 方法二

　　蚓状肌　第3、4蚓状肌为双羽状，分别起自中环指及环小指屈指深肌腱的相邻两侧。蚓状肌的起点在手指伸直位时位于手掌部，屈曲时其近端进入腕管，甚至可达桡骨的远端。蚓状肌纤维在屈指肌腱鞘管的起始部斜向手指桡侧，随同手指的神经、血管位于掌骨间横韧带的掌面。但第1蚓状肌在第2掌骨桡侧，此处无掌骨间横韧带。然后通过蚓状肌管至手指，分别止于各指伸指肌腱扩张部的桡侧，延续至伸指肌腱的侧束，直至近节指骨头水平。主要功能：屈曲掌指关节，伸直指间关节，但以后者的作用为主。检查方法：单独检查蚓状肌不易，但可利用其伸直指间关节的作用来检查。将掌指关节屈曲，以放松骨间肌，然后令患者伸展指间关节，并与健侧对比来判断其功能（参照图2-2-26）。

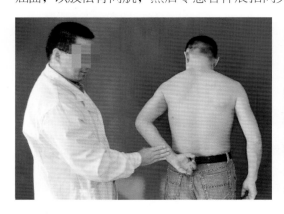

图2-2-31　肩胛下肌检查方法

11）上、下肩胛下神经（起自C_5～C_6，支配肩胛下肌）。

肩胛下肌　起自肩胛骨肋骨面，止于肱骨小结节及关节囊，形成肩袖的前分。主要功能：使肩关节内旋肌，和其他肩部肌肉一起防止肱骨头移位。检查方法：肩胛下肌位于肩胛骨的肋骨面，不易扪及。检查时，患者站立，肩关节内旋，手背紧贴于后背（即掌面向后），嘱患者抗阻力手离开背部，若无法抬离，就提示肩胛下肌损伤，检查者可给予适当阻力（图2-2-31）。

12）胸背神经（起自C_5～C_7，支配背阔肌）。

背阔肌　起自T_7以下到骶骨棘突、髂嵴后部、第10～12肋末端和肩胛下角，止于肱骨结节间沟内侧。主要功能：使肩关节内收、内旋和后伸，还可使肩胛骨下降及内旋，这一系列作用在用拐杖支撑身体时很重要。检查方法：嘱患者外展、前屈肩关节，并将前臂置于检查者肩部。检查者以手握住患者肘关节以对抗其肩关节内收、内旋及后伸的动作。此时检查者在胸侧方可以扪及背阔肌的收缩。背阔肌还有辅助呼吸的作用，检查者可以捏住背阔肌，嘱患者用力咳嗽，可感到其骤然收缩（图2-2-32）。

13）腋神经（起自C_5～C_6，支配三角肌、小圆肌）。

三角肌　起自锁骨外侧1/3的肩峰及肩胛冈处，止于肱骨干外侧的三角肌结节。主要功能：三角肌是强有力的肩关节外展肌，其前部纤维可以前屈及内旋肩关节，后部纤维可以后伸及外旋肩关节。三角肌的作用是在肩关节外展15°以后才开始发挥的。在此幅度以内的肩关节外展是由冈上（下）肌起作用导致的结果。在三角肌中央有一2cm的皮肤感觉区属腋神经支配，如三角肌麻痹常合并的此区皮肤感觉障碍。检查方法：肩关节在中立位，并屈曲肘关节，以使肩关节无旋转动作。在此位置外展肩关节或加以阻力，可见三角肌全部轮廓。在肩外展时，前屈、内旋并加阻力，可见三角肌前部纤维收缩；后伸、外旋并加以对抗，可见三角肌后部纤维收缩（图2-2-33）。

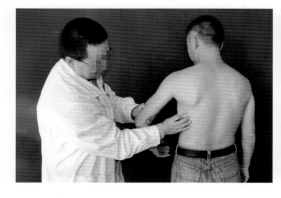

图2-2-32　背阔肌检查方法

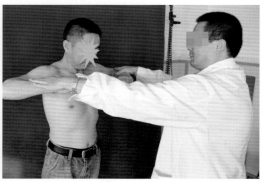

图2-2-33　三角肌检查方法

如果三角肌肌力不到3级，不能对抗上肢的重力，检查者可用辅助患者完成检查。若三角肌肌力处于0～1级，可支托患者肘部，使肩关节处于外展位，先嘱其内收肩关节，以使三角肌完全放松，此时较细微的肌肉纤维收缩就容易观察到或触及。另外，还要检查三角肌中央部的皮肤感觉区是否有异常。

小圆肌　小圆肌组成肩袖的一部分，是肩关节的外旋肌，也有稳定肱骨头（在关节盂）位置的作用。其检查方法同冈下肌。

14）桡神经（起自C_5～T_1，支配肱三头肌、肱桡肌、桡侧腕长伸肌、桡侧腕短伸肌、尺侧腕伸肌、指总伸肌、小指固有伸肌、旋后肌、拇短伸肌、拇长展肌、拇长伸肌、示指固有伸肌）。

肱三头肌　其长头起自肩胛盂下粗隆，外侧头起于肱骨桡神经沟上方的后侧，内侧头（较大）起于桡神经沟下方，位于整个肱骨干的后侧。肱三头肌的三部分所形成的肌腱越过肘关节，止于尺骨鹰嘴。主要功能：主要为伸肘，又由于其长头起于肩胛骨，对肩关节有辅助性的后伸及内收作用。检查方法：前臂中立位，肘关节屈曲135°，抗阻力伸肘，可见肱三头肌的收缩（图2-2-34）。

肱桡肌　起自肱骨外上髁嵴的上1/3处，止于桡骨下端的外侧。主要功能：屈曲肘关节，当前臂于中立位时力量最大。检查方法：在前臂中立位，抗阻力屈曲肘关节，在肘及前臂近端桡侧可见该肌肉的收缩（图2-2-35）。

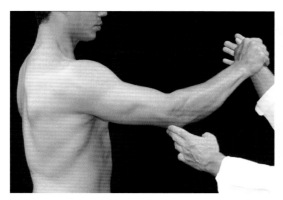

图2-2-34　肱三头肌检查方法

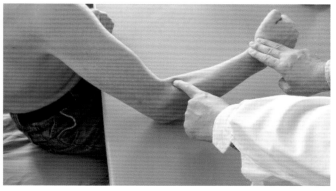

图2-2-35　肱桡肌检查方法

桡侧腕长伸肌与桡侧腕短伸肌　前者起自肱桡肌起点下方，即肱骨外上髁嵴下1/3，与后者平行，两肌肌腱在腕部共同位于第2纤维骨性鞘管内。后者起于肱骨外上髁伸肌总起点。前者止于第2掌骨基底背侧，后者止于第3掌骨基底背侧。主要功能：主要是伸腕，与桡侧腕屈肌共同作用，也可使腕关节桡偏。检查方法：先使患者的手自然、松弛地放在桌面上，手背向上。检查者以手指置于该手第2、3掌骨基底部。然后嘱患者握拳，由于屈指肌与伸腕肌有协同作用，握拳时可清楚地触知伸腕肌腱紧张弓起。这种方法可以排除伸指肌腱的干扰，更清楚地显示伸腕肌腱的作用（图2-2-36）。

尺侧腕伸肌　一头起自肱骨外髁的伸肌总起点，另一头起自尺骨上1/2的后侧缘及深筋膜。在腕背部，其肌腱经过第6纤维骨鞘管，止于第5掌骨基底背侧。主要功能：主要是伸腕，并可使腕部尺偏。检查方法：嘱患者握拳、抗阻力，向背、尺侧伸腕时，可在尺骨茎突的远方摸到此肌腱（图2-2-37）。

指总伸肌　起于伸肌总起点，形成四条肌腱，在腕背与示指固有伸肌腱一起穿过第4纤维骨性鞘管，分别到达第2～5指，各腱在掌指关节处形成三角形的腱帽状组织，腱的深面有纤维与背侧关节囊相连，并有部分腱纤维止于近节指骨基底。在腱帽的两侧分别有掌侧骨间肌及背侧骨间肌附着。此时的指总伸肌分成三条：中央腱束止于中节指骨基底背侧，两侧腱束在近指间关节背侧两旁向前，在中节指骨远端会成一股，止于远节指骨基底的背侧。在手背部掌骨远端，各伸肌腱之间，有斜行的腱性连接，称腱联合。主要功能：伸掌指关节。如果控制掌指关节不过伸，伸指力量可通过中央腱束及侧腱束传至远端，从而伸展指间关节。检查方法：检查伸指功能时，为避免屈腕引起的被动牵拉作用，应使腕关节稳定在背伸位，同时应主动屈曲指间关节，抗阻力伸展掌指关节，即可见到指总伸肌腱隆起（图2-2-38）。

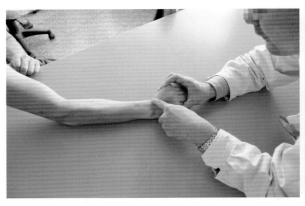
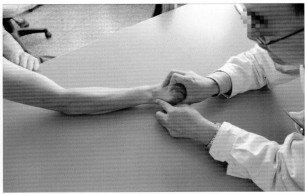

图2-2-36　桡侧腕长伸肌与桡侧腕短伸肌检查方法　　图2-2-37　尺侧腕伸肌检查方法

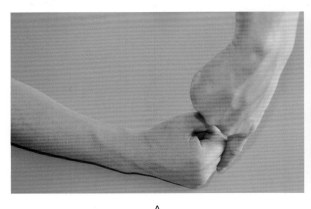
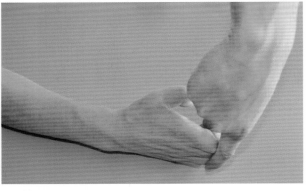

A　　　　　　　　　　　　　　　　　　B

图2-2-38　指总伸肌检查方法

A. 步骤一　B. 步骤二

但应注意，在手背部因各伸肌腱间有腱性连接，在腱性连接的近端，某一手指的伸肌腱断裂后，仍可以通过腱性连接有伸展该掌指关节的动作，但力弱而且伸展幅度不及正常指。示指和小指还有固有伸肌腱。如果指总伸肌腱断裂，仍有伸展掌指关节功能，虽伸展范围正常，但力量不如健侧。

小指固有伸肌　起于伸肌总起点及肌间隔，在腕背部通过第5纤维骨性鞘管，在手背部分成两束，桡侧束与小指指总伸肌腱相连，尺侧束是独立的。两者均在掌指关节侧形成腱帽。主要功能：作用同小指指总伸肌。检查方法：拇指和其他三指屈曲，单独抗阻力（由检查者伸指压住）伸小指（图2-2-39）。

旋后肌　此肌扁平呈菱形，一部分起自肱骨外上髁、肘关节桡侧副韧带及桡骨头环状韧带，另一部分起自尺骨上端的外侧。肌纤维向下外，经过桡骨的后外侧，止于桡骨前方。其止点位于旋前圆肌的近端。在两肌交叉部形成一纤维带，称弗龙斯弓（Frohse弓）。桡神经从其深部通过，此处是神经嵌压的好发部位之一。主要功能：前臂旋后，屈肘时由于有肱二头肌的协同作用，旋后力量较强；前臂旋后力量较旋前者强。检查方法：将前臂以旋前位放于平桌上，肘关节屈曲并放松肱二头肌，抗阻力前臂旋后时，在桡侧腕长、短伸肌及肱桡肌深面会触及收缩的旋后肌（图2-2-40）。

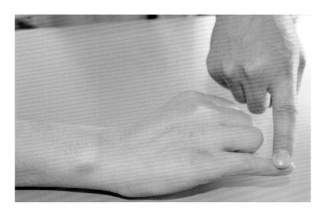

图2-2-39 小指固有伸肌检查方法

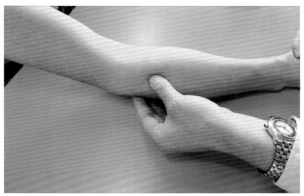

图2-2-40 旋后肌检查方法

拇长展肌和拇短伸肌　拇长展肌起于旋后肌的下方，包括尺骨、桡骨及骨间膜，向下在桡骨远端，与拇短伸肌腱共同通过腕背桡侧第1纤维骨性鞘管，止于第1掌骨基底的前外侧。拇短伸肌起于桡骨背侧，拇长伸肌起点的远端及骨间膜处，其在拇长展肌尺侧，与拇长展肌腱一起斜行越过桡侧腕长、短伸肌腱的浅面，经过共同的纤维骨性鞘管，止于近节指骨基底的背侧，通常有一束肌腱与拇长伸肌腱相连。主要功能：拇长展肌并不是拇外展肌，实际上拇长展肌收缩可以牵拉第1掌骨斜向桡背侧，并同时旋后，使拇指指腹和手掌近乎位于同一平面。在拇外展运动中，对拇指腕掌关节起稳定作用，使拇指腕掌关节伸展并略桡偏。拇短伸肌的功能是伸展拇指掌指关节。检查方法：抗阻力伸展拇指，在桡骨茎突远侧，可触及此二肌腱。然后抗阻力外展拇指，即可清楚地扪及更靠桡侧的拇长展肌腱及更靠尺侧的拇短伸肌腱，此部位也正是鼻烟窝的桡侧边界。检查拇短伸肌时要摆出拇指指间关节伸展位，先屈曲拇指掌指关节，再伸展，此时可在第1掌骨中段触及绷起的拇短伸肌腱（图2-2-41）。

拇长伸肌　起于桡骨背侧和骨间膜，在拇长展肌起点的下方。其肌腱在桡骨下端背侧经过第3纤维骨性鞘管，绕过李斯特结节（Lister结节）后，斜向桡侧，在第1掌骨头处形成伸腱扩张部，接受来自拇短伸肌腱、拇短展肌及拇收肌的肌腱部分纤维，最后止于拇指远节指骨基底背侧。主要功能：伸展拇指指间关节及掌指关节，其中伸展指间关节的功能是主要的。检查方法：检查时应注意腕关节，避免垂腕时被动牵拉肌腱引起伸拇的假象。还应注意稳定拇指的腕掌关节及掌指关节，以防用屈拇及拇指外展的动作通过被动牵拉伸拇肌腱表现伸拇的活动。止于拇指伸腱扩张部的拇短展肌、拇短屈肌及拇收肌均有少许主动伸展拇指指间关节的功能，但力弱，需注意加以鉴别。另外，拇短伸肌也有少许伸展指间关节的作用。检查方法：可将患手置于伸腕、伸展拇指掌指关节的拇指内收位，令其伸展拇指指间关节。感受伸展的力量及观察到在第1掌骨尺侧绷起的肌腱。还可将患手平放于桌面上，嘱患者单独向上抬起拇指，此时可在鼻烟窝尺侧见到（并触到）绷起的拇长伸肌腱（图2-2-42）。

示指固有伸肌　位于示指总伸肌腱的尺侧，不易观察到。检查方法：先令拇指外的其他三指屈曲，以松弛这些指的伸肌腱，消除其影响，再令示指单独伸展以检查其功能（图2-2-43）。

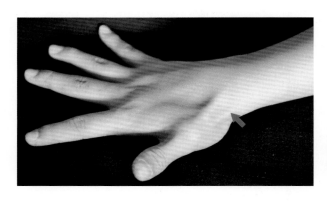

图2-2-41　拇长展肌和拇短伸肌检查方法

绿色箭头示抗阻力时绷起的更靠桡侧的拇长展肌腱和更靠尺侧的拇短伸肌腱

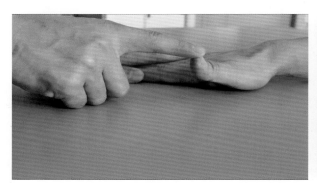

图2-2-42　拇长伸肌检查方法

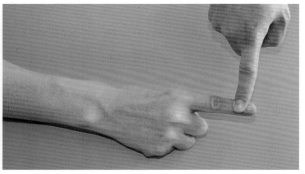

图2-2-43　示指固有伸肌检查方法

总之，上肢神经功能障碍需要仔细检查每一块相关肌肉的功能，在检查时需要熟记臂丛神经组成神经根的关键支配肌，其中C_5主要组成腋神经，支配三角肌；C_6主要组成肌皮神经，支配肱二头肌；C_7主要组成桡神经，支配伸腕肌；C_8主要组成正中神经，支配中指屈指深肌；T_1主要组成尺神经，支配小指展肌。

（2）下肢肌肌肉功能检查方法（按照神经支配顺序排列）

1）髂肌和腰大肌肌支（起自$L_2 \sim L_4$神经根分支，支配髂腰肌）。

髂腰肌　髂腰肌由腰大肌和髂肌组成，是强而有力的屈髋关节肌肉。腰大肌起自T_{12}和$L_1 \sim L_5$椎体侧面和横突，髂肌起自髂窝，止于股骨小转子。主要功能：近端固定时，使髋关节屈曲和外旋。远端固定时，一侧收缩会使脊柱向同侧屈，两侧收缩会使脊柱屈曲和骨盆前倾。检查方法：患者应呈平卧位，抗阻力屈曲髋关节，医生可以在髂窝部至大腿根部之间摸到髂腰肌在收缩

（图2-2-44），根据是否能完成整体屈髋动作来评定肌力的大小。

2）闭孔神经（起自L_2～L_4神经根，支配股内收肌群）。

股内收肌群　位于大腿的内侧，起自闭孔周围的骨面，止于股骨粗线（但股薄肌止于胫骨上端），分层排列。浅层自外侧向内侧有耻骨肌位于大腿上部，髂腰肌的内侧，有屈髋兼内收作用。长收肌，在耻骨肌内侧；股薄肌，在大腿最内侧。深层有短收肌，在耻骨肌和长收肌的深面，大收肌位于上述各肌的深面，止点处的腱和股骨之间有一裂孔，称收肌腱裂孔。检查方法：患者取平卧位，抗阻力轻屈曲并内收髋关节，在大腿内侧触摸到正在收缩的内收肌（图2-2-45）。

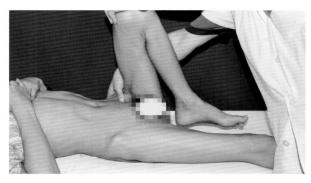

图2-2-44　髂腰肌检查方法

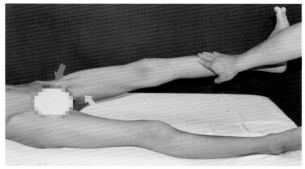

图2-2-45　股内收肌群检查方法

绿色箭头示缝匠肌，粉色箭头示股内收肌群

3）股神经（起自L_2～L_4神经根，支配股四头肌、缝匠肌）。

股四头肌　是全身最强大的肌肉，位于大腿前面，有四个头。股直肌起自髂前下棘；股中肌起自股骨体前面；股外侧肌起自股骨粗线外侧唇；股内侧肌起自股骨粗线内侧唇。四个头合并成一条肌腱，包绕髌骨，向下形成髌韧带止于胫骨粗隆。主要功能：近端固定时，股直肌可使髋关节屈曲，整体收缩可伸膝关节。远端固定时，也伸膝关节，维持人体直立姿势。检查方法：患者取坐位，膝关节屈曲，小腿下垂，然后抗阻力伸直膝关节，如果膝关节被动活动正常，能够主动完成伸直动作为3级肌力（图2-2-46）。

缝匠肌　位于大腿前内侧浅层，肌纤维从大腿外上方向内下斜行。它是人体中最长的肌肉，呈梭形，是股部重要的肌性标志。起自髂前上棘，止于胫骨粗隆内侧面。主要功能：近端固定时，使髋关节屈和外旋，并使膝关节屈和内旋。远端固定时，两侧收缩，使骨盆前倾。检查方法：患者取仰卧位，被检查肢体膝关节和髋关节微屈曲，检查者一手置于膝关节上方内侧对抗患者髋内收和膝关节内旋，可以摸到或看到斜行的缝匠肌收缩（图2-2-47）。

4）臀上神经（起自L_5、S_1神经根，支配臀中肌、臀小肌）。

臀中肌、臀小肌　臀中肌和臀小肌位于髂骨翼外面，臀中肌后部位于臀大肌深层，臀小肌位于臀中肌深层。起于髂骨翼外面，止于股骨大转子。主要功能：近端固定时，使髋关节外展。前部使髋关节屈和内旋，后部使髋关节伸和外旋。远端固定时，一侧收缩使骨盆向同侧倾，两侧前部肌纤维收缩使骨盆前倾，后部肌纤维收缩使骨盆后倾。检查方法：患者取侧卧位，抗阻力外展髋关节，检查者在髂骨外面、臀肌粗隆上方触摸到臀中肌收缩（图2-2-48）。

5）臀下神经（起自 L_5、S_1、S_2 神经根，支配臀大肌）。

臀大肌 位于骨盆后外侧，是宽厚的四方形肌肉，几乎占据全部臀部的皮下。起于髂骨翼外面及骶、尾骨背面，止于股骨臀肌粗隆和髂胫束。主要功能：大腿后伸和外旋。检查方法：患者取俯卧位，轻微屈膝抗阻力后伸髋关节，在臀部可以看到或触摸到臀大肌的收缩（图2-2-49）。如果肌力弱，可以让患者做"夹屁股"的动作来辅助。

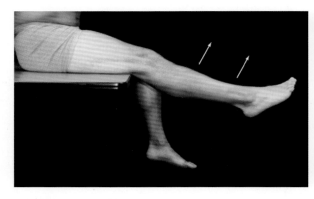

图2-2-46 股四头肌检查方法

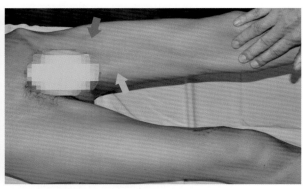

图2-2-47 缝匠肌检查方法

绿色箭头示收缩的缝匠肌，粉色箭头示股内收肌群

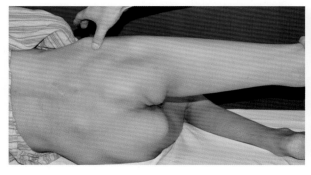

图2-2-48 臀中肌和臀小肌检查方法

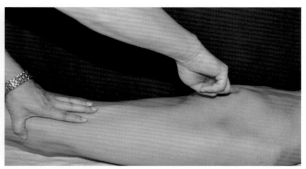

图2-2-49 臀大肌检查方法

6）胫神经（起自 L_4、L_5、S_1～S_3 神经根，支配腘绳肌、小腿三头肌、趾屈曲肌肉）。

腘绳肌（L_4、L_5、S_1、S_2 神经根） 包括大腿外侧的股二头肌和大腿内侧的半腱肌、半膜肌。股二头肌有长、短两个头，长头起自坐骨结节，短头起自股骨粗线，两头合并后，止于腓骨头，近端固定时，使膝关节屈曲和外旋，长头还可伸髋关节，而远端固定时，两侧收缩，使大腿在膝关节处屈曲。半腱肌和半膜肌起自坐骨结节，止于胫骨上端内侧及胫骨内侧髁的后面，近端固定时，使膝关节屈曲和内旋，还可伸髋关节，远端固定时与股二头肌功能相同。检查方法：患者取俯卧位，检查者握住患者的踝部，令患者抗阻力屈曲膝关节，在膝部后内侧和外侧可以触摸到收缩的半腱肌、半膜肌及股二头肌（图2-2-50）。

小腿三头肌（S_1、S_2 神经根） 位于小腿后部，包括浅层的腓肠肌内、外侧头和深层的比目鱼肌。腓肠肌内、外侧头分别起自股骨内、外上髁，比目鱼肌起自胫骨和腓骨后上部，三者会合成为跟腱，止于跟骨结节。其近端固定时，使踝关节屈曲（跖屈），腓肠肌还可使膝关节屈曲；远端固定时，可使小腿在踝关节处固定，协助膝关节固定，维持人体直立。检查方法：患者取仰卧位，抗阻力屈曲踝关节，可以触摸（或看到）肌肉的收缩（图2-2-51）。

趾屈曲肌肉（S_2、S_3神经根）　分为趾长屈肌和蹋长屈肌，其中前者附着于胫骨后方，止于第2～5趾的远节趾骨底；后者起自腓骨下2/3及后肌间隔，止于蹋趾远节趾骨底。主要功能：屈曲蹋趾和其余四趾。检查方法：患者取仰卧位或坐位，抗阻力屈曲蹋趾或远趾间关节，根据关节活动范围，判断肌力（图2-2-52）。

7）腓总神经（起自L_4、L_5、S_1、S_2、S_3神经根，支配胫骨前肌、趾长伸肌、蹋长伸肌）。

胫骨前肌（L_4、L_5神经根）　位于小腿前外侧浅层。起于胫骨体外侧的上2/3，止于内侧楔骨内和第1跖骨底。其近端固定时，使踝关节伸（背屈）、内翻；远端固定时，使小腿在踝关节处伸以维持足弓。检查方法：患者取平卧位，检查者一手放于患者足背内侧，令患者抗阻力足背伸、内翻，可以看到绷起收缩的肌腱（图2-2-53）。

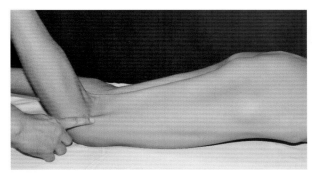

图2-2-50　半腱肌、半膜肌和股二头肌检查方法

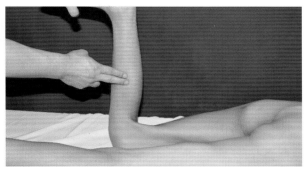

图2-2-51　小腿三头肌检查方法

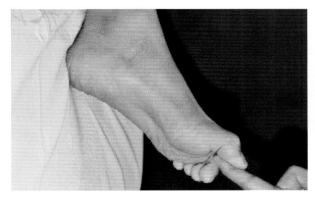

图2-2-52　蹋长屈肌和趾长屈肌检查方法

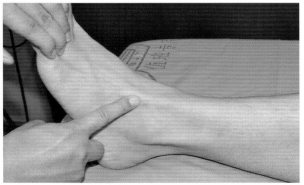

图2-2-53　胫骨前肌检查方法

趾长伸肌和蹋长伸肌（L_5、S_1、S_2神经根）　起于胫腓骨上端和骨间膜，止于蹋趾远节趾骨和第2～5趾远节趾骨底，主要功能：伸蹋趾和足趾。检查方法：患者仰卧位，抗阻力伸直足趾和蹋趾，可以触摸到或看到绷起收缩的肌腱，根据关节活动的范围来判定肌力的大小（图2-2-54）。

8）腓浅神经（起自L_5、S_1、S_2神经根，支配腓骨长、短肌）。

腓骨长、短肌　起于腓骨外面，腓骨长肌起于内侧楔骨和第1跖骨底，腓骨短肌止于第5跖骨粗隆，主要功能：足外翻、跖屈并维持足横弓。检查方法：患者取仰卧位，检查者一只手放于患者足外侧缘及足底，然后患者抗阻力完成跖屈、使足外翻动作，此时可以在小腿外侧摸到（或从足外侧看到）收缩的肌肉（图2-2-55）。

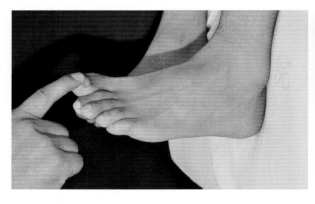

图2-2-54　跛长伸肌和趾长伸肌检查方法

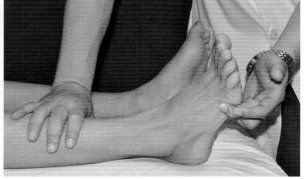

图2-2-55　腓骨长、短肌检查方法

6. 感觉功能检查　周围神经干不仅包含运动神经纤维，还包含感觉神经纤维，感觉神经在人体皮肤的分布是区域性的，并且有重叠，根据感觉减退的范围可以确定对应的神经损伤，进而推断出涉及的神经根。感觉功能评定分为八级：①S0级。神经支配区域感觉完全缺失。②S1级。深部痛觉存在。③S1＋级。浅痛觉存在。④S2级。浅痛觉和轻触觉存在。⑤S2＋级。浅痛觉和轻触觉存在，有感觉过敏。⑥S3级。痛觉和触觉恢复，感觉过敏消失。⑦S3＋级。痛觉和触觉存在，辨别觉恢复。⑧S4级。感觉功能完全恢复。

7. 自主神经功能检查　肢体副交感神经功能失常后会出现皮肤营养、汗腺分泌以及血管舒缩功能的障碍，临床需要根据具体情况分析，综合判断。

总之，根据以上详细的体格检查，可以确定大多数患者的神经损伤部位，也能得出一个比较准确的临床诊断，结合病史，以及肌电图、影像学（磁共振和超声）等辅助检查，在排除了其他可能的疾病之后，就能获得一个精确的临床诊断，为后续的针对性精准治疗提供可靠依据。需要提醒的是，临床医生在诊断过程中一定要先根据病史和仔细的临床查体做出临床诊断后，再用相关的辅助检查佐证从而得出精确诊断，切不可本末倒置。仅依靠辅助检查就做出诊断并给予治疗是责任心缺失的表现。

（李文军）

二、电生理诊断

（一）基本概念

电生理诊断是20世纪50年代开始应用于临床的一项检查技术，目前被公认为是神经肌肉疾病检查的延伸，对神经肌肉疾病的定位、特点和病变程度的判断可提供重要的信息，在临床诊断中是影像学检查、组织化学、分子生物学和基因检测均不能取代的检查技术。广泛应用于神经内科、脑外科、康复科、骨科、职业病科、运动医学科、精神科及儿科等领域。电生理检查技术在神经解剖学基础上，对感觉和运动障碍进一步定位，为临床提供更确切、更详细和更客观的定位诊断依据。

电生理诊断技术主要包括肌电图（electromyogram，EMG）、神经传导速度（nerve conduction velocity，NCV）、寸移技术（inching technique）、F 波、重复神经电刺激（repetitive nerve stimulation，RNS）、皮肤交感反应（sympathetic skin response，SSR）、单纤维肌电图（single-fiber electromyography，SFEMG）等。

1. 电生理诊断的目的

（1）补充临床的定位诊断

1）辅助临床检查明确病变部位：前角运动细胞、神经根、神经丛、周围神经、神经肌肉接头（包括突触前膜和后膜）和肌肉。

2）提高早期诊断的阳性率和发现临床下病变，对隐袭起病者更有价值。

3）辅助发现临床不易识别的病变。

4）鉴别中枢和周围神经病变，判断病变累及的范围。

（2）为临床定性诊断提供线索

1）NCV 的测定提示病变部位是以轴索损害为主，还是以脱髓鞘损害为主，抑或是两者并重，如吉兰-巴雷综合征（Guillain Barré syndrome）就是以脱髓鞘为主，而酒精中毒等中毒性周围神经病多以轴索损害为主。还可以通过 NCV 的测定来确定遗传性神经病的 I 型和 II 型。

2）某些电生理的特异性所见有助于缩小疾病诊断的范围，甚至是唯一确诊的方法：肌强直放电提示强直性肌营养不良，RNS 低频刺激波幅递减提示重症肌无力，RNS 高频刺激波幅递增提示兰伯特-伊顿综合征（Lambert-Eaton syndrome）。多条神经部分传导阻滞有助于多灶性运动神经病（multifocal motor neuropathy，MMN）的诊断，仅靠症状是无法确诊的。

3）有助于判断病变是处于急性期、恢复期，还是稳定期。

（3）有助于判断病变的严重程度，客观评价治疗的效果，判断预后。

2. 电生理诊断的原则

（1）明确神经病变的解剖分布是电生理诊断的基本内容——空间上的特点

1）能够通过最少的神经和肌肉检查项目，获得最多的和足够的信息，并准确地反映患者的病变范围，是成为一名合格电生理检查医生的基础。

2）检查者应具有丰富的临床经验和解剖学基础，知晓神经内科、脑外科及骨科中周围神经损伤的疾病诊断要点，将电生理检查结果与临床表现结合起来分析，才能真正将电生理诊断当成神经系统体格检查的延伸。

（2）重视神经病变随时间演变的过程——时间上的特点

1）疾病的发生发展有一个过程，在病程的不同时期电生理表现有所不同。

2）必须动态地分析不同阶段的电生理特点，对某些疾病需要随诊复查。

（3）注意不同检查项目所反映的严重程度和特点，以及其与临床的相关性，并进行比较，这有助于鉴别诊断。

（4）当患者并非单一病变，而是两种或多种疾病共存或多个部位受累时，需要对其进行鉴别，这是电生理诊断中的难点。

3. 电生理诊断结论中需要注意的问题

（1）诊断结果的描述应客观、准确和简洁，尽可能为临床提供帮助。不应仅仅满足于判断是否存在神经源性损害，还应尽可能提供定位诊断方面的建议或依据。

（2）诊断结果的解释必须与临床相结合，才有可能得出有价值的结论。

（3）电生理检查能够提示诊断线索，但是不能进行准确的定性，结论中可以提示是否支持临床诊断。

（4）电生理检查方案是一个动态的过程，不同患者检查有一定的共性，但是每个患者临床情况各不相同，各有特点，检查应有针对性。根据检查所见，随时调整检查方案，直到得出可以解释患者临床症状的检查结果。

4. 电生理检查正常值意义和结果的判断

（1）每个实验室应该具有自己的正常值。通过正常值体系的建立，可以熟悉测定方法和探索影响结果的因素，积累测定经验，这有利于异常的判定。

（2）电生理实验室诊断是一种概率性诊断，诊断试验很难在敏感性和特异性方面均达到100%。超过正常值范围的异常，仍有一定的可能性为正常，即假阳性；而少数处于正常值范围内的结果，并非纯粹的正常，即假阴性。

（3）检测结果正常时应注意的几种情况

1）受试者确实无神经肌肉疾病。

2）神经或肌肉疾病较轻，尚处于正常范围值之内，如果采用自身前后情况对比的方法可能会发现已经明显改变（但是测试前一般无法获得自身正常基线进行对比），与检查项目的敏感性也有关。

3）测定项目选择不妥或病变较复杂，如代谢性肌病患者临床有易疲劳现象，如果仅仅进行RNS检查，未进行NCV和EMG的检测就会漏诊。

4）测定时选择的解剖结构不当，如患者为肘管综合征（cubital tunnel syndrome，CTS），但是未进行肘上下神经NCV的测定，则可能会忽略病变。

5）明确的神经、肌肉疾病，但处于急性期、早期或稳定期，特别是神经再生等代偿功能较好时，检查可能无法发现异常。如肌病患者恢复期EMG可以表现为正常，但有经验的医生也可以从运动单位的形态得到一些线索。例如吉兰–巴雷综合征早期或近端轴索断裂伤后1周内EMG正常，远端神经NCV或末端潜伏期也可以正常。

（4）测定结果异常并排除测定技术因素干扰后还存在的几种情况

1）检测出的病变能够完全解释患者目前的临床症状。

2）测定的结果不能解释临床症状，仅仅为伴随症状，并非目前症状所指向的结果。

3）测定结果仅为整个疾病的一部分，并不能解释全貌，例如肌萎缩侧索硬化（amyotrophic lateral sclerosis，ALS）。当患者早期仅有手部肌肉萎缩无力，未能根据临床进行多部位检查时，通常会误诊为颈椎病等。

4）测定结果复杂，可能为两种或几种情况合并存在，需要综合分析。

（二）定位诊断的解剖学基础（图2-2-56）

1. 脊髓　①前角细胞病变；②感觉纤维为假单极神经元的中枢传入部分。

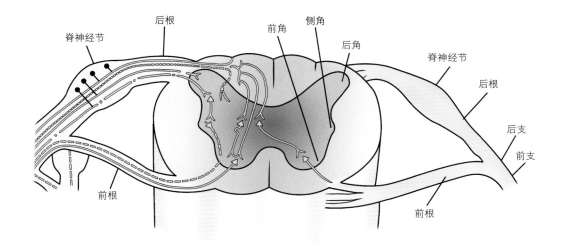

图 2-2-56 脊髓及神经根轴位结构示意图（脊髓轴位图）

2. 神经根 ①前根；②后根。

3. 周围神经 ①多发性周围神经病；②多发性单神经病；③单神经病。

4. 神经肌肉接头 ①突触后膜病变；②突触前膜病变。

5. 肌肉。

（三）神经肌肉的电生理特性

1. 静息电位和动作电位。

2. 神经细胞电兴奋的特点。

3. 肌细胞电兴奋的特点。

4. 容积传导。

（四）电生理检查的适应证与禁忌证

1. 适应证 含任何周围神经系统疾病的诊断和鉴别诊断。

2. 禁忌证

（1）患有严重心脑血管系统疾病。

（2）安装过心脏起搏器与动脉支架。

（3）血液病，尤其是凝血功能障碍。

（4）癫痫。

（5）严重糖尿病。

（6）主观无法配合。

（7）妊娠。

（五）其他

只有当临床评价困难时，对患者现有问题不能诊断，或为排除继发和并发的神经系统性疾病，才考虑进行神经电生理检查，这是电生理诊断检查的主要指征。当然电生理检查还能发现临床前病变及并发病变。临床医生与电生理检查医生应密切配合，根据已知临床情况，需要确定是检查一个肢体的一条神经还是多条神经，是否需要双侧检查，是否需要上、下肢各条神经一起检查。当有多条周围神经嵌压时，有必要排除系统性疾病的可能性。

电生理检查诊断有其局限性，包括技术本身的局限性、实际操作中的技术失误、解剖学变异、生理学因素。在NCV测定中所用的记录电极往往只检测了神经束正常部分最快传导纤维的电活动，不能显示严重损害神经束存在的问题，结果感觉、运动神经的传导速度和潜伏期可在正常值范围内，而一些已受损的神经束足以使患者有明显的症状。

（诸寅）

三、超声诊断

（一）解剖生理概要

周围神经（peripheral nerve）主要由感觉神经元和运动神经元的轴突组成。基本构成单位是神经纤维，完整的神经纤维由中心的轴索、周围包被的髓鞘和薄层的结缔组织神经内膜构成；多条神经纤维相互聚集形成神经纤维束，神经束外包裹较致密的结缔组织神经束膜；数目不等的神经纤维束形成神经干，被较疏松的结缔组织形成的神经外膜包裹。周围神经主要功能为接受刺激、整合信息和传导冲动等。

（二）超声检查技术

高频超声已广泛应用于检查周围神经病变，患者无须特殊的准备。操作者需熟悉周围神经解剖，浅表部位应使用7.5MHz及以上频率的线阵探头，以获得较高的图像分辨率。

（三）正常超声表现

正常周围神经短轴切面呈圆形或椭圆形，内可见多个小圆形低回声，周边被线样强回声包绕形成网格状结构。神经长轴切面显示为细条索样结构，内可见多发相互平行的束状低回声，其间可见不连续的线状强回声分隔。束状低回声为神经纤维束，线状强回声为包裹神经纤维束的神经束膜（图2-2-57，图2-2-58）。

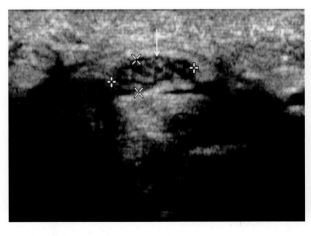

图2-2-57 正常腕部正中神经短轴切面声像图

箭头示神经短轴切面呈椭圆形，可见多个被线状强回声包绕的小圆形低回声，呈网格状结构

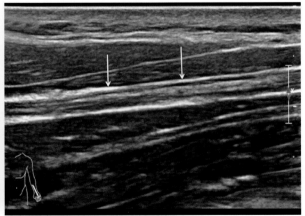

图2-2-58 正常前臂正中神经长轴切面声像图

箭头示神经长轴切面为细条索样结构，可见相互平行的束状低回声，其间可见线状强回声分隔

（四）周围神经卡压综合征

在人体的一些特殊解剖部位中，多种原因可对周围神经产生机械性压迫，导致神经卡压性损伤，产生一系列临床表现。常发生的位置是神经走行通路上较狭窄的解剖部位，如骨纤维管道等。腕管（属骨纤维管道）内正中神经受腕横韧带压迫的现象最为常见，导致神经传导功能异常，长时间压迫可导致神经功能永久性丧失，出现相应的症状和体征，见于腕管综合征。超声可显示受压部位神经变扁平及受压部位近侧神经肿胀增粗，神经束状结构模糊（图2-2-59，图2-2-60）。

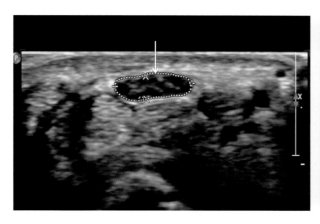

图2-2-59 腕管综合征患者腕部正中神经短轴切面声像图

箭头示神经受腕横韧带压迫变扁平，神经束状结构模糊

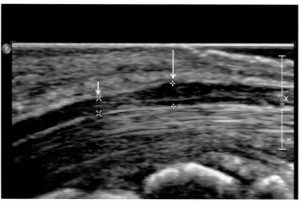

图2-2-60 腕管综合征患者腕部正中神经长轴切面声像图

短箭头示神经受腕横韧带压迫变细，长箭头示腕管近侧神经肿胀增粗

（五）外伤性周围神经损伤

外伤性周围神经损伤的常见原因是牵拉、挫伤和刺伤。严重损伤可导致神经束部分或完全断裂。神经部分撕裂，超声显示神经束连续性存在、粗细不均，沿受损神经走行分布结节样低回声神经瘤。神经完全断裂，超声显示神经束连续性丧失、神经束回缩，形成断端神经瘤（图2-2-61）。

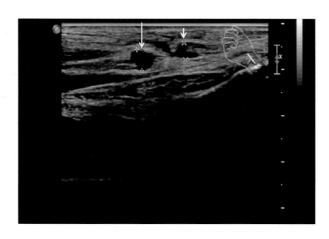

图2-2-61 腕部正中神经刀刺伤患者神经长轴切面声像图

显示神经连续性完全丧失，长箭头示神经近断端，短箭头示神经远断端，断端形成低回声神经瘤

（六）周围神经肿瘤

肢体周围神经良性肿瘤主要包括神经鞘瘤（neurilemmoma）及神经纤维瘤（neurofibroma）。恶性外周神经鞘瘤（malignant peripheral nerve sheath tumour，MPNST）较罕见。神经鞘瘤多表现为类圆形低回声，包膜光滑，内部可伴囊变，有少许血流信号，常可见肿瘤两端与周围神经相连续（图2-2-62）。神经纤维瘤多表现为梭形均匀低回声，包膜光滑，有少许血流信号，常可见神经主干穿入肿瘤内部。部分神经鞘瘤超声影像学表现与神经纤维瘤类似，难以鉴别。恶性外周神经鞘瘤多数来源于神经纤维瘤恶变，肿瘤常较大，形态不规整，内部回声不均匀，血流较丰富（图2-2-63）。

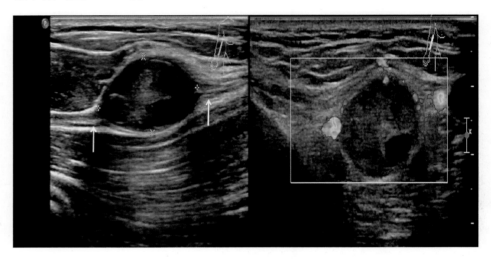

图2-2-62 前臂尺神经鞘瘤声像图

肿瘤呈椭圆形，包膜光滑，内伴低回声囊变，可见少许血流信号，箭头示肿瘤两端与尺神经相连续

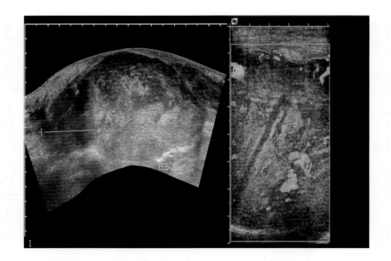

图2-2-63 上臂正中神经恶性外周神经鞘瘤声像图（来源于神经纤维瘤恶变）

肿瘤较大（约14.2cm×7.2cm），分叶状，内部回声不均匀，血流丰富

（陈涛　王丹丹）

第三节
周围神经损伤的治疗

一、治疗原则

根据外伤后神经组织与外界是否相通，可以将神经损伤分为闭合性神经损伤和开放性神经损伤两类。前者为肢体接触钝器间接暴力所致，有明显的软组织挫伤，伴或不伴骨折，一般不伴血管损伤；后者多由锐器或严重暴力直接造成，伴有四肢软组织挫伤、骨折，甚至血管损伤。

（一）闭合性神经损伤的治疗

闭合性神经损伤的早期诊断最主要的证据是病史及临床查体。B超和MRI有一定的辅助诊断作用，但需要临床医生非常熟悉神经损伤的影像学表现。如果闭合性神经损伤同时伴有骨折，有些特征性骨折表现会提示神经损伤的严重性，例如荷尔斯泰因-刘易斯骨折，提示桡神经损伤可能不仅限于神经的轴索断裂。普遍的观点是，神经电生理检查对于早期的神经损伤的诊断意义不大。

由于相当一部分闭合性神经损伤属于神经传导功能障碍和神经轴索断裂，多能自行恢复，因此需观察一定时间，如仍无神经功能恢复表现，或虽已恢复部分神经功能，但停留在一定水平后不再有进展，或主要功能无恢复者，则应进行手术探查。观察时间一般不超过3个月。观察期间应进行必要的药物和物理治疗及适当的功能锻炼，以防止肌肉萎缩、关节僵硬和肢体畸形。但是，对于一个闭合性神经损伤，外伤后通过病史、查体，医生认为有出现神经断伤的可能性时，则需要考虑进行神经探查手术，以免错过最佳治疗时机。对于创伤范围较大的压迫性神经损伤，先监测患者恢复表现，再决定治疗方式是一种谨慎的处理方法。通常在伤后2～3个月进行神经电生理检查，肌电图（EMG）的变化可能会早于临床表现。特别是当出现运动单位动作电位（motor unit action potential，MUAP），提示有未受伤的轴突通过侧方出芽方式恢复神经功能。最后，对于外伤史并不明确而出现神经损伤的患者，需要与周围神经炎相鉴别。

（二）开放性神经损伤的治疗

笔者将神经在损伤后72个小时内得到修复称为一期修复，从伤后72小时到伤后1周之间得到修复为延迟一期修复，而超过1周者为二期修复。一般而言，对于开放性神经损伤，治疗原则为尽早恢复神经的连续性，达到一期修复。在神经损伤最初的72个小时内，运动神经远断端的刺激反应仍可能存在，此时修复的效果最好。大部分成年人的肌肉在神经失支配超过1年（或1年半）的时间之后，就很难有任何运动功能的恢复了。因此，神经修复的目标是在肌肉萎缩和纤维化前，使运动轴突到达靶肌肉的运动终板。最终，肌肉的恢复效果与到达靶肌肉运动终板的轴突数量成正相关，与肌肉失神经支配的时间成负相关。当然，神经损伤的修复也要结合病情稳定性、合并伤、合并内科疾病、损伤平面和程度等许多因素。

很多时候神经损伤的手术指征很明确，例如开放性伤口内的神经损伤，或伴有不稳定骨折的神经损伤，以及同时伴有肌腱、血管损伤的神经损伤。特别是主要血管损伤导致神经供血不足或有可能出现骨筋膜室综合征时，必须急诊手术。手术治疗的目的是保留或恢复神经的功能，这需要通过保留或恢复神经对相关皮肤、肌肉、软组织、骨骼和其他靶器官的支配来实现。在神经断伤发生后，手术修复是实现这一目的的唯一方法。如果能直接无张力缝合断裂的神经最好，否则需要进行神经移植。断伤神经的远断端与近断端越早连接，也就是说神经远断端与神经元胞体的联系恢复得越早，治疗效果越明显。如果近断端损伤严重难以修复，或者其与脊髓之间已失去连续性，可选择神经移位术。如果远断端无法修复，则可以采用直接将神经近断端埋进肌组织（肌肉神经再生）的方法。

当然，神经损伤的修复也要结合患者病情、术者经验和技巧、专用器械配备，以及有无良好的团队支持。神经损伤伴有以下情形，可以延迟修复：①患者的一般情况不允许，需要尽快结束手术，神经可以延迟到二期进行修复。②如果开放性骨折或高能量损伤导致局部软组织损伤和污染严重，最好等软组织条件平稳之后再修复神经组织。③急诊手术中无法证实神经干的活力和功能状态时，可以暂时观察不急于一期修复。

（郭阳）

二、保守治疗

对于Sunderland分型 I 度和 II 度的神经损伤，早期以保守治疗为主，包括药物治疗、损伤部位理疗（如电刺激疗法、超短波疗法、红外线疗法、磁疗等）。患肢进行功能锻炼，防止关节挛缩，并可配合针灸、按摩、推拿，有利于神经失用（Sunderland I 度损伤）的消除、神经粘连的松解及关节松弛。必要的心理治疗可以帮助患者树立战胜病痛的信心。观察期一般在3个月左右。

（一）神经损伤的药物治疗

神经的修复需要良好的微环境。神经损伤后，神经周围的微环境发生了变化，其中有许多变化是不利于神经恢复的，因而需要针对患者的具体情况使用相应药物，为周围神经修复创造一个良好的微环境。随着对周围神经损伤病理生理的进一步认识，随着分子生物学及生物工程学的不断发展，针对周围神经修复的新药不断涌现。根据药物作用机制不同，治疗周围神经损伤的药物大致可分为几类：促进神经纤维再生的药物、改善神经血运的药物、促进施万细胞再生的药物、保护神经元的药物、减轻神经内水肿的药物，以及减少神经内与神经周围组织粘连的药物。

临床上常用药物包括：

1. 神经营养类药物　如维生素B_1、维生素B_{12}、辅酶。这类药物参与体内重要代谢反应，例如核酸的形成，蛋白质、脂肪的代谢，对于促进神经的修复起积极作用。

2. 血管扩张剂　如地巴唑、克仑特罗等。这类药物通过扩张外周血管，改善组织灌注，从而改善损伤神经的营养供应，促进神经修复。

3. 脱水类药物　如甘露醇、β-七叶皂苷钠。这类药物对于神经损伤后肢体肿胀的改善起到积极作用。

4. 激素类药物　如地塞米松、得宝松等。激素类药物可抑制炎症，减轻充血，抑制炎性浸润和渗出，减轻神经损伤后的炎性反应。

5. 生物类制剂　如重组人碱性成纤维细胞生长因子（recombinant human basic fibroblast growth factor，rh-bFGF）、神经节苷酯。神经节苷酯可促进施万细胞的增殖并增强其吞噬能力，为神经纤维的再生创造有利条件；它能加速神经的再生，能够促进神经的重新支配和神经肌肉接头的形成。

6. 中草药制剂　如党参、黄芪、当归、桃仁、红花。试验研究证明，许多中药制剂具有保护神经元的作用，此外可以扩张血管，促进毛细血管增生，改善神经的微循环，促进施万细胞的增殖，促进神经营养因子的分泌。

（二）神经损伤的康复治疗

神经损伤后的康复治疗对于功能的恢复至关重要。

1. 电刺激疗法　较常用的电刺激疗法是用低频脉冲电疗、干扰电疗等刺激神经或肌肉，引起肌肉收缩，从而防止或减轻肌萎缩，又称"电体操"。在损伤部位的两断端进行适当的远心或向心的物理因素刺激，可能会促进神经的定向生长。一般认为肌力越弱，特别是0级或者1级时，电刺激的作用越大。

2. 按摩与被动运动　周围神经损伤后进行按摩与被动运动，可以增进局部血液淋巴循环，增强新陈代谢，消肿并松解瘢痕粘连，预防肌肉萎缩和关节挛缩。

3. 传递冲动　在肌肉主动收缩尚未出现或刚刚出现时，经常性地反复多次鼓励患者进行主动运动，也就是使相应的大脑运动皮质及脊髓前角的细胞兴奋，并发放运动冲动，使之沿神经轴索传导。其作用是防止神经元变性、加强轴浆流的输出及传导，发挥神经营养作用，从而促进周围神经纤维的再生。这种试图引起瘫痪肌肉运动的练习称为传递冲动练习。

4. 主动、助力、抗阻运动　增强肌肉力量的最好方法是主动运动。周围神经损伤后肌肉一旦出现微弱的收缩，就应该开始主动运动的训练。2级肌力时加做助力运动或者负荷运动，3级肌力

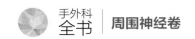

时加做主动运动，4级肌力时开始做抗阻力运动，各组受累肌肉依肌力大小分别做恰当方式的练习。

5. 肌电生物反馈训练及肌电生物反馈刺激　肌电生物反馈训练是用电极引出较弱的肌电信号并加以放大，以声或光的方式显示，诱导患者更好地进行肌肉收缩或者放松练习。这种方法可成功应用在3级以下肌力的肌肉锻炼上。肌电生物反馈刺激除了把肌肉内引出的微弱电信号放大显示外，还会同时将此电信号增强后重新输入同一肌肉束以刺激其收缩，这样就把肌电生物反馈训练和电刺激疗法有机结合起来了，除了能增强肌肉力量，还通过中枢到靶器官之间远心及向心冲动的反复接通，恢复及改善肌肉的神经控制，有助于提高运动灵活性、稳定性和协调性。

6. 实用功能练习　实用功能练习即日常生活活动能力练习（如穿衣、个人卫生、进食等）和其他有实用价值的活动功能练习（如使用各种工具、操作计算机等）。在肢体基本功能恢复不良时进行这些专门训练，可以增强独立生活及参加工作的能力。

（三）外周神经损伤的高压氧治疗

高压氧治疗是外周神经损伤保守治疗的重要组成部分。高压氧治疗可以促进施万细胞增殖及髓鞘再生，促进轴索再生，减慢失神经支配效应器官的组织萎缩。由于高压氧在周围神经损伤中的应用尚不广泛，目前尚无十分成熟的经验，但实验研究和临床应用均表明神经损伤后应尽早开始高压氧治疗，一般主张于伤后或神经修复后第二天开始，至少不超过伤后14天，一天1次，10～14天为1个疗程，一般应用2～3个疗程，每个疗程间隔7天，治疗中出现较严重耳鸣应停止治疗。

（四）观察期的注意事项

1. 感觉丧失的保护　必须保护失神经支配的皮肤，可佩戴防护手套，训练用患手试探接触物体温度的习惯，患肢涂油脂性防护霜。

2. 疼痛的治疗　在枪弹伤及部分损伤的患者中较多见，取出神经中的弹片，切断部分损伤的神经及神经瘤，重接神经是缓解这类疼痛的主要方法，包括臂丛神经封闭、颈交感神经节封闭及手术切除，而针灸、各类止痛药物的应用可短暂缓解疼痛。

3. 肿胀的防治　神经肌肉失去运动功能后也会失去对肢体静脉的挤压回流作用，特别是当肢体处于下垂位和关节极度屈曲位时，腋部有瘢痕挛缩也会加重肢体静脉回流障碍，因此用三角巾悬吊肢体、经常进行肌肉被动活动、改变关节位置、解除腋部瘢痕挛缩（通过理疗或者手术），是防治肢体肿胀的主要方法。

总之，神经损伤保守治疗的作用是在损伤神经具备了恢复条件的情况下才能发挥疗效的。在考虑周围神经损伤保守治疗时，必须注重神经损伤程度的判定。对于严重神经损伤应考虑手术治疗，避免错过最佳修复时机。

（殷耀斌）

三、手术修复

对于手术指征明确者，如开放性损伤合并周围神经损伤时，或闭合性周围神经损伤经保守治疗无效时，需要行手术修复。神经损伤的手术指征主要包括以下三种情况：①诊断明确；②修复断伤或撕脱；③松解受压、扭曲变形或存在占位性病变的神经。

（一）手术修复的适应证

1. 主干神经损伤后神经功能完全丧失。

2. 神经周围的手术操作或注射造成神经功能完全丧失。

3. 闭合性损伤，尤其是高能量损伤导致软组织或骨骼严重损害而引起神经功能丧失。

4. 闭合性牵拉伤导致臂丛神经麻痹。

5. 神经损伤合并动脉损伤。

6. 神经损伤合并骨折或关节脱位，且后者需要行手术切开复位内固定（open reduction internal fixation，ORIF）。

7. 神经功能在观察期间神经损伤逐渐加重。

8. 闭合神经损伤在预期时间内功能无改善。

9. 损伤6周后，神经传导功能无恢复。

10. 持续性疼痛。

11. 顽固性痛性神经瘤。

（二）手术修复的方法

手术修复分为非神经源性手术修复、神经源性手术修复，以及功能重建。非神经源性手术修复是指通过对造成神经损伤的外在因素进行手术干预的治疗方法，最常见的方式是神经松解。临床上常用的神经松解手术包括以下两个类型：一类是周围神经卡压所造成的神经损伤，需要通过手术解除神经卡压的解剖结构。例如，腕管综合征时切开腕横韧带，肘管综合征时切开奥斯本韧带（Osborne韧带），胸廓出口综合征时切除颈肋或过长的横突等。另一类是由不同原因导致神经周围严重的瘢痕形成，大量的瘢痕组织造成神经卡压，需要对瘢痕组织进行松解。例如，肢体外伤瘢痕导致周围神经继发卡压，以及乳腺癌根治术后局部放疗导致神经损伤和卡压等。

神经源性手术修复包括神经的直接缝合修复、神经移植修复和神经移位修复。神经直接缝合修复多用于新鲜的神经切割伤，在这种情况下，周围神经断裂或部分束支断裂，但无神经组织缺损，通过对两断端的游离，可以进行神经的直接缝合修复。神经直接修复时，多采用神经外膜修复，注意神经缝合的无张力原则和神经束的精确对位原则。神经移植修复主要用于陈旧性神经损伤或神经病灶切除后神经断端无法直接修复的情况。常用的移植神经包括不带血管蒂的供体神经（如腓肠神经）和带血管蒂的供体神经（如带有尺侧上副动脉的尺神经）。对于神经缺损较短（小于10cm）的病例，多采用腓肠神经移植，其中当需要修复的神经直径粗大时，可以进行多股腓肠神经的编织；对于神经缺损较长的病例，建议使用带血管蒂的神经移植，以避免移植神经发生缺血性神经坏死，影响神经的修复效果。神经移植时注意神经修复的无张力原则和神经直径的匹配。神经移位主要用于神经近断端损伤严重，无法使用（如臂丛神经的根性损伤）或神经损伤平面过于靠近近断端，直接修复后靶器官功能预期无恢复（如尺神经高位损伤）。供体神经选择时需要遵循以下原则：神经缝合部位尽可能接近靶器官，供体神经支配广泛或过剩，供体神经轴突数量充足，为单纯的运动或感觉轴突，供体神经支配肌肉功能与靶肌肉协同，供体神经直径与受体神经匹配等。

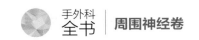

当神经损伤时间过长（超过 1 年），神经损伤修复无效，或预期神经修复效果较差时，可以考虑行功能重建来恢复肢体功能。常用的手术方法包括肌肉肌腱移位和游离肌肉移植等。具体的原则和方式详见相关章节。

（杨勇）

四、神经缝合

经过多年的实践与随访，神经缝合手术中，神经外膜缝合已经被证实是有效的神经修复方法，这种方法有缝合强度大、对神经束干扰小、将神经断端封闭起来以与相邻组织隔离、可尽可能恢复神经干与相邻组织间的滑移面等优点，这里着重介绍各种情况下神经外膜缝合的技术要点。

（一）无张力缝合的原则

神经断端的张力会影响神经恢复的效果已有定论，很多学者都明确指出张力对修复后神经有不利影响，因此神经断端应当在无张力条件下进行缝合，在进行缝合前需消除缝合口的张力，可以通过游离远近断端神经干、改变关节角度等方法来消除缝合口的张力。新鲜切割伤的神经断端间距很小，略屈曲关节即可行端端缝合，其相邻关节无须过度屈、伸。如果为陈旧性损伤、牵拉伤，损伤时其断端会弹性回缩，被瘢痕固定在回缩部位，此时神经弹性回缩后的再拉伸潜力消失，原因是神经断端会被瘢痕组织包裹，且神经内瘢痕也会增加。当将神经断端清创至神经乳头正常部位时，还会出现神经缺损，此时调节关节角度并不能弥补缺损，需神经移植。神经损伤时间越久，需要神经移植手术的可能性就越大。腕部神经干或前臂神经干能否直接缝合可以通过简单的试验来证实。屈腕不超过 30° 时用 7-0 尼龙线缝合神经外膜，如果两断端可以缝合且无神经外膜撕裂，神经外膜上的血管无苍白，则缝合是可接受的，不然就需要进行神经移植术。

（二）神经缝合前的断端准备

1. 神经系膜清创　在神经干外有一层具有重要临床意义的结缔组织，称为神经系膜，这是一层疏松结缔组织，允许神经滑动。每相隔一定的距离就有血管穿过系膜进入神经干。当神经断裂时轴突回缩，神经系膜会遮挡神经断端，神经干越细，神经系膜对断端的干扰就越大。因此在神经外膜缝合之前，需要进行神经系膜清创，剪除干扰断端的部分系膜，使神经外膜及乳头充分外露。

2. 神经外膜修复　新鲜切割伤的神经断端的神经外膜完整，神经束聚拢，这是笔者最乐意面对的情况，然而实际临床工作中，我们会碰到很多陈旧性损伤、牵拉损伤等，神经断端外膜捻散，断端神经束分离，此时在神经缝合前我们需先将神经外膜进行修复，使神经断端成为一个整体，再进行外膜缝合。应当用较细的神经缝合线将神经断端外膜侧侧缝合，一般需缝合三个平面，平面之间距离一般为 0.5cm。

（三）神经缝合

1. 新鲜断端缝合　根据神经干自然解剖位置及神经外膜上的血管对应，消除远近断端神经扭转移位，尽可能对齐两断端神经束之后，先用两根 8-0 尼龙线缝合神经外膜的两侧，保留缝合线不被剪断，再缝合神经外膜的一侧，一般 3～4 针即可，然后通过两侧留置的缝合线将神经旋转过来缝合另一侧，这样神经外膜的前后侧都接合在一起了。缝合后断端神经乳头应当没有外露、没有卷曲。

2. 延迟缝合 神经远近断端有可能各形成一个神经瘤，中间有间隙，也可能只形成一个球状物，两断端通过神经瘤维持连续性。首先需切除神经断端的神经瘤，直到看见正常的神经束。尽可能少切除以缩短神经断端的间隙。通过用手指触摸神经断端的方法，可以将质硬、纤维化的神经瘤与质地柔软的神经干区分开。此时神经外膜已经相当厚，其强度足以耐受缝合。外膜内部神经束的活动变得很少。维持相邻关节处于休息位，尝试用6-0或7-0的尼龙线缝合两断端，查看能否对合，如果感觉缝合口有张力，则应行神经移植。

3. 两断端不等大的神经缝合 当同一神经两断端相距较远或者神经移位时，往往面临神经断端不等大的情况，此时缝合是很困难的。神经束之间并不是紧密排列的，有疏松结缔组织混杂其间，如果两断端直径相差不悬殊，可以将较粗大的断端用细线将外膜侧侧缝合，使神经束紧密排列，以达到缩小横截面的效果。如果神经移位时两断端直径相差悬殊，则可以在较粗大的神经断端选择一束靶神经束，使之与较细小的神经束匹配，从而进行缝合。

应当注意的是，神经断端的处理及缝合，均应当在显微镜下操作，这使我们的操作更精准，从而减少误差及对神经的损伤。

（四）伤口关闭和术后护理

笔者一般将神经缝合放在治疗的最后一步，以避免其他操作步骤再次损伤神经缝合口。在关闭伤口的过程中，助手应当时刻谨记神经缝合口不要受到牵拉，维持关节被动体位达到放松缝合口的张力。

1. 肘、腕和手部关节必须制动以保护屈肌腱和神经修复部位，但应避免将关节置于极限位置。

2. 术后一般需制动4周时间，必要时可延长至6周。

3. 拆除外固定物后开始关节锻炼，顺缝合口方向可以同时进行主、被动锻炼，而逆缝合口方向先进行主动锻炼，2周后再进行轻柔的被动锻炼。

（薛云皓）

五、神经松解

每根周围神经都必须具有一定的滑动性，以适应肢体活动时神经相对于周围组织的位置改变。这种能力由两种滑动装置提供，即神经干周围的滑动装置和神经干内束膜间的滑动装置。神经干周围的滑动装置允许神经干相对于周围组织发生滑动，而神经束膜间的滑动装置允许神经束在神经内部的相对滑动，这对保持神经的传导功能起着非常重要的作用。当神经遭受周围软组织瘢痕、骨痂、异常纤维索条或韧带等压迫或与其发生粘连时，会丧失滑动性。此时神经干尽管能保持外观上的连续性，却呈现神经功能障碍，常常需要进行神经松解手术（neurolysis）。

神经松解手术包括神经外松解手术（external neurolysis）和神经内松解手术（internal neurolysis）。前者是指解除神经外部压迫，游离神经干，切除神经周围瘢痕组织。后者除神经外松解手术的内容外，还需切开或切除病变神经外膜，分离神经束之间的瘢痕粘连，切除束间瘢痕组织。

神经外松解术、神经内松解术和神经瘢痕切除修复术是阶梯化的手术治疗方案。术中要根据神经粘连、受压的具体情况来决定手术的实施方案。一旦达到松解目的，就应及时中止手术，以避免加重损伤。神经松解完毕后，要将神经置于血运良好的软组织基床上，以改善神经血液循环，促进其功能恢复。对于非常严重的病例，需要设计软组织瓣来包裹神经，重建其滑动装置。

（一）神经外松解

神经外松解术的适应证主要包括：① 神经被骨折端、脱位的关节、内固定植入物、瘢痕、骨痂等压迫或与之粘连；② 各种周围神经卡压综合征，如胸廓出口综合征、腕管综合征、肘管综合征等。

此类手术要从神经两断端正常部位开始向损伤部位探查，切忌在损伤部位的瘢痕中盲目分离而误伤神经。在手术显微镜或头戴式放大镜辅助下，仔细将神经从瘢痕中游离出来（图2-3-1），同时需要切除神经周围的瘢痕组织，包括瘢痕化的神经外膜。损伤处神经干两断端正常的部分不要过多分离，以免加重损伤部位的神经缺血。在分离过程中，要注意保护神经的分支，防止误伤，并尽量保留神经干上的营养血管，以免术后影响神经功能的恢复。术中充分显露神经干后，可通过电刺激检查神经的传导功能，并结合临床检查，全面评估神经损伤的程度。如果电刺激和临床检查均证实神经属于不完全麻痹，此时行神经松解术的预后较好。最后评估神经周围软组织基床的情况，务必将松解完毕的神经置于松软的血运良好的环境中，必要的时候可行神经移位术，如尺神经松解前移术。

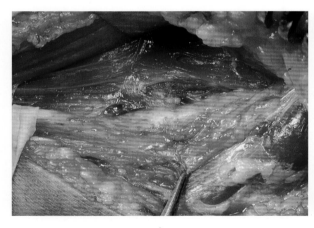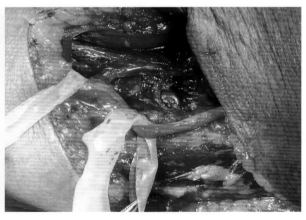

A	B

图2-3-1 神经外松解

A. 桡神经粘连、卡压于螺丝钉周围　B. 将桡神经从瘢痕中游离出来

对于外伤性周围神经损伤，由于瘢痕切除后，会有不同程度的复发，因此神经外松解术的恢复效果相应于损伤程度而不尽相同。而对于腕管综合征、肘管综合征等卡压性周围神经损伤，神经周围的软组织条件相对较好，神经外松解术的效果比较确切。需要强调的是，无论是切开松解，还是内镜下松解，神经松解的范围一定要足够大，以免遗漏卡压点，造成术后神经功能恢复不佳。术中要仔细止血，避免血肿形成，而造成新的卡压和粘连。

（二）神经内松解

做好神经外松解后，如果发现神经病变局部粗大，质地变硬或有硬结，说明神经内部也有瘢痕粘连和压迫，可进一步做神经内松解术。用剪刀沿神经纵轴纵行切开病变部位神经外膜，予以分离并向两侧牵开，仔细分离神经束间的瘢痕粘连，并切除束间瘢痕组织，注意勿损伤正常的神经束（图2-3-2）。在行神经束松解后，可切除病变段的神经束间外膜。如果神经很细，神经内瘢痕很重，神经内松解可能加重损伤，此时建议直接切除神经瘢痕，行神经缝合或神经移植术。

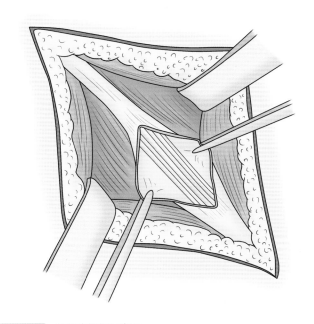

图 2-3-2　神经内松解示意图
切开神经外膜，游离、松解神经束

由于神经内松解可能会损伤神经束间的交叉分支和神经内微循环，导致神经束间瘢痕的形成，因此仍然存在争议。Rydevik等动物实验证实，任何形式的神经内松解均会在神经的各个层次造成新的瘢痕形成。基于一些较差的临床结果，有些学者甚至认为任何神经干内的松解都是不可接受的。Mazal等认为，神经内松解术是一个循序渐进的手术：一旦达到神经松解的目的，就应立即停止手术；如果遇到无法修复的损伤，就继以神经瘢痕切除、神经缝合或神经移植修复。他甚至认为应该弃用神经内松解术这一定义不准确的术语，而是采用相应的其他术语准确地描述具体的手术操作步骤。

相对于神经外松解术，神经内松解术的适应证非常狭窄，包括：①神经部分横断伤后，将正常的神经束与损伤的神经束分离开；②将正常神经束从良性但侵袭性生长的肿瘤中分离出来；③从正常神经中分离出一束，供神经束支移位用；④自神经远、近断端各分离一束，以备后期行神经移植修复。

（刘坤）

六、神经移位

神经移位已经越来越多地应用于临床，甚至作为最终的修复方案，尤其是在神经无法直接修复或者移植，或者这两种方法修复效果不佳的情况，比如肢体近断端的神经损伤和长段缺损。此处将着重回顾神经移位发展的简单历史和背景，并对神经移位的适应证、原则，移位的规划和移位后的神经缝合进行初步讨论。

（一）神经移位的历史

实际上，神经移位并非什么新鲜事物，早在20世纪初，就有人提出要将神经移位用于治疗臂丛神经撕脱伤，但是由于对臂丛神经和神经移位的认识过于粗浅，临床效果极差，很快被放弃。1948年，Lurje提出使用邻近神经移位修复臂丛神经损伤，他采用胸长神经、胸背神经和桡神经的三头肌肌支移位至肩胛上神经、肌皮神经和腋神经。即使是如今回头看，这些移位也均是伟大的创举。但是，遗憾的是，受限于神经丛内解剖认识有限、显微技术粗糙等原因，更加上当时神经移植技术迅猛发展，尤其是在20世纪60代末至70年代初Hanno Millesi将神经移植技术细化并得以迅速推广且取得了不错的临床效果，大家的目光迅速从不成熟的神经移位转向了神经移植。Millesi提出的神经束间移植技术把最初的粗糙的电缆式移植技术提高到了新高度，成为了周围神经损伤治疗的"金标准"。当时，臂丛神经损伤的治疗采用对神经损伤的瘢痕段完全切除并一期移植的方法。虽然手术耗时极长，且由于需要大量的神经移植，供区损伤不小。相对之前的修复，功能的恢复水平已经极大提高，尤其是对于儿童患者。但是，不少神经损伤为撕脱性损伤，近断端不可用，加上生长距离过长，因此总体的恢复效果仍差，尤其是对于成年患者。对于分娩性臂丛神经损伤，由于大多近断端可及，且移植后神经距离短，神经移植至今仍是其手术治疗的"金标准"。

严重臂丛神经损伤的治疗经验也促使大家探求长段神经移植以外的治疗方式。1970年，顾玉东院士开展了膈神经移位修复臂丛神经治疗项目；1986年，顾玉东院士又创造性地提出并开展了健侧C_7移位，以应对臂丛神经撕脱伤供体神经不足的问题。1996年，上海医科大学附属华山医院手外科应用患侧C_7移位获得成功，为臂丛神经根性撕脱伤的修复提供了一种新方法。随着临床和解剖知识的进步，神经束间解剖的认识越来越深入，神经内有大量神经束可作为移位供体来牺牲。此外，源于肌腱移位的认知也促使笔者考虑神经移位而非肌腱移位，以避免移位造成对肌肉系统正常的生物力学功能的干扰。进入20世纪90年代之后，神经移位再次进入大家的视野。1993年，Susan E. Mackinnon团队报告使用胸外侧神经移位修复肱二头肌肌支；1994年，Oberlin等报告使用尺神经移位修复肱二头肌肌支。两者不约而同地采用邻近神经束移位的方法修复肱二头肌功能，且对供体功能牺牲较小，都不失为修复屈肘功能的理想方法。但是前者手术相对复杂，需要神经移植，因此并没有得到足够认识，而后者因为操作简单、手术效果肯定、距运动终板近、恢复时间短而得到广泛认可，得以迅速推广，该术式也以Oberlin命名。更重要的是，这种局部神经移位的思路再次被点燃，各种有效的神经移位技术迅速得以创新、发展，或者经改良后重新采用，由此还发展出一批远断端的神经移位，包括运动神经移位和感觉神经移位。

（二）神经移位的适应证

随着神经移位的发展，其适应证也在不断变化，因此并无绝对的适应证需要采用神经移位，但是对下列情况应考虑神经移位修复。

1. 臂丛神经根性损伤。

2. 高位近断端的神经损伤，需要长距离再生。

3. 严重创伤伴神经节段性缺损。

4. 重要区域严重损伤，需要尽可能避免在该瘢痕区手术，以免重要结构的进一步损伤。

5. 神经近断端不可及，无法进行神经移植。

6. 损伤至治疗的间期过长，作为神经移植的备选方案。

7. 部分神经损伤，但有重要功能丧失。

8. 神经损伤水平不明确者，如原发性神经病或放射性损伤。

（三）神经移位的原则

多数的运动神经移位脱胎于相应的肌腱移位，因此其原则与肌腱移位类似。

1. **供体神经的可牺牲性**　与肌腱移位类似，供体神经应是"多余的"，或者可牺牲的，或者其对应功能可替代。

2. **协同性**　在不只一条神经可以用于运动神经移位时，优先采用支配协同肌的神经，而非拮抗肌。与肌腱移位类似，支配协同肌的神经移位后可获得更好的效果，因为术后需要的训练更少。但也并非必须如此，实际上，采用拮抗肌的神经移位也获得了成功，因此，拮抗肌来源的神经并非禁忌。

3. **邻近原则**　供体神经邻近受体神经，甚至运动终板（或者感觉末梢），能保证供体神经与受体神经间可直接无张力下缝合，更重要的是能缩短神经再生时间，获得更好的感觉和运动恢复。

与肌腱移位不同，神经移位不依赖于肌肉收缩幅度和肌腱滑动范围，也无须遵循一块肌肉一个功能，以及直线牵拉的原则。肌腱移位中，肌纤维的类型和肌腱的止点将影响移位肌肉收缩的效应。相较于肌腱移位，神经移位的主要优点在于：①可在恢复运动功能的同时恢复感觉功能；②单一神经移位可恢复多组肌肉功能；③肌肉的起、止点无须改变，肌肉原始的功能和张力得以维持；④在肢体远端的移位可避免跨越原损伤区域的任何功能受损；⑤神经元损伤（如神经炎）和后根损伤（如失败的椎间盘手术）都适合。

（四）神经移位与缝合的方式

对于所有运动神经移位，均应进行端端缝合。对于一些非重要区域的感觉神经移位，可采用端侧缝合的方法。有足够证据显示，端侧缝合后，感觉神经可侧支发芽，但程度有限。与此相对，为使运动神经轴突发芽，需损伤其供体神经。运动神经轴突若无损伤并不会侧支发芽，而感觉神经可自发性地、单侧侧支发芽。笔者将运动神经端侧缝合与供体神经直接切断接合，将其应用于舌下神经-面神经移位、副神经-肩胛上神经移位和骨间前神经-尺神经深支移位。在这些移位中，供体神经的直接损伤（切断）以使运动神经轴突可再生进入相应的受体神经。骨间前神经-尺神经深支端侧移位用于尺神经近断端2°～3°轴突断裂（例如严重的肘管综合征）以形成尺神经内在肌的超压恢复，也用于尺神经近断端完全损伤修复后形成对运动终板的保护，等待神经近断端的缓慢再生。这种方法从技术上来说属于反向端侧缝合，可将其命名为超压或超压端侧缝合（supercharge end-to-side，SETS）。笔者对感觉神经的远断端也进行感觉神经端侧缝合以恢复其感觉，以预防失神经支配的感觉区出现疼痛性感觉超敏，比如在切取感觉神经进行移位后。

随着对周围神经（包括臂丛神经）损伤从病理机制到治疗认识的深入、对肌腱移位技术的理解和应用、对周围神经束间解剖知识的积累，以及对感觉和运动训练的理解，已有越来越多的神经移位术式（表2-3-1）得以发展和应用，应用的范围也将逐渐扩大，下肢神经损伤、截瘫，甚至脑瘫的患者都可从中受益，神经治疗仍然有无限探索空间。

表2-3-1 上肢常见运动神经和感觉神经移位

损伤神经	可能的供体神经	受体神经	恢复的功能
肩胛上神经(运动)	副神经	肩胛上神经	肩外展和外旋
肌皮神经(运动)	尺神经尺侧腕屈肌肌支	肱二头肌肌支和肱肌肌支	屈肘
	正中神经桡侧腕屈肌肌支		
	胸外侧神经		
	肋间神经		
腋神经(运动)	桡神经肱三头肌肌支	三角肌肌支和小圆肌肌支	肩外展和外旋
	胸外侧神经		
	肋间神经		
桡神经(运动)	正中神经指浅屈肌肌支	桡侧腕短伸肌肌支	伸腕
	正中神经桡侧腕屈肌肌支	骨间后神经	伸指
正中神经(运动)	桡神经桡侧腕短伸肌肌支	旋前圆肌	前臂旋前
	桡神经肱桡肌肌支		
	桡神经旋后肌肌支		
	肌皮神经肱肌肌支	骨间前神经	屈指
	正中神经指浅屈肌肌支		
	正中神经桡侧腕屈肌肌支或掌长肌肌支		
	正中神经骨间前神经终末支	正中神经返支	对掌
尺神经(运动)	正中神经骨间前神经终末支	尺神经深支	手内在肌运动
桡神经(感觉)	前臂外侧皮神经或正中神经	桡神经感觉支	虎口感觉
正中神经(感觉)	第3指蹼指神经束	第1指蹼指神经束	捏持部位感觉
	第4指蹼指神经束		
	尺神经背侧皮支		
	小指尺侧皮神经	第2、3指蹼指神经束	正中神经次要感觉神经的保护性感觉
	前臂外侧皮神经		

损伤神经	可能的供体神经	受体神经	恢复的功能
尺神经(感觉)	第3指蹼指神经束	第4指蹼指神经束，小指尺侧指神经	第4、5手指感觉
	桡神经感觉支		
	前臂外侧皮神经、前臂内侧皮神经、掌皮支		
	正中神经主干感觉支	尺神经背侧皮支	手部尺侧感觉

（易传军）

七、游离神经移植

（一）神经移植的适应证

在任何性质的神经损伤后，都应该争取做到神经直接缝合，但不应该以牺牲神经修复的质量为代价。将神经远近两个断端修剪出正常神经乳头结构以后，如果将邻近的关节（例如肘关节或者腕关节）屈曲30°以内，能够获得神经直接缝合，那将是第一选择。如果只有屈曲角度过大才能直接缝合，就不应该勉强为之，此时更适合进行神经移植。

当臂丛神经锁骨下平面多根神经撕脱离断时，可以根据神经不同的撕脱方向，做神经交叉直接缝合。假如正中神经从近端抽出，而尺神经从远端抽出，此时将质量可疑的神经残端切除之后，仍可以利用尺神经的近端直接缝合修复正中神经的远端，这样处理的效果会比长距离神经移植更可靠。反之，利用正中神经近端直接缝合修复尺神经远端的效果也比长距离神经移植更可靠。

当臂丛神经上中干损伤时，即使是神经在椎孔外断裂，近断端仍然有残留神经根的情况下，很多医生也往往直接采用尺神经和正中神经的束支移位修复肱二头肌和肱肌的肌支，同时利用肱三头肌的肌支移位修复腋神经前支，副神经移位修复肩胛上神经。这样的几组神经共同移位效果非常肯定，供区功能损伤小，也相对容易操作，因此常常被很多医生作为首选手术方式。也有一些医生坚持在残留神经根和上中干的远断端之间做神经移植，结合某种神经移位的方式来修复臂丛神经。这两种修复方式孰优孰劣还存在争议，可以根据自身经验灵活选择。

（二）常用的供体神经

一般情况下，最常用于移植的自体神经包括腓肠神经、前臂内侧皮神经、桡神经浅支、腓浅神经、隐神经、骨间后神经终末支等。

1. 腓肠神经　腓肠神经是最常用的移植神经，切取后对足部感觉影响较小（仅为外踝下方三角形区域的感觉减退）。切取腓肠神经时，应该尽量选择肢体近侧部位切取。腓肠神经由胫神经发出的腓肠神经内侧头和腓总神经发出的腓肠神经外侧头共同会合而成。因此，当缺损较少时，仅取其中一支，会减少供区的损害，尽量减少足部的感觉损失。尽量不用外踝以远的腓肠神经，因为此处的神经已经分出很多皮支，流失很多神经纤维，即使神经看上去直径很粗，但其中成分也大多为结缔组织，真正的神经纤维数量较少，所以采用此段神经做移植，效果会有折扣。除非需要很长的神经移植，别无办法时，也可以尽量长地切取腓肠神经，远可以切到足内侧，外侧支以近可以切到腓总神经发出部位，内侧支以近可以切到腘窝以上的胫神经发出部位，最长可以到42cm左右。

2. **前臂内侧皮神经** 比较常用。臂丛神经损伤探查上臂神经的同时就可以显露，比较方便切取。需要注意神经有无牵拉损伤、瘢痕性增粗的表现，如果有，就应该放弃使用。前臂内侧皮神经大约能切取20cm。

3. **桡神经浅支** 当臂丛神经上中干损伤或全臂丛神经损伤时，桡神经浅支没有实际作用，也不打算做修复，因此可以利用它做神经移植。桡神经浅支的神经纤维束较为集中，用于移植很理想，一般可以切取15~20cm。

4. **腓浅神经** 当移植所需神经较多时，在切取腓肠神经之后供体神经仍然不足时，也可以同时切取腓浅神经做移植。切取两个供体神经后，足部的感觉障碍范围和程度会比较大。

5. **隐神经** 当所需的供体神经不充足时，也可以选择隐神经做移植。切取后主要的感觉障碍区位于小腿和足内侧。最长可以切取40cm。

6. **骨间后神经终末支** 骨间后神经终末支位于第4伸肌鞘管内，紧贴骨间膜，主要成分是腕关节的感觉支。切取后不会造成皮肤感觉和运动的缺失。但切取长度有限，直径较小，适用于指神经短距离缺损的移植。

（三）神经移植的手术要点

1. **受区的准备** 分别切除受损神经远、近断端的神经瘤样结构，切除外膜周围瘢痕，直到露出正常的神经乳头。测量神经缺损的长度。根据神经的直径估计需要移植的神经股数，推算需要切取的神经长度。理想的情况下，正中神经需要4~5股腓肠神经移植，尺神经需要4股，桡神经需要3~4股。切取的神经长度要比所需的多出10%，以抵消神经自发回缩和修剪神经断端时的损耗，避免神经缝合时产生张力。

2. **移植神经预先编织缝合** 除非只需要1股神经用于移植，当需要修复的神经直径较大时，往往需要先将移植神经按照缺损长度截成数股，每股之间先编织缝合好之后，再进行移植。笔者建议用9-0线将移植神经每股的两端进行侧侧缝合，缝合前需要将神经两端的外周组织尽量切除，以减少缝合口内多余的无效面积。不需要也不应该将移植神经的全长都进行侧侧缝合，只编织缝合移植神经的两断端即可，中间的神经束任其散开，有助于接受组织液营养。

3. **移植缝合** 移植神经预处理完毕后，就可以在受损神经两断端之间进行移植了。此时预处理的移植神经束组直径应该和受损神经的直径比较接近。缝合处采用神经外膜缝合即可，注意避免神经乳头外溢和神经束在缝合口内冗余和扭曲。移植神经的编织和缝合都应该在显微镜下操作。

4. **缝合处辅助加固** 笔者推荐在神经缝合处使用神经鞘管和纤维蛋白胶，增加神经缝合的力学效果。同时具有防止神经与周围组织粘连的作用。

5. **软组织床** 修复的神经应该处于良好的软组织床内，以便移植神经获得组织液营养。避免神经直接接触瘢痕组织、骨组织或者钢板，必要时需要局部软组织瓣转移，或者以皮瓣覆盖。

6. **术后处理** 神经移植术后要留出充分的软组织愈合时间，在放松神经缝合口的体位上制动，一般上肢制动时间至少为4周，下肢甚至可以制动8周。然后循序渐进开始关节活动。

（四）带血管的神经移植

当采用直径较细的皮神经做移植时，移植神经从组织渗液获得营养，任何长度的移植神经都可以同等地获得组织渗液营养。因此采用皮神经做移植时，无论移植的长度如何，都不需要携带神经的营养血管。个别情况下，需要采用直径较粗的神经做移植，例如尺神经、腓总神经，这种直径的神经无法通过组织渗液使全部的神经束获得营养，外周的神经束可能会成活，而中央的神经束由于缺乏营养会产生中心性坏死。因此，如果采用直径较大的神经做移植时，应该携带该神经的营养血管，通过局部转移或者与受区的血管做缝合，建立神经的血运。

（五）神经移植的替代物

历史上的神经替代物很多，从最初的静脉、肌肉，到胶原、硅胶、多聚糖导管，再到近年来的脱细胞异体神经和各种组织工程材料，在神经再生的基础研究领域获得了很多科研进展。但在实际应用效果上，这些神经替代物在混合神经和运动神经的修复效果上明显比自体神经差。目前比较一致的观点是，当神经缺损为细小的、次要的、短距离的感觉神经缺损时，可以试用神经替代物移植修复；而对于直径较大的混合神经、功能比较重要的运动神经、3cm以上的神经缺损，不应该草率地使用神经替代物。

（六）小间隙套管

神经缝合后，神经乳头会自然向外膨出，当间隙很小时（比如2～3mm），可能自然就会获得接触。同时，基础研究证明神经的再生有趋化性，运动神经纤维和感觉神经纤维会自然找到与之相配的神经纤维。但目前尚无可靠的临床证据表明小间隙缝合比传统的神经缝合更具优势。

（七）神经移植效果的影响因素

1. 年龄。

2. 神经断端的质量。

3. 神经缝合质量、张力。

4. 距离。

5. 神经桥接的数量。

6. 运动神经高选择性修复。

7. 周围血管床。

8. 神经损伤的性质和程度。

（栗鹏程）

八、功能重建

晚期功能重建术是神经损伤修复后功能恢复差或无法修复神经时的补救措施，包括肌腱移位和功能性游离肌肉移植。

（一）肌腱移位的原则

1. **肌腱动力的选择** 选择作为移位动力的肌肉肌力必须足够大，以在移位后发挥其新功能。Brand和Thompson证实肌肉的收缩能力与其体积相关，滑动距离（滑程）与肌纤维长度相关，因此在选择动力肌肉时应该尽量参照受体肌肉的形态。Omer注意到移位后肌力一般降低1级，因此肌肉在移位前的实际肌力比其理论力量可能更为重要，如果可能，应该尽量避免使用失神经后重获功能的肌肉。

肌肉的滑程是选择动力肌肉时需要考虑的重要因素。每块肌肉都有其精确滑程，Boyes 建议在实际工作中可使用如下简单数值：腕屈肌和腕伸肌为 33mm，指伸肌和拇长展肌为 50mm，指屈肌为 70mm。这些数值有很大的实际意义，比如滑程为 33mm 的腕屈肌不能完全替代滑程 50mm 的指伸肌的作用，此时需要靠腕关节的活动来调节加大其实际运动幅度。有时也可将肌肉与周围筋膜进行广泛分离以增加其运动幅度，比如选择肱桡肌作为动力肌肉时。

另外，选择动力肌肉时应该尽量选择协同肌而非拮抗肌，因为协同肌在术后康复练习时更容易适应。

2. 移位的方向　两点之间直线最短，因此移位后肌肉长轴刚好是起、止点所呈直线时可以最大效应地发挥作用，是最为有效的移位。

3. 移位后止点的处理　任何动力作用于两个以上止点时都应该使各个止点同步，如不能同步，则作用力将仅能作用于第一个止点。如尺侧腕屈肌移位重建伸指功能时应该使示、中、环、小指同步伸直，如果其中一个肌腱的张力调节过高，则当此指充分伸直后肌力无法传导至其他手指，可导致其他手指出现伸指迟滞现象。

4. 肌腱张力的调整　肌腱张力的调节很难量化，需要术者具备一定的经验才能确定。一般而言，肌力和滑程足够大的肌肉作为动力时张力可以适当降低；而肌力和滑程不够，需要通过关节的活动来调节时，张力应该适当增加。

（二）肌腱移位的时机

只有当确定要修复的神经已经不可能恢复时才实施肌腱移位，肌腱移位似乎并没有时间限制，但是失神经支配后的肌肉将发生退变，肌腱也会逐渐出现凝胶样变性，尽管出现这类退变未必会导致肌腱移位的失败，但是在发生退变前及时移位应该能够获得更可靠的疗效。

任何移位的肌肉都不可能拉动僵直的关节，也没有一个关节可以获得比术前被动活动度更大的主动活动范围，因此对于周围神经损伤，从治疗之初就应该保持关节的柔软，肌腱移位术前保持所有关节具备最大的活动度是手术获得成功的重要因素。

在局部软组织达到最佳状态前不应行移位手术。Steindler 的经典表述——"软组织稳态"是对此状态的最好概括，其内容包括无软组织硬结、伤口成熟、关节柔软及瘢痕足够柔软。在软组织达到稳态前进行肌腱移位或其他择期手术都将增加并发症的发生率。如果达到最佳恢复状态后仍有瘢痕组织，可考虑使用皮瓣提供新的覆盖，或者设计避开瘢痕区的移位。肌腱移位在皮下脂肪层与筋膜层间通过效果最佳，在瘢痕区通过，甚至可能不发挥其作用。Brand 强调"轻柔隧道"（gentle tunneling）的概念，即使用钝头器械穿过天然的组织平面，在阻力最小的区域形成隧道。在肌腱移位手术时，为减少瘢痕形成，应该注意切口设计，避免肌腱缝合点直接位于切口下方。

（三）功能性游离肌肉移植

对于严重的周围神经损伤，如臂丛神经损伤时，几乎没有可供选择的动力肌肉，因此肌腱移位术难以实施。功能性游离肌肉移植是面对这种困境的一个选项。这种手术成功的关键就是确保在终板消失前神经纤维能够长入，因此在可能的情况下应尽量减少神经缝合口至入肌点的距离。

（郜永斌）

参考文献

［1］MACKINNON S E，DELLON A L. Surgery of the peripheral nerve ［M］. New York：Georg Thieme，1988.

［2］崔丽英. 简明肌电图学手册 ［M］. 北京：科学出版社，2006.

［3］卢祖能，曾庆杏，李承晏，等. 实用肌电图学 ［M］. 北京：人民卫生出版社，2002.

［4］沃尔夫，霍奇基斯，佩德森，等. 格林手外科手术学 ［M］. 田光磊，蒋协远，陈山林，主译. 6版. 北京：人民军医出版社，2012.

［5］CHIN B，RAMJI M，FARROKHYAR F，et al. Efficient imaging: examining the value of ultrasound in the diagnosis of traumatic adult brachial plexus injuries, a systematic review ［J］. Neurosurgery，2018，83（3）：323-332.

［6］NIVER G E，ILYAS A M. Management of radial nerve palsy following fractures of the humerus ［J］. Orthop Clin North Am，2013，44（3）：419-424，x.

［7］WILBOURN A J. The electrodiagnostic examination with peripheral nerve injuries ［J］. Clin Plast Surg，2003，30（2）：139-154.

［8］KLINE D G，HUDSON A R. Nerve injuries: operative results for major nerve injuries, entrapments, and tumors ［M］. Philadelphia：W.B. Saunders Company，1995：118-145.

［9］KLINE D G，HUDSON A R. Nerve Injuries ［M］. Philadelphia：W.B. Saunders Company，1995：101-116.

［10］MCKIBBIN B. Recent advances in orthopaedics ［M］. 2nd ed. Edinburgh：Churchill Livingstone，1975：235-279.

［11］GREEN D P，HOTCHKISS R N，PEDERSON W C. Green´s operative hand surgery ［M］. 4th ed. New York：Churchill Livingstone，1999：1384-1385.

［12］DYCK P J，THOMAS P K. Peripheral neuropathy ［M］. 4th ed. Philadelphia：Elsevier Saunders，2005：387-409.

［13］OMER G E JR. Reconstructive procedures for extremities with peripheral nerve defects ［J］. Clin Orthop Relat Res，1982，（163）：80-91.

［14］MACKINNON S E，COLBERT S H. Nerve transfers in the hand and upper extremity surgery ［J］. Tech Hand Up Extrem Surg，2008，12（1）：20-33.

［15］RASULIC L. Current concept in adult peripheral nerve and brachial plexus surgery ［J］. J Brachial Plex Peripher Nerve Inj，2017，12（1）：e7-e14.

［16］ALI Z S，HEUER G G，FAUGHT R W，et al. Upper brachial plexus injury in adults: comparative effectiveness of different repair techniques ［J］. J Neurosurg，2015，122（1）：195-201.

［17］MILLESI H，ZÖCH G，RATH T. The gliding apparatus of peripheral nerve and its clinical significance ［J］. Ann Chir Main Memb Super，1990，9（2）：87-97.

［18］MILLESI H，RATH T，REIHSNER R，et al. Microsurgical neurolysis: its anatomical and physiological basis and its classification ［J］. Microsurgery，1993，14（7）：430-439.

［19］RYDEVIK B，LUNDBORG G，NORDBORG C. Intraneural tissue reactions induced by internal neurolysis. An experimental study on the blood-nerve barrier, connective tissues and nerve fibres of rabbit tibial nerve ［J］. Scand J Plast Reconstr Surg，1976，10（1）：3-8.

［20］MAZAL P R，MILLESI H. Neurolysis: is it beneficial or harmful? ［J］. Acta Neurochir Suppl，2005，92：3-6.

［21］顾玉东. 臂丛神经损伤与疾病的诊治 ［M］. 2版. 上海：复旦大学出版社，2001.

［22］顾玉东，王澍寰，侍德. 手外科手术学 ［M］. 2版. 上海：复旦大学出版社，2010.

［23］BRANDT K E，MACKINNON S E. A technique for maximizing biceps recovery in brachial plexus reconstruction ［J］. J Hand Surg Am，1993，18（4）：726-733.

［24］OBERLIN C，BÉAL D，LEECHAVENGVONGS S，et al. Nerve transfer to biceps muscle using a part of ulnar nerve for C5-C6 avulsion of the brachial plexus: anatomical study and report of four cases ［J］. J Hand Surg Am，1994，19（2）：232-237.

［25］TUNG T H，MACKINNON S E. Nerve transfers: indications, techniques, and outcomes ［J］. J Hand Surg Am，2010，35（2）：332-341.

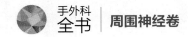
［26］HAYASHI A，PANNUCCI C，MORADZADEH A，et al．Axotomy or compression is required for axonal sprouting following end-to-side neurorrhaphy ［J］．Exp Neurol，2008，211（2）：539-550．

［27］DORSI M J，CHEN L，MURINSON B B，et al．The tibial neuroma transposition (TNT) model of neuroma pain and hyperalgesia ［J］．Pain，2008，134（3）：320-334．

［28］SLUTSKY D J，HERTZ V R．Peripheral nerve surgery: practical applications in the upper extremity ［M］．Philadelphia：Churchill Livingstone Elsevier，2006：93．

第 三 章

常见的周围神经损伤

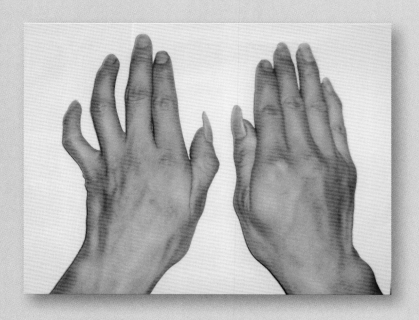

臂丛神经损伤

一、概述

（一）解剖

在神经解剖学上，臂丛神经由C_5神经根至C_8神经根的四条颈神经根，以及T_1神经根的前支组成。此外，偶有C_4或T_2不规则地加入。通过交通支与颈交感神经结合。从整体位置上看，臂丛神经位于颈外侧区的下半部分、颈胸膜上方，通过锁骨下后径路向腋窝腔投射，表现为两个顶对顶的三角形。位置靠上的三角形内侧边朝向脊柱，底边与上胸口重合，外侧边斜向下外侧。位于下方的三角形随着上肢活动显得易变形且较为不规则，其底部与臂丛神经终末支的出现相一致。

以由近到远的位置关系，可将臂丛神经分为根、干、股、束和支。其中臂丛神经上干由C_5和C_6的前支合成，臂丛神经下干由C_8和T_1的前支合成。C_7位于这两条臂丛神经主干之间，形成中干。干又分为前股和后股。六股臂丛神经发出后，之间相互融合交会，继而形成臂丛神经后束、外侧束以及内侧束。后束由臂丛神经上干、中干、下干的后股交会形成，腋神经和桡神经为臂丛神经后束走行后发出的终末支。外侧束由臂丛神经上干和中干的前股交会形成，肌皮神经和正中神经外侧头为外侧束发出的终末支。臂丛神经下干前支单独形成内侧束，最终发出尺神经和正中神经内侧头，以及臂内侧和前臂内侧皮神经。除此之外，臂丛神经还分出很多重要分支，例如肩胛上神经发自上干，并向后外侧走行，它是臂丛神经在锁骨上段的所有分支中位于最外侧的一支，主要支配冈上肌和冈下肌。

虽然臂丛神经基本走行方向是向外下，但其不同组成部分的走行方向有很大的不同。如C_5神经根斜向外下，而T_1向上。相较而言，于锁骨上区域，上干的倾斜角度较大，中干和下干的倾斜角度逐渐减小。在锁骨下端，各干走行都趋于平缓。

（二）损伤原因及机制

臂丛神经损伤的病因已从该疾病刚被提出时的战争性开放性损伤，逐渐转变为高能性闭合性损伤。在当今社会，臂丛神经损伤是一种越来越频繁发生的疾病，最常见的原因是高速撞击和运动创伤。

臂丛神经损伤可分为闭合性损伤（如牵拉伤、压迫伤、合并损伤）、开放性损伤（如锐器伤、枪伤）、放射性损伤。牵拉是最常见的臂丛神经损伤机制，在一系列成人臂丛神经损伤研究中，95%是由牵拉引起的。

牵拉伤是由颈部和肩部或上臂和躯干部的暴力分离引起的。臂丛神经损伤的严重程度不只取决于暴力施加的方向，还由施加力的速度决定。几乎所有研究均表明，高速牵拉是臂丛神经损伤的最常见情景。大多数高速牵拉伤是由交通事故导致的，除外摩托车，快艇、汽车和滑雪艇也易导致臂丛神经高速牵拉伤。低速牵拉致臂丛神经损伤的发生率远低于高速牵拉伤，通常由受害者从高处坠落并以肩着地引起，或于无保护状态下由重物坠肩引起。工业环境中，工人手臂被机器卡住并被牵拉；全身麻醉的患者体位不当使臂丛神经受到牵拉；分娩过程中胎儿体重过大（>4000g）、产钳助产、臀位分娩等危险因素也可造成新生儿臂丛神经牵拉损伤。除这些原因外，暴力牵拉导致头肩分离的情况均可造成臂丛神经的低速牵拉伤。

颈椎横突骨折、喙突骨折、肱骨颈骨折、肱骨头前脱位、交通事故中安全带的急性压迫、肿瘤等赘生物压迫等，均可导致压迫性臂丛神经损伤。

（三）临床表现与诊断

临床检查提供了有关病变严重程度的重要信息，因此对于臂丛神经损伤的患者而言，临床体格检查显得尤为重要。

当在不同平面同时损伤腋神经、桡神经、肌皮神经、正中神经或尺神经（同属上肢五大运动神经）和前臂内侧皮神经中任意两支；或是具有桡神经、正中神经或尺神经三者中任意一支的损伤征象，同时伴有前臂内侧皮神经损伤、肩或肘关节主动活动障碍的，即可诊断为臂丛神经损伤。

根据臂丛神经损伤平面及累及范围的不同，结合临床治疗的需求，对臂丛神经损伤进一步分类。根据损伤位置与锁骨之间的相互关系，分为位于锁骨以上的根部与干部损伤和位于锁骨以下的束部与支部损伤。临床上主要依据胸大肌及背阔肌的状况进行区分：此二肌受累为锁骨上部损伤，未受累为锁骨下部损伤。锁骨上部损伤又依据冈上肌、冈下肌是否受累分为C_5、C_6神经根损伤与上干损伤；依据有无霍纳征（Horner征）分为C_8、T_1神经根损伤与下干损伤。

其中，根部损伤视其与椎间孔的相互位置关系分成节前损伤和节后损伤。在临床上常被提及的臂丛神经根性撕脱伤，意指臂丛神经节前损伤。出现斜方肌萎缩、耸肩受限及Horner征，分别提示为上干或下干根性撕脱伤。临床采用电生理检查方法，测定躯体感觉诱发电位（somatosensory evoked potential，SEP）及感觉神经动作电位（sensory nerve action potential，SNAP）可提供较可靠的结论：SEP与SNAP均消失为节后损伤，SEP消失而SNAP存在为节前损伤。

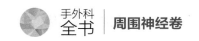

总之，对于臂丛神经损伤的诊断可概括为：

1. 有无臂丛神经损伤　有下列情况之一，应考虑有臂丛神经损伤存在：

（1）上肢五大神经（腋神经、肌皮神经、正中神经、尺神经、桡神经）中任何两组的联合损伤（如非同一平面的切割伤）。

（2）手部三大神经（正中神经、尺神经、桡神经）中任何一根神经合并肩关节或肘关节功能障碍（被动活动正常）。

（3）手部三大神经（正中神经、尺神经、桡神经）中任何一根神经合并前臂内侧皮神经损伤（非切割伤）。

2. 确定臂丛神经损伤的部位　临床上分别以检查胸大肌锁骨部代表 C_5、C_6 神经根，胸大肌胸肋部代表 C_8、T_1 神经根，背阔肌代表 C_7 神经根功能。

如胸大肌锁骨部萎缩，提示上干或 C_5、C_6 神经根损伤。当胸大肌锁骨部存在肌张力，则表示胸外侧神经功能良好；而胸外侧神经源于臂丛神经外侧束起始部，提示臂丛神经损伤发生于外侧束以下（锁骨下部）。

当胸大肌胸肋部存在肌张力时，表示胸前内侧神经功能良好。胸前内侧神经源于臂丛神经内侧束起始部，往往提示损伤发生于内侧束以下（锁骨下部）。

如背阔肌萎缩，提示中干或 C_7 神经根损伤。当背阔肌肌张力存在时，表示胸背神经功能良好，而胸背神经起自后束中段。如有臂丛神经损伤，则说明发生平面位于后侧束以下（锁骨下部）。

3. 臂丛神经根、干、束、支的定位诊断　除上述以锁骨为界区分损伤平面外，应进一步细化损伤到的根、干、束、支。根据上肢五大神经的损伤及相互组合情况，可以判断损伤部位。

（1）单纯腋神经损伤，提示损伤平面在支以下；腋神经合并桡神经损伤，提示损伤平面在后侧束；腋神经合并肌皮神经损伤，提示损伤平面在上干；腋神经合并正中神经损伤，则提示损伤平面在 C_5 神经根（完全）及 C_6、C_7 神经根（部分）。

（2）单纯肌皮神经损伤，提示损伤平面在支以下；肌皮神经合并腋神经损伤，提示损伤平面在上干；肌皮神经合并正中神经损伤，提示损伤平面在外侧束；肌皮神经合并桡神经损伤，则提示损伤平面在 C_6 神经根（完全）及 C_5、C_7、C_8 神经根（部分）。

（3）单纯正中神经损伤，提示损伤平面在支以下；正中神经合并肌皮神经损伤，提示损伤平面在外侧束；正中神经合并尺神经损伤，提示损伤平面在下干或内侧束；正中神经合并桡神经损伤，则提示损伤平面在 C_8 神经根（完全）及 C_6、C_7、T_1 神经根（部分）。

（4）单纯尺神经损伤，提示损伤平面在支以下；尺神经合并正中神经损伤，提示损伤平面在下干或内侧束；尺神经合并桡神经损伤，则提示损伤平面在 T_1 神经根（完全）及 C_6、C_7、C_8 神经根（部分）。

（5）单纯桡神经损伤，提示损伤平面在支以下；桡神经合并腋神经损伤，提示损伤平面在后侧束；桡神经合并肌皮神经损伤，提示损伤平面在 C_6 神经根（完全）及 C_5、C_7、C_8 神经根（部分）；桡神经合并正中神经损伤，则提示损伤平面在 C_8 神经根（完全）及 C_6、C_7、T_1 神经根（部分）。

4. 臂丛神经节前、节后损伤的鉴别　臂丛神经根性损伤主要分为两大类：一类为椎孔内的节前损伤，另一类为椎孔外的节后损伤。节后损伤的性质与一般周围神经相同。节前损伤均在椎管内前后根丝状结构处断裂，不仅没有自行愈合的能力，也没有通过外科手术修复的可能，因此一旦确诊，应争取尽早行神经移位术。臂丛神经节前、节后损伤的鉴别多通过病史、体格检查、术中所见、电生理、影像学检查及特殊检查来完成。通常节前损伤的患者有昏迷史，伤后有灼痛感，损伤严重且伴有骨折，斜方肌萎缩明显，耸肩功能受限，Horner征阳性，锁骨上有巨大的神经瘤，斜角肌间隙有空虚感，神经根在椎孔处可见神经节或辫状改变、感觉神经传导速度正常，但躯体感觉诱发电位消失，膈神经、副神经功能完全丧失。

关于怎样对臂丛神经损伤患者完成最明确的定位和定性诊断，探索从未止步。近期的研究进一步定义了各神经根的代表肌肉，将代表肌肉与关节功能、累及的其他神经等结合，明晰臂丛神经损伤的定位及性质，同时也简化了诊断。以C_5神经根的代表肌——三角肌为例，若肩关节外展障碍同时表现为腋神经和肩胛上神经所支配肌肉的萎缩，即可定位于神经根性损伤；若同时符合大圆肌功能障碍的表现，就可定性为完全性的C_5神经根损伤。臂丛神经根C_5～T_1损伤的诊断方法归纳如下（表3-1-1）。

表3-1-1　臂丛神经损伤的定位、定性诊断

神经根	代表肌肉	功能	定位（根部）	定性（完全性）
C_5	三角肌	肩外展	腋神经＋肩胛上神经	＋大圆肌
C_6	肱二头肌	肘屈曲	肌皮神经＋胸前外侧神经	＋肱桡肌
C_7	背阔肌	伸肘、伸腕、伸指	桡神经＋胸背神经	＋前锯肌
C_8	指屈肌	屈腕、屈指	正中神经＋胸前内侧神经	＋尺侧腕屈肌
T_1	手内部肌	拇对掌，分并指，屈伸指间关节	尺神经＋前臂内侧神经	＋Horner征

（四）辅助检查

1. 神经电生理检查　神经电生理检查是研究中枢神经系统与周围神经系统以及肌肉功能的重要手段之一。临床常用神经电生理学检查方法主要为脑电图（electroencephalogram，EEG）、肌电图（EMG），以及皮质、脊髓或周围磁刺激诱发电位（evoked potential，EP）。EEG是对大脑电功能的测量，除了在研究中的应用外，这项技术不能提供有关周围神经系统损伤的信息，在此不赘述。

神经传导速度（NCV）是最常使用的肌电图检测指标。NCV是分析周围神经损伤的最重要技术，可以测量运动单位和周围感觉神经纤维的功能，对损伤性质、程度、范围等给出参考。除外NCV，肌电图检测中有两个重要电位指标：复合肌肉动作电位（compound muscle action potential，CMAP）和感觉神经动作电位（SNAP）。CMAP是通过最大限度地刺激运动神经并通过表面电极记录由该神经支配的肌肉的电活动来测量的，测量到的是记录电极下方所有肌肉纤维的总电位，反映的是仍然有活力的运动单位总数。测量SNAP时感觉神经以及混合神经中的感觉成分同样如此。由于CMAP和SNAP中的微小变化易被忽略，有必要等待自发肌肉活动的出现（即疾病发生后2～3周），使肌电图检测更为可靠。

肌电图的另一个优势就是可以在临床表现出现前就发现并量化神经再支配情况，因此有专家建议在臂丛神经损伤早期3个月内，即可复查肌电图，从而评估臂丛神经损伤的神经恢复情况。

躯体感觉诱发电位（SEP）通过电刺激外周神经，记录从体感通路上的电极到皮质代表区的情

况，从而评估自外周至感觉皮层的感觉通路。临床上将SEP和SNAP相结合，用于鉴别损伤发生的位置。当SEP消失，仅有SNAP时，提示臂丛神经节前损伤；当SEP和SNAP两者均消失时，则提示臂丛神经节后损伤。

2. 影像学检查

（1）高分辨率超声：高分辨率超声检查虽然具有其自身不可替代的优点，但由于其难以穿过椎间孔故而不能显示节前损伤，同时由于超声探头和频率的原因，目前对臂丛神经下干损伤的诊断仍存在一定的误差。

（2）CT脊髓造影：臂丛神经损伤患者CT检查时行脊髓造影，常常可见造影剂外渗、脊膜膨出等征象。Sunderland指出，臂丛神经在受到严重牵拉时，通常先将硬脊膜囊和蛛网膜向椎间孔牵拉并使其撕裂，再全部作用于神经根，使其从脊髓撕脱。因此，硬脊膜膨出只是患者臂丛神经遭受牵拉的表现，不足以成为撕脱伤的证据。

（3）MRI：MRI的优点是无辐射，创伤小，尽管儿科患者需要全身麻醉，但MRI显示椎孔以外的神经丛结构优于其他所有成像技术，因此MRI是当前用于诊断臂丛神经根性撕脱伤的首选辅助检查方式。椎管内血肿，当考虑臂丛神经撕脱伤的可能时，可以在MRI中看到椎旁肌中的血肿、脑脊液外渗等，均可表明创伤的严重程度。

二、臂丛神经根性撕脱伤的显微外科治疗

臂丛神经损伤多因交通事故和高空坠落等牵拉伤或冲击伤引起，其他的常见病因有运动损伤、枪伤。根据致病原因、损伤程度、范围等的不同，其治疗方法存在差异。对于Sunderland分型中的Ⅰ型损伤，通常可以有自发完全恢复。Ⅱ型损伤也可发生自发性恢复，但时间更长。随着时间推移，神经的纤维化导致压迫，会阻碍或完全阻止神经的自发恢复。Ⅲ型损伤仅表现为不完全的自发恢复，来自神经内、外的压迫会阻碍其自发恢复的机会。对于Ⅱ、Ⅲ型损伤，目前认为可以采用神经松解等比较温和的术式进行治疗。Ⅳ型损伤不具备自发恢复的可能性，需和连续性完全丧失的神经损伤一样进行治疗。

对于臂丛神经严重损伤的患者，即使通过治疗，其上肢功能得以显著改善，可能也无法回到原来的工作岗位上。即使如此，哪怕是不完全恢复对日常生活也都极为重要。因此，我们要更合理地规划患者的治疗方式。除外上肢功能的丢失，困扰患者的另一个重要问题是疼痛，尤其是中枢性疼痛。这些都是我们在治疗过程中需要考虑的。

笔者通常结合维生素B_1、维生素B_6和维生素B_{12}等营养神经的药物促进神经修复，另外康复训练和理疗同样十分重要，要根据神经生长的情况制订积极的康复计划，也可配合针灸等治疗进一步促进神经恢复。

如果为开放性损伤，则需要进行一期手术治疗。目前，臂丛神经手术的基础是神经移植技术的引入，在过去50余年中随着现代显微外科治疗的介入和不断发展，臂丛神经的各种手术方式相关研究都有了长足的进步与发展，同时手术效果也取得了很大的改善。对于锐器切割伤的患者，神经创缘整齐，臂丛神经的受累部分通过神经缝合修复。若在神经开放性损伤基础上合并血管损伤或骨

折等复杂因素，则建议首先处理其他损伤，二期再考虑进行臂丛神经转位或功能重建的治疗。目前，对于闭合性臂丛神经损伤，比较公认的手术指征是：明确诊断并排除自发恢复的可能，其中常用的方法是对于明确的节前损伤，经过药物等保守治疗而3个月无明显效果、恢复时间超过预期或有跳跃式功能恢复的患者，可根据损伤特点，针对性地进行相应神经松解、移植或移位手术，以及功能重建手术等。

神经松解术旨在解除神经周围存在的瘢痕纤维束卡压，从而达到给神经减压，促进神经再生的目的。结合术中探查，若明确有纤维化的神经外膜和（或）神经束膜，就可以进行神经外膜切开松解和（或）神经束膜切开松解。神经束及内膜组织是否完好，有时很难区分。有学者建议，存疑时，最好是切除神经组织后行移植修复，而不是尝试神经松解。

早期对短距离的臂丛神经缺损，多采用将肢体固定于某一体位后缩短缺损长度、降低神经张力来缝接。直到1963年Seddon提出了神经移植的概念，将多股腓肠神经桥接于缺损臂丛神经之间而行显微修复。对于无法直接修复或通过移植神经桥接修复的患者，譬如节前损伤，其损伤位于椎管内，无法直接修复，一旦确诊，就应尽早施行神经移位术。

神经移位术包括丛外神经移位术和丛内神经移位术。

（一）丛外神经移位术

1. 肋间神经移位术　1963年，Seddon在国际上率先提出，以肋间神经为供体神经，若神经长度不足时辅以移植的神经作桥接，以连接受区神经。后在效果不佳的前提下，变桥接缝合为直接缝合，明显提高手术疗效。为进一步提高手术成功率，顾玉东提出肋间神经移位过程中所需遵循的治疗原则，包括在进行肋间供体神经切取时不要超过腋中线、在保证张力的前提下尽量做到直接缝合供受区神经、确保足够的移位神经数量、必须在镜下完成精细缝合等。

2. 副神经移位术　副神经是非常好的可供移位的神经，其移位于肩胛上神经和正中神经均有不错的效果。Narakas研究发现以肋间神经为供体神经，肩胛上神经作为受体神经，其移位后的神经功能恢复较其他更佳。在发出第一个分支后将其切断并移位，斜方肌通常不会完全失去神经支配。众多的临床随访结果表明（其中绝大多数研究来自复旦大学附属华山医院手外科），移位术对耸肩功能无显著影响。由于暴力损伤十分严重，部分患者的臂丛神经撕脱损伤后被牵拉到锁骨的后方，无法通过常规的入路暴露分离肩胛上神经，据此华山医院手外科基于解剖研究，提出了恢复时间更短，且对斜方肌功能影响更小的后路副神经到肩胛上神经的神经移位方式。

3. 膈神经移位术　1970年，顾玉东率先报告在神经移位手术中，动力神经可选用膈神经，将其移位至受损肌皮神经，重建屈肘功能，术后显示了良好的运动功能恢复效果。此术式被认为是目前所有移位神经中疗效最佳者。为进一步缩短移位后靶肌肉的恢复时间，自1998年开始，华山医院手外科开始采用胸腔镜下全长膈神经的切取。

其手术安全性如何、术后的呼吸功能恢复情况如何，一直是人们关注的焦点。近期笔者团队的研究证实，虽然膈神经移位的患者大多仍存在膈肌麻痹，但从长期看来，患者肺功能相关参数并未受到明显影响。结合完备的术前评估和术后护理有助于减少呼吸功能异常。此术式在术后会超长期持续受到功能影响。即使如此，考虑到对呼吸系统发育及呼吸功能的影响，笔者仍建议2岁以内儿童不宜使用膈神经移位术，10岁以内及60岁以上的患者需慎用该术式。

4. 颈丛神经移位术　研究发现，动力神经选用颈丛神经运动支时，转位修复肌皮神经（进行重建屈肘功能）的效果最好。但近年来，随着其他神经移位方法的出现，颈丛神经运动支移位因相对疗效较差而较少采用。

5. 健侧C_7神经根移位术　1986年，顾玉东提出了以患者健侧C_7神经根作为供体神经，可治疗常用供移位神经均受损的全臂丛神经根性撕脱伤患者。其移位方式也得到不断改进与完善，如手术的分期（Ⅰ期将健侧C_7神经根和尺神经远断端相缝合，Ⅱ期以尺神经为桥梁，将尺神经近断端和目标神经相连接）、移位尺神经的血供、移植（或桥接）神经通道的选择、选择性束组移位减少神经元损伤、促进神经轴突再生等新方法。在此基础上，劳杰应用健侧C_7神经根通过带蒂尺神经和前臂内侧皮神经桥接同时修复正中神经及尺神经深支，使全臂丛神经根性损伤患者的手内肌功能得到了一定程度恢复。

（二）丛内神经移位术

1. 同侧C_7神经根移位术　1999年，徐建光、顾玉东提出了可选择性使用同侧C_7神经根束组作为动力神经进行移位，这对于最大限度地利用运动纤维，减少感觉影响，具有重要意义。同侧C_7神经根对于动力神经缺乏的患者，尤其是对于患侧动力神经缺如的患者，增添了充足的新动力神经来源。

2. 尺神经、正中神经部分束移位术　1994年，Oberlin报告了使用尺神经的尺侧腕屈肌肌支作为供体神经，移位至肌皮神经相应肌支，从而重建屈肘功能，此术式疗效明显。进一步研究发现，用尺神经、正中神经的部分束支作为供体神经，进行双移位手术，分别移位至肱二头肌和肱肌肌支，术后疗效更优于前者。

3. 肌皮神经肱肌肌支移位术　2003年，顾玉东等提出可使用健康的臂丛神经上干束组作为供体，修复下干根性撕脱伤。以肌皮神经的肱肌肌支为供体，移位至骨间前神经或正中神经指屈肌肌支，从而完成屈指功能重建。

4. 桡神经肱三头肌肌支移位术　2003年，侯启之和Witoonchart报告桡神经肱三头肌长头肌支移位至腋神经前支，均取得良好的效果，最早术后2个月出现肌肉收缩。此术式目前已被国内外同行广泛采用。

5. 臂丛神经根性撕脱伤后神经根回植术　该技术自1977年起，尽管有一些零星成功的报告，但尚未真正应用于临床。

6. 旋后肌肌支移位术　董震、顾玉东等提出了旋后肌肌支可用作供体神经，将其移位至骨间后神经可以恢复伸指功能。在这之前，对于主要累及手指功能的臂丛神经中、下干损伤，神经移位的重心在于恢复手指的屈曲功能。旋后肌肌支移位术被认为能有效促进$C_7 \sim T_1$臂丛神经损伤患者的伸指功能恢复，具有良好的远期疗效。

综上所述，推荐对于臂丛神经根性撕脱伤的治疗方案如下：

（1）臂丛神经上干根性撕脱伤

1）方案一：尺神经一束→肌皮神经的肱二头肌肌支（Oberlin术）＋副神经→肩胛上神经的肱三头肌长头支→腋神经前支＋正中神经部分束→肱肌肌支。

2）方案二：膈神经或副神经→肌皮神经＋副神经→肩胛上神经＋颈丛运动支→腋神经。

3）方案三：同侧C₇神经根→上干、副神经→肩胛上神经。

（2）臂丛神经下干根性撕脱伤

1）方案一：旋前圆肌肌支→骨间前神经，肌皮神经肱肌支→指浅屈肌肌支、旋后肌肌支→骨间后神经；待屈指、伸指功能恢复后，行肱桡肌移位代拇对掌功能，桡神经浅支的桡侧支→腕部正中神经。

2）方案二：健侧C₇神经根→尺神经（Ⅰ期）→正中神经内侧头（Ⅱ期）。

（3）全臂丛神经根性撕脱伤：膈神经→肌皮神经、副神经→肩胛上神经，颈丛运动支→腋神经，肋间神经→胸背神经和桡神经三头肌肌支，健侧C₇神经根→正中神经（由带血管蒂尺神经桥接），健侧C₇神经根通过带蒂尺神经和前臂内侧皮神经桥接，同时修复正中神经及尺神经深支。

不难发现，神经移位术的发展，不论是丛外神经移位还是丛内神经移位，都越来越强调"神经移位近靶器官"原则，目的是通过减少神经生长的距离和时间，以最大化发挥动力神经的功能。一些神经移位的方法仍有争议，如副神经移位至肱三头肌长头支等。另一些神经移植或移位方式已经被放弃，例如舌下神经移位等。尽管如此，神经移位术仍将在四肢的神经修复中继续发展，绽放光彩。

三、晚期功能重建

对于臂丛神经晚期的不可逆损伤主要采用功能重建术，包括肩关节（外展）、肘关节（屈曲）、腕关节（背伸）及手功能重建术。如何制订肩肘大关节及腕指小关节的功能重建顺序？如何规划功能重建的重心？"由近及远"恢复原则被大多数临床医生接受，包括先恢复肩、肘动作，再恢复腕指的屈伸，最后按照术后恢复情况及患者特殊性作有针对性的个体化调整。因此有学者总结重建的先后顺序为：①肘关节活动；②屈腕运动，手指及其他正中神经支配区感觉；③肩关节活动；④伸腕和伸指功能；⑤手内在肌功能、尺神经支配区感觉。总体来说，强调"重建肩、肘关节功能第一"的原则，要求用最强有力的动力神经恢复肩、肘功能。但也有学者持不同意见，如Doi认为应该先重建远端的关节功能，因为远端肌肉距离远，神经再生时间长，其支配肌功能恢复的可能性极其有限，需尽早进行功能重建以提高恢复效率。

无论选择何种重建策略，都需保证足够的动力肌腱力量，以及符合力学、运动学、生物力学要求的移位方向制订。

常用的各关节的功能重建方法如下：

（一）肩外展功能重建术

根据患者肩部关节与周围肌肉情况，考虑供体肌肉选择，可选择斜方肌、背阔肌、胸大肌，进行肩外展功能重建，可行肱三头肌（长头）及肱二头肌（短头）代三角肌，背阔肌、大圆肌代冈上肌、冈下肌，以及肩关节固定术。其中肩关节固定术又包括将肩峰直接插入肱骨大结节，使肱骨头和肩胛骨关节盂紧密连接的Gill法和在此基础上改良的髂骨块移植垫于肩峰与肱骨头之间的津下健哉法。

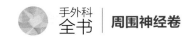

（二）屈肘功能重建术

屈肘功能重建方法众多，当肱二头肌无任何功能时，常选用带血管神经蒂的游离阔筋膜张肌、背阔肌、胸大肌皮瓣，应用显微外科技术进行屈肘功能重建手术。选用阔筋膜张肌皮瓣行屈肘功能重建时，需将皮瓣的旋股外侧动脉与腋动脉作端侧缝合，并将旋股外侧静脉与腋静脉分支于显微操作下端端缝合，将膈神经、副神经或颈丛神经运动支作为供体神经，将其与臂上神经肌支作束膜缝合；选用背阔肌皮瓣重建屈肘功能时，利用供区的胸背神经、胸背动脉、胸背静脉与受区神经、血管缝合；选用胸大肌皮瓣重建屈肘功能时，利用供区的胸前外侧神经及胸肩峰动、静脉与受区神经、血管缝合。

当肱二头肌有部分功能（肌力一般为1～2级）且前臂屈肌群肌力正常时，常选用该肌止点上移术重建屈肘功能。当前臂屈肌群无力时，不足以支持功能重建手术时，常用胸小肌或大圆肌移位重建屈肘功能。

（三）伸腕、伸拇指、伸四指功能重建术

由于发生在桡神经不同位置的不可逆损伤，大多会造成腕、拇指和其余四指的伸直和外展功能障碍，在这些情况下可选用受正中神经、尺神经支配的前臂屈肌作供体肌肉恢复相应功能。虽然各种术式层出不穷，但目前应用最为广泛的肌腱移位术式是1960年由Boyes提出的：①旋前圆肌-桡侧腕长、短伸肌移位；②尺侧屈腕肌-指总伸肌和小指、示指固有伸肌移位；③掌长肌或桡侧腕屈肌-拇长、短伸肌移位。

（四）拇对掌及屈指功能重建术

因为涉及第1腕掌关节这一鞍状关节的多维度活动，拇对掌活动是手部运动功能中较为复杂的功能。其多维度活动的完成需要正中神经、尺神经、桡神经及相应的支配肌肉的共同协作，如拇对掌肌、拇短展肌、拇长屈肌、拇短屈肌、拇收肌、拇长伸肌、拇短伸肌、拇长展肌等。

若患者腕掌关节被动活动情况尚可，并且有条件良好的可供移位的肌腱，则可选用肌腱移位重建术式，即根据不同神经损伤类型及损伤平面而选取不同前臂供区肌腱的运动型拇对掌成形术。其动力肌腱几乎可涉及前臂的任意一根肌腱，加上滑车、止点的选择，又可衍生众多重建方法。但无论哪种重建方法，都需谨记：需选择具有足够肌力的动力肌腱；建立牢固且能使肌腱与拇指长轴方向有较大夹角、允许肌腱有较大活动度的滑车；结合所选动力肌腱，根据所合并的不同周围肌肉麻痹类型选择合适的肌腱插入方向，调节力量平衡。

若存在腕掌关节僵直等不适合肌腱移位的情况，则可行骨性手术重建拇指对掌功能，即固定型拇对掌成形术。这类手术主要针对存在骨关节疾病、无合适动力肌或肌腱移位手术失败者，主要包括第1腕掌关节对掌固定术，第1、2掌骨间对掌位骨桥固定术，第1掌骨与拇指近节指骨对掌旋位截骨固定术等数种手术方式。

在全臂丛神经根性撕脱伤患者的功能重建手术中，恢复屈指难度较大，可通过运动化前臂内侧皮神经感觉神经、用健侧C_7神经运动化患侧尺神经后二期手术移位于前臂内侧皮神经、以胸大肌或背阔肌游离移植于前臂＋运动化前臂内侧皮神经移位于胸背神经或胸前外侧神经、腱固定等方式完善屈指效果。以上应在三期内完成。

（五）手内在肌功能重建术

手部精细活动完全依赖于手内在肌、手外在肌的协同作用。高位臂丛神经损伤后，即使接受了及时且高质量的神经修复治疗，手内在肌的恢复依然常常难以满足患者需求。手内在肌麻痹造成的手内在肌、手外在肌肌肉力量的失衡，将严重影响患者的日常手功能。

与其他功能重建方式相比，手内在肌功能重建方法选择相对较少。依照各个患者的损伤情况、运动障碍程度、可供移位修复条件等综合因素，针对性制订个体化治疗方案。

1. **指浅屈肌腱移位重建骨间肌功能**　将指浅屈肌腱按需分束后，通过蚓状肌管将其固定于第2～5指近节伸肌腱腱帽和侧腱束桡侧。根据所需重建手指数量的不同、动力肌力量的不同，可相对调整指浅屈肌腱分束的数量及所选用动力肌腱的数量。术后须固定于"腕背伸30°，屈掌指关节80°～90°，远指间关节和近指间关节伸直位"5～6周。

2. **桡侧腕短伸肌腱移位重建骨间肌功能**　供体肌腱处理方法和前述类似，对于桡侧腕短伸肌，需要从远端肌腱止点处将其切断，利用趾长伸肌腱等移植肌腱，经腕背侧伸肌支持带下方及掌指关节桡侧、骨间肌肌腱掌侧、掌骨头间掌深横韧带掌侧，固定于伸肌腱帽和侧腱束。

3. **掌板固定术**　在掌指关节的掌板上做U形切口，并固定于掌骨颈，从而限制掌指关节的背伸程度，向远端传递伸指力量。

总之，功能重建的关键在于术前周密计划，从患者自身现有条件出发，平衡患者已有功能、自身需求和手术的得与失。

四、分娩性臂丛神经损伤

分娩性臂丛神经损伤多发于胎儿过重、胎位不正、产程过长，多因接产不当所致。大多数损伤通常发生在标准的顶位分娩中，但也可能发生在臀位分娩和剖宫产中。与其他闭合性周围神经损伤类似，分娩过程对神经丛施加的力经常导致严重程度不一的损伤。可能是臂丛神经全部受损的完全性损伤，也可能是臂丛神经仅部分受损的不完全性损伤。临床上以臂丛神经上干受损最为多见，少见全臂丛神经损伤。由于左枕前位分娩更为常见，右侧上肢更常受累。

神经损伤的严重程度决定了预后，临床常用Sunderland分型对患者进行等级划分。Sunderland Ⅰ型损伤的患儿有望在出生后的几个月内自发恢复。而对于严重的神经撕脱伤患儿，虽然对疾病的认识和治疗都有了新的进展，但仍面临众多挑战，这类患儿，多会遗留有终身残疾。

分娩性臂丛神经损伤的诊断主要依靠查体，需与骨折、感染、中枢神经系统或颈髓损伤、神经肌肉疾病、先天性畸形造成的肢体活动受限相鉴别。同时注意合并的锁骨和（或）肱骨骨折。

Narakas和Slooff将分娩性臂丛神经损伤分为四型：Ⅰ型，为经典的上干瘫，主要表现为肩关节外展外旋障碍、肘关节屈曲障碍、前臂旋后障碍，而腕、手活动不受影响。此型患者90%可自发恢复。Ⅱ型，为合并C_7受累的扩展的上干瘫，除Ⅰ型的临床症状外，表现为腕、手指不能背伸，此型预后较差。Ⅲ型为连枷肢，表现为整个上肢功能受限，但无Horner征。Ⅳ型最重，自发恢复能力差，表现为在Ⅲ型基础上，合并Horner征。节后损伤较为常见，而一旦患儿出现Horner征、膈肌抬高、翼状肩胛、菱形肌无力、肩袖无力和背阔肌无力，就需要考虑节前撕脱伤。

在出生后1～3个月内上肢功能恢复进展不理想，经临床和肌电图等检查后考虑其功能预后可能很差，建议进行手术治疗。常用的手术方式包括神经松解、修复、移植及移位，部分患者需行功能重建术。

（徐静　徐文东）

第二节
上肢神经损伤

一、腋神经损伤

（一）解剖

腋神经起源于后束，其神经纤维来自 C_5 和 C_6，围绕肱骨颈，穿过四边孔走行。这个四边形间隙的上方是小圆肌，内侧是肱三头肌的长头，下方是大圆肌，当腋神经从肩部的前侧面到后侧面时，肱骨颈侧移，形成腋神经的潜在受压部位。腋神经穿过四边形间隙后，分为前、后两支，分别支配三角肌的前、后部，其后支还供应小圆肌，并覆盖上臂外侧皮肤感觉。由于其长度较短，肩关节脱位时尤其容易受牵拉损伤。腋神经是混合神经，既支配三角肌、小圆肌的运动功能，又支配三角肌区、上臂皮肤感觉。

（二）临床表现与诊断

肩关节脱位或肩部骨折常损伤腋神经。急性腋神经病变也与背包旅行有关，通常发生在没有经验的徒步旅行者身上。患者腋神经损伤被认为是肩关节因超重的背包而凹陷引起的。投掷运动员腋神经的慢性压迫会造成四边孔综合征。腋神经卡压在没有外伤史的四边形间隙内隐匿发生。小圆肌下缘的纤维带，以及在四边形间隙中发现的随机取向的纤维带都受到牵连。上肢暴力损伤可能促使四边孔周围肌肉收缩，继而损伤腋神经。腋神经位于肩关节镜检查通常采用的后入口下方约 2cm 处，在常规关节镜检查过程中，腋神经处于危险状态。对于冈下肌腱炎而言，如果腋神经向远端浸润过远，则类固醇会无意地局部浸润腋神经，也会导致腋神经损伤。

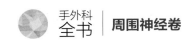
腋神经损伤后，其感觉障碍通常不明显，症状叙述通常较为模糊，例如隐痛、不适等。部分患者唯一的临床表现是广泛的三角肌萎缩。应要求患者将手臂外展至90°，并使其进一步向后水平伸展。当腋神经损伤时，这是不可能完成的。通过完善肌电图检查以明确诊断、了解损伤程度，并对合并损伤作出准确判断。腋神经损伤的患者有合并肩袖损伤的可能时，术前可做增强CT扫描、MRI或高分辨率CT以排除肩袖撕裂。

（三）治疗

在及时复位肩关节及妥善处理骨折的情况下，肩关节受损造成的腋神经损伤在6个月左右多能自行恢复。恢复过程中，要适当进行肩部康复运动，以预防肩关节粘连僵硬。超过6个月仍未能改善的开放性损伤或保守治疗患者需行手术治疗。对于陈旧性的腋神经损伤患者，以及神经手术疗效不佳的患者，往往需采用腋神经功能重建。常用手术方式有斜方肌移位术、肩关节融合术（慎用于儿童）。

二、肌皮神经损伤

（一）解剖

肌皮神经主要由C_5、C_6、C_7神经纤维组成，源于外侧束。它在发出后大多穿过喙肱肌，在肱骨和肱二头肌之间走行，支配上臂的肱二头肌、肱肌和喙肱肌的运动功能，还会发出前臂外侧皮神经负责前臂外侧皮肤。此外，肌皮神经有15%的概率发生解剖变异或缺如。

（二）临床表现与诊断

临床上单独的肌皮神经损伤通常是创伤所致，较为多见的原因是刀刺伤，也可以是关节脱位或邻近部位骨折所致并发症。受损后会影响受支配的肱二头肌、肱肌和喙肱肌等屈肘肌的运动功能，导致肘关节无力或活动受限。因肱桡肌尚存，部分患者依然可以代偿性地进行屈肘活动。鉴别诊断的要点在于观察肱二头肌反射有无减弱（或消失），以及前臂前半部感觉有无丧失。

（三）治疗

单纯肌皮神经损伤所造成的功能丧失以部分屈肘功能受限为主，在一些患者身上，此功能还可被代偿。因此，相较其他神经损伤，肌皮神经损伤对肢体功能影响较小，故而在一些人群或特殊情况下可选择非手术治疗。

对于年轻患者或运动员等对动作要求较高的患者，在神经损伤的晚期，或是手术效果不佳的情况下，可行屈肘功能重建手术，带蒂背阔肌肌皮瓣上移于肱二头肌或肱桡肌是首选术式。对屈肘肌群肌力不小于2级的患者选用屈肌群止点上移术也是较为常用的手术方法：可以用阔筋膜延长屈肌群起点后固定于肱骨外侧，也可以将肱骨内上髁与屈肌止点同步游离上移固定于肱骨下端外侧。

三、正中神经损伤

（一）解剖

正中神经含$C_5 \sim T_1$神经纤维，由臂丛神经外侧束的外侧根及内侧束的内侧根合并而成，在上臂无分支，自肘关节起，从近向远分别发出旋前圆肌支、桡侧腕屈肌支、掌长肌支、指浅屈肌支和骨间前神经。在腕上正中神经掌皮支偶有缺如，经腕横韧带继续行向远端，正中神经分为内、外两侧支。外侧支较粗大，分布于拇短展肌、拇对掌肌、拇短屈肌浅头等鱼际肌，另发出3支指掌侧固有神经，分布于拇指与示指桡侧，到示指桡侧的神经再发1～2条第1蚓状肌支；正中神经的内侧支则较细，其主要发出2支指掌侧总神经，后者于掌骨小头处各自又分出2支指掌侧固有神经，分布于示指、中指和环指间相邻的掌侧皮肤。与尺神经相比，在腕部水平，正中神经位于中央，略浅，因此更容易受到损伤。正中神经支配的肌群主要分布在前臂的前部和大鱼际。腕部正中神经损伤导致拇指不能外展或旋前，大鱼际处肌肉麻痹，桡侧三指半明显功能障碍。握力和捏力减弱。这只手的拇指向外旋转，进入手掌平面，大鱼际隆起。在腕部，正中神经和桡动脉都位于屈肌腱的掌侧，因此在正中神经损伤时，常常伴有相关屈肌的肌腱和血管损伤。

（二）病因及损伤机制

正中神经损伤通常见于腕部或前臂的切割伤，主要是日常生活工作中被玻璃划伤或是自残导致的锐器切割。另一类比较常见的损伤是瘢痕挛缩、骨折、组织压迫导致的挤压伤。

（三）临床表现与诊断

通常正中神经损伤后，会呈现较为典型的猿手畸形，表现为大鱼际萎缩，对掌、对指不能完成。有部分患者于术中确诊为正中神经完全损伤，但可能其术前并没有出现典型的猿手畸形，并保留部分或全部的拇指外展功能，此类情况可能是由于尺神经对鱼际肌的变异支配。

正中神经损伤发生的平面不同，患者表现的症状和体征也有一定的区别。正中神经在腕部以上平面损伤会导致手桡侧半感觉障碍。即使存在交通支可能，其感觉绝对支配区（示、中指远端）也无法代偿。肘关节以上的正中神经损伤还会在此基础上出现拇、示指主动屈曲不能，这通常是因为损伤导致指浅屈肌、拇长屈肌和示、中指指深屈肌发生麻痹。

（四）治疗

早期根据神经损伤情况选用保守治疗或神经松解、神经修复、神经移植等手术治疗，晚期则考虑行功能重建手术。

1. 拇对掌功能重建术 拇指功能占手功能的40%，而对掌是拇指最重要的功能之一，使手的活动变得极其精细和灵巧，这也是人类不断进化的结果。缺少拇对掌功能，人类的日常行为将会极大受限。临床常用的重建拇对掌功能的方法包括肌腱移位和骨性手术。肌腱移位的重心在于动力肌腱的选择、转位力线的选择、旋转点及固定点的标定等；而骨性拇对掌功能重建手术主要适用于自身行肌腱移位条件匮乏的患者，如无合适的动力肌可选用的患者，或是由于骨关节疾病，其关节活动度已有限制的患者。

（1）华山医院法：通过掌长肌腱的游离移植将动力肌腱缝合至拇指近节指骨基底部的尺背侧，选取尺侧腕伸肌作为动力肌腱，尺骨下端的尺侧缘为滑车。

（2）Brand法：以环指指浅屈肌腱为动力肌腱，将环指指浅屈肌腱的远端分成两股，分别固定于拇指掌指关节尺侧关节囊和拇短展肌止点及拇长伸肌腱。

（3）Burkhalter法：动力肌腱选取示指固有伸肌腱，将尺骨下端的尺侧缘作为滑车，将动力肌腱通过皮下隧道穿过手掌固定于拇指近节指骨基底部的尺背侧。

（4）Camitz法：动力肌腱选取掌长肌腱，将其连同一起剥离的部分掌腱膜通过皮下隧道固定于

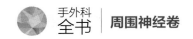

拇短展肌止点和拇长伸肌肌腱。

（5）固定型拇对掌重建术：属于骨性拇对掌功能重建手术，应用骨桥将拇指固定在对掌位，多适用于存在创伤性关节炎或因周围软组织损伤而关节不稳定的患者，行对骨性掌功能重建的同时，需融合第1腕掌关节。该术式可能会影响患者日常生活活动，如提拉裤子、插口袋等。故而此类手术在选择时应慎重。

2. 拇、示指屈指功能重建术　由高位正中神经损伤导致的拇长屈肌与示指指深屈肌麻痹的患者可应用该术式，患者拇指和示指主动屈曲不能，单纯拇对掌功能重建并不能发挥拇、示指配合的功能，因此除拇对掌功能重建外，还需行屈拇、屈示指功能重建。此术式通常将示指指深屈肌腱侧方缝合于中、环、小指指深屈肌腱，将肱桡肌腱移位代替拇长屈肌。

四、桡神经损伤

（一）解剖

桡神经含 $C_5 \sim T_1$ 神经纤维，起源于臂丛神经后束，出腋窝后，向上臂后侧发出肌支支配肱三头肌3个头。桡神经走行于肱骨干后方的桡神经沟，从内上方绕至外下方。当肱骨干骨折存在畸形或牵拉时，此处神经易发生扭伤或横断。在肱骨外上髁上方10~12cm，桡神经穿出肱骨肌管，穿过外侧肌间隔，进入臂前区，发出肱桡肌和桡侧腕长伸肌肌支。经过桡骨头关节前外侧囊和桡骨头的桡神经分为浅支和深支。浅支主要支配感觉，经肱桡肌后方至前臂背侧，支配手背桡侧半和拇、示、中指桡侧半背侧的皮肤感觉（不包括手指最末两节的背侧）。深支即骨间后神经。

（二）病因及损伤机制

由于桡神经在上臂及前臂走行的过程中分别紧贴肱骨和桡骨，因此肱骨、桡骨骨折（肱骨中段骨折、髁上骨折、桡骨头骨折、孟氏骨折等）或桡骨头脱位对桡神经所造成的畸形压迫或牵拉；长时间体位、动作不当造成的神经压迫或牵拉，如腋杖使用不当、酒后长时间侧卧等；其他医源性损伤也可能造成桡神经损伤。

（三）临床表现与诊断

桡神经损伤主要表现为腕下垂、掌指关节主动伸直受限、手指无力、支配区皮肤感觉丧失。在肱骨干骨折患者中，其远端肢体运动和感觉功能将丧失，可能存在旋后无力，但桡神经支配肱三头肌的分支于肱骨上段发出，因而患者不会出现伸肘障碍。在腋窝水平桡神经受压的患者中，除了远端功能障碍外，还会出现肘关节伸直无力和更多的近端感觉丧失。

在创伤性情况下，建议对整个骨骼（跨越损伤处远、近端各一关节）进行放射影像学成像。重要的是排除同侧肢体的合并骨折。桡神经损伤的诊断和监测主要依赖于肌电图和神经传导速度（NCV）。NCV有助于识别受影响的神经分支，结合远端肌肉对肌电图刺激的反应，有助于确定信号是否可以沿神经传递。可在损伤后6周重复一次肌电图及NCV检查，以监测桡神经恢复的进展情况并制订外科干预计划。

（四）治疗

桡神经的损伤通常是由牵拉或挫伤造成的。若为穿透性创伤或上肢开放性骨折导致桡神经支配区运动和感觉功能障碍，需进行急诊手术探查和神经修复。闭合性损伤患者可采用非手术方法，神经功能恢复发生在3～6个月内，恢复速度约为每天1mm。若监测保守治疗无效，或恢复速度较慢，或神经再生长停滞等可行手术治疗。大多数患者辅以伸腕伸指支具（如石膏等）的保守治疗，可近乎完全恢复。采取手术治疗的患者，术前需充分准备、仔细规划，术中存在需要神经松解、神经移植或神经转位的可能。与尺神经不同，桡神经支配的肌肉不需要完成手部的精细动作，临床研究表明，其临床恢复效果较为令人满意。

术后运动恢复不佳或晚期桡神经损伤的患者可能需进行伸腕伸指功能重建。较为常用的重建策略为：用掌长肌移位修复拇长伸肌、用尺侧腕屈肌移位修复指总伸肌、用旋前圆肌移位修复桡侧腕短伸肌。Riordan法用于伸拇重建：拇长伸肌腱旋转点近乎拇指掌指关节，从皮下隧道穿至前臂的桡侧，保持腕部的平伸位及拇指的充分桡侧外展位，编织缝合掌长肌远端和拇长伸肌近端。应用Riordan法重建伸拇功能可同时兼顾伸拇与拇外展。

五、尺神经损伤

（一）解剖

尺神经含C_7～T_1神经纤维，源自臂丛神经内侧束，其C_7神经纤维于上臂继续延伸，连接肘窝，此段不发出分支。尺神经与肱动脉并行至上臂中下1/3处穿臂内侧肌间隔向下，于肱三头肌内侧头前方，在肱骨内上髁与鹰嘴突之间的神经沟中走行。在肘部尺神经先后发出肌支支配尺侧腕屈肌和指深屈肌尺侧半，再于手腕近端约5cm处发出手背侧感觉支，分布于手、手腕的尺背侧皮肤。主干经尺侧腕屈肌腱深面继续分成深、浅支。深支于小指展肌与小指短屈肌间向深部走行，其肌支支配小鱼际的小指短屈肌、小指展肌、小指对掌肌，而后在骨间肌浅面沿掌深弓斜行到达手掌桡侧，沿途分出细小肌支深头，以支配第3蚓状肌、第4蚓状肌、拇收肌、拇短屈肌和全部骨间肌的运动。

（二）病因及损伤机制

尺神经损伤以切割伤最为常见，其他损伤类型还包括直接暴力所致挤压伤和尺神经走行中邻近部位骨折后的牵拉暴力致伤。

（三）临床表现与诊断

尺神经在手腕处损伤，在运动方面，除由正中神经支配的拇对掌肌、拇短展肌、拇短屈肌浅头及第1、2蚓状肌以外的手内在肌都会发生萎缩，导致近、远指间关节屈曲，掌指关节过伸，呈现鸟爪样的畸形。由于手内在肌活动受限，此类患者的精细动作明显受损，如分指、并指动作的能力会减弱或消失。在感觉方面，尺神经绝对感觉支配区（即小指掌背侧及环指尺侧）的皮肤感觉均消失。

当腕部水平尺神经损伤，而手内在肌无明显功能障碍时，通常考虑正中神经和尺神经有异常交通支形成，并共同支配手部运动精细功能。正中神经与尺神经的异常交通支经过尺动脉后方，有时会被误认为是血管分支，发生率约15%，其发生部位一般在前臂。

当损伤部位在肘水平以上时，由于缺少环、小指指深屈肌在掌侧的牵拉作用，此部位的尺神经损伤反而没有明显的爪形手畸形，但会有手背尺侧的感觉消失，或伴有环、小指指深屈肌的力量下

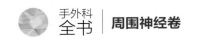

降及运动受限。

在体格检查中，通常受尺神经支配的肌肉检查包括第1背侧骨间肌、小指展肌和尺侧腕屈肌，也唯有这三块肌肉的功能可以对其外形、功能等进行准确的测定。尺神经损伤的特征性体征有：

1. 拇示指捏夹试验（Froment征） 当拇内收肌（尺神经支配）麻痹、拇长屈肌（正中神经支配）代偿，导致拇、示指做对捏动作时，拇指掌指关节过度伸直、远指间关节过度弯屈。

2. 瓦滕贝格征（Wartenberg征） 小指不能内收即为阳性。

3. 福勒试验（Fowler征） 当患者存在爪形手畸形时，按压以限制近节指骨，伸平邻近掌指关节，如果爪形手体征消失，为Fowler征阳性。证明在掌指关节稳定的情况下，指伸肌可完成伸指间关节运动。

（四）治疗

受尺神经支配的手内在肌主要参与手的精细动作，受伤后会极大地限制手功能。加之手内肌的萎缩速度较快，故而对尺神经的手术探查态度需要更加积极。越高位的损伤其观察和等待的时间越短，换言之即应争取更早期手术治疗。建议的腕部尺神经损伤观察期不超过半年，而肘部损伤不能超过3个月。越在早期进行手术干预，越能提高手功能恢复疗效。对于损伤晚期患者，或神经手术效果不满意的患者，可考虑选用蚓状肌功能重建术改善手功能（单纯尺神经损伤也最好行第2～5指功能重建）。

1. 改良Bunnell法 该法以环指的指浅屈肌为动力肌：将环指指浅屈肌腱切断并分为4股，再分别通过第2～5指的蚓状肌管与侧束缝合，以达重建蚓状肌功能的目的。该法不增加握力，还可导致鹅颈畸形。预防鹅颈畸形的方法：①将此法用于有一定关节挛缩的病例；②对于Fowler征患者，环指指浅屈肌腱的末端分束后，在屈掌指关节45°时，依次固定于示指至小指的A₂滑车，以降低近指间关节过度伸直畸形的发生率。

2. Brand法 目前临床上最常使用的手术可增加握力。将动力肌（常用桡侧腕短伸肌）在其肌腱止点处截断后，取供体肌腱（常用掌长肌腱、趾长伸肌腱等）移植后与之缝合，于示指近节尺侧，以及中、环小指近节桡侧，通过蚓状肌管将远端分成的各股分别与侧束缝合。

3. Fowler法 采用示、小指固有伸肌为动力肌，将肌腱分别劈成2股后通过蚓状肌管，于第2～5指近节桡侧切口内与侧束缝合。该法虽可增加一定的握力，但易引起鹅颈畸形及小指伸直受限（小指指总伸肌缺如者不少见）。可采用Riodan改良法加以预防：示指固有伸肌腱移位到环、小指，若合并正中神经麻痹，加移植肌腱于同一动力肌并移位至示、中指。

4. Zancolli法 若无合适的动力肌可供选择且Fowler征阳性者，可行本手术。该法是一种非动力性重建手术。于远侧横纹横切口内，沿掌板近侧缘切开关节囊，使之形成U形瓣，将切开的U形掌板与掌骨颈部关节囊重叠缝合。

六、指神经损伤

指神经被认为是最常被损伤的周围神经。虽然和其他神经相比，其直径相对较小，但丝毫不影响其重要性，因为它们是人具有敏锐的触觉及两点分辨觉的来源。而这种感觉仅次于听觉和视觉，盲人尤为发达（能够区分相隔不到1mm的多个盲点）。除拇指外，其他手指的感觉障碍在大多数人中都是可以容忍的，四指中任一个手指执行精细按压或触摸动作所需的感觉都可以由其他手指来替代。

（一）解剖

手指指神经是尺神经、正中神经的末端纯感觉支。尺神经主干下行于豌豆骨的桡侧时，分成深支和浅支，分别以运动神经束和感觉神经束为主。一个感觉旁支通向小指尺侧，支配尺侧半感觉；另一个末梢感觉支在第4指蹼处形成指掌侧总神经，而后在掌骨头水平分为2条指掌侧固有神经，分别支配小指桡侧半、环指尺侧半感觉。正中神经感觉支最桡侧的一支（第1感觉支）在掌指关节近端水平分为两条指神经，支配拇指感觉；第2感觉支向远端延续至示指桡侧；第3感觉支向远端延续并分叉，至示指尺侧、中指桡侧，支配其皮肤感觉；第4感觉支形成第3指蹼处的指掌侧总神经，而后在掌骨头水平分为中指尺侧指固有神经、环指桡侧指固有神经。

（二）病因及损伤机制

在指神经，对损伤机制的了解至关重要。旋转锯、钻头等会造成广泛的神经损伤，需要进行广泛的清创。而被刀子和玻璃等尖锐物体损伤的神经往往只需要很少或根本不需要修剪。挤压造成的神经损伤尤其难以处理，因为神经受累的长度往往并不明显，即使使用显微镜检查也很难辨认。除非修剪至健康神经组织，否则神经修复注定会失败。对于挤压性神经损伤的患者，应尽量在2～3个月内进行二次手术。

（三）临床表现与诊断

初步评估伤口的范围和方向，伤口深度及损伤组织的探查留待手术室内完成，对感觉丧失的评估可即刻用无菌针头进行。当掌侧皮肤因为坚韧或有老茧生成而对疼痛不敏感时，可在远节指骨背侧皮肤处测试，此处皮肤感觉是由掌侧指神经支配的。

（四）治疗

指神经也可能因缝合部位神经内出血形成血肿而影响修复效果，因此建议在指神经缝合过程中使用止血带等。由于神经的轴向和节段性血供非常丰富，因此可以切除神经周围组织，直至可以准确地观察到神经束，以便清创和修复。神经末端清创最好用锋利的刀片来完成。切割神经需在坚固的表面进行，所用镊子等均需无齿。在一期修复中，切断的神经末梢应无任何碎裂组织，在二期修复中，应无任何瘢痕组织。

在显微镜下可以识别正常的神经束结构，故需在显微镜下进行节段性连续清创，直到达到正常的神经束样结构。在修复过程中，常需要屈曲远端关节以缓解张力，但通常屈曲动作也会使显露和修复过程变困难。

临床上，我们不难发现皮肤伤口的张力会导致瘢痕组织增生和收缩。严重时，必须通过转移、移植皮瓣等来克服。在处理指神经时，我们需遵循同样的原则，确保指神经在无张力状态下修复。通过移植神经修复指神经，其再生过程虽然需要通过两个缝合口，但其再生效果比张力下修复的效果更好。

术后使用轻型掌侧或背侧夹板、石膏或支具进行支撑，尽可能将手腕和手指保持在功能位，固定3～4周。术后应立即开始抬高手、前臂和手臂练习，并持续几天。术后出血和肿胀可以通过这种简单的预防措施来预防。

七、上肢其他神经损伤

（一）骨间前神经损伤

骨间前神经起自正中神经背侧，穿行于旋前圆肌两头之间时，沿前臂骨间膜、拇长屈肌、指深屈肌之间走行，深至旋前方肌。骨间前神经是单纯的运动神经，主要控制指深屈肌（第2、3指）、拇长屈肌和旋前方肌，无皮肤代表区。当其受损时，可表现为支配肌麻痹、无力，腕或前臂可出现钝痛、酸痛，但皮肤感觉往往正常。

由于骨间前神经位置较深，受到多种结构的保护，因此很少发生病变；然而，在这些结构保护骨间前神经的同时，它们也可能是造成其卡压的原因。骨间前神经卡压综合征患者拇指和示指远节指骨屈曲无力，其特征性体征是不能用拇指和示指配合捏出O形。示指远指间关节过度伸展而近指间关节弯曲；拇指掌指关节屈曲，指间关节过度伸展，导致拇指指腹与示指的接触区域比正常情况更近。在不完全性骨间前神经卡压综合征中，轴突损伤较少，仅拇指或示指远端指骨屈曲受损。旋前方肌损伤可以通过前臂的抵抗性主动内旋和肘部的完全弯曲中和旋前方肌动作来证明。在手和前臂的临床评估中未观察到感觉缺陷。

很难准确确定骨间前神经卡压综合征的病因，因为没有任何迹象或临床试验可以表明它到底是压迫性神经病变还是臂丛神经炎。两种假说至今仍然被广泛认可。神经卡压学说的支持者更多主张通过手术探查和神经减压来治疗这种疾病。但越来越多学者愿意将其理解为神经炎改变，在长时间观察后通常会自发消失。

（二）骨间后神经损伤

在肘部桡神经分成浅支与深支。桡神经深支向下发出运动支，控制桡侧腕长、短伸肌和旋后肌，在桡骨头远端5～7cm处穿出旋后肌，转为骨间后神经。于此，发出支配小指伸肌、示指伸肌、尺侧腕伸肌、拇长展肌、拇长伸肌、拇短伸肌的运动支。

骨间后神经损伤会影响尺侧腕伸肌，而桡侧的腕长、短伸肌均未累及，这样腕关节活动过程中力量不均衡会造成偏斜。常规策略中的尺侧腕屈肌代替指总伸肌会进一步加剧腕部尺、桡侧力量的不均衡。此时的功能重建需以桡侧腕屈肌代替尺侧腕屈肌，以平衡腕部力量。此法也被称为Brand法。

骨间后神经卡压综合征与骨间前神经卡压综合征一样，其致病原因尚不明确，存在很大的争议。骨间后神经卡压综合征的年发病率为0.003%，是一种罕见疾病。较多人认为卡压是根本的致病因素，造成其卡压的可能因素包括：①骨间后神经在通过纤维弓的狭窄通道时，在纤维弓处神经可能受到机械刺激和压迫；②邻近脂肪瘤、血管瘤或神经源性肿瘤等占位性病变引起的压迫；③炎症，如化脓性关节炎、类风湿滑膜炎和血管炎等。此外，肌肉异常、骨关节畸形、桡骨头骨折、桡骨头脱位也与骨间后神经卡压综合征的发病有关，表现为其远端神经支配肌肉组织的萎缩、功能障碍，以及肘部和前臂近侧的疼痛。诊断和鉴别通常基于临床表现，以及超声、MRI和电生理检查。到目前为止，治疗骨间后神经卡压综合征的"金标准"仍在讨论中。有学者提出，临床上可能约有1/3的患者的骨间后神经在其出口处出现卡压，此类患者更适合手术治疗。

（徐静　徐文东）

第 四 章

周围神经卡压的
诊断及治疗

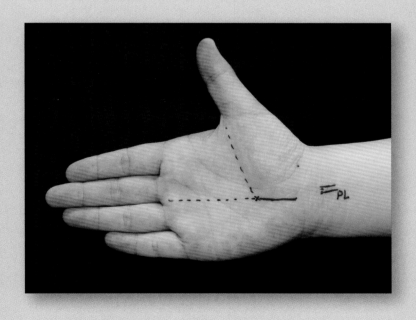

■ 第一节
胸廓出口综合征

一、概述

胸廓出口综合征（thoracic outlet syndrome，TOS）是指臂丛神经、锁骨下动静脉在胸廓出口部位受到卡压所导致的一系列症状和体征。早在1861年就有颈肋导致上肢疼痛、感觉迟钝并伴有一定程度缺血症状的病例在《柳叶刀》（*The Lancet*）上报告。之后人们对胸廓出口综合征的研究不断深入。20世纪50年代，"胸廓出口综合征"这一名词开始在文献上出现。1986年，著名的美国神经学家William S. Fields创造性地将该疾病分为动脉型（aTOS）、静脉型（vTOS）、神经型（nTOS）。这三型可单独或合并存在。本节所指的胸廓出口综合征仅指神经型胸廓出口综合征。

二、局部解剖

胸廓出口综合征是神经血管在胸廓出口部位受到卡压出现的上肢疼痛、无力、感觉异常等症状，因此了解胸廓出口局部解剖在理解胸廓出口综合征上具有重要作用。在胸廓出口部位有3个解剖间隙：斜角肌间隙、肋锁间隙、胸小肌间隙。斜角肌间隙是首先被关注的卡压部位，但最近的研究表明超过一半的胸廓出口综合征患者有胸小肌间隙的卡压。另外，虽然解剖异常在胸廓出口综合征的发病中具有重要作用，但需要注意的是大多数有解剖异常的人群并没有临床症状，不需要处理。

斜角肌间隙：前中斜角肌位于胸锁乳突肌深层，前斜角肌起自 C_3～C_6 横突前结节，止于第1肋的斜角肌结节。中斜角肌起自 C_2～C_7 横突后结节，止点位于第1肋锁骨下动脉沟后方。前中斜角肌与第1肋构成斜角肌间隙，臂丛神经及锁骨下动脉走行于该间隙。颈部固定、斜角肌收缩时可提升第1肋，第1肋固定、斜角肌收缩可使颈部前倾或侧屈。

肋锁间隙：肋锁间隙是指位于锁骨与第1肋之间的间隙，最内侧有肋锁韧带，锁骨下静脉位于肋锁韧带后方、前斜角肌前方。锁骨下肌位于锁骨与第1肋之间，在肋锁韧带前方以较短厚的腱性组织起自第1肋，肌肉纤维向外上走行，止于锁骨下方，该肌肉收缩可使肩关节及锁骨向前下运动。

胸小肌间隙：胸小肌间隙指胸小肌深面的间隙，包含腋动静脉、臂丛神经（神经血管束），背阔肌、肩胛下肌位于神经血管束深层。胸小肌起自第2～5肋骨前面，止于肩胛骨喙突。

除了臂丛神经及其分支、锁骨下动静脉外，在胸廓出口部位还有膈神经、胸长神经、肩胛背神经、颈交感神经链、胸导管等，需要注意保护。

三、病因

胸廓出口综合征的病因极为复杂，目前认为该疾病是在一种或多种易患因素作用下合并颈部微小损伤或上肢的劳损性损伤导致的。

胸廓出口综合征的易患因素包括颈肋、异常的第1肋、小斜角肌，以及各种先天的韧带和束带。颈肋起自 C_7 横突，发生率约为0.7%，女性发生率是男性的2倍。异常第1肋的发生率也为0.7%，男女发生率基本一致。颈肋可分为完全型和不完全型。完全型颈肋通过关节或骨性融合止于第1肋，约占所有颈肋的30%。不完全型颈肋自肋尖发出硬韧的韧带止于第1肋。两种颈肋均位于中斜角肌内，都可以使斜角肌间隙明显变小。异常的第1肋指第1肋发育较为细小，通常与第2肋融合。异常的第1肋与颈肋有时候较难鉴别，需仔细判断异常肋骨是起自 T_1 横突还是 C_7 横突。但无论是颈肋还是异常的第1肋，其在胸廓出口综合征发病中的作用是一致的。颈肋和异常的第1肋是胸廓出口综合征的易患因素，但多数有颈肋和异常第1肋的人是无症状的。

各种异常的束带也是引起胸廓出口综合征的重要因素。1976年，Roos将解剖或术中发现的异常束带分为9种。1988年，Poitevin又提出以下3种可引起神经卡压的束带。

1. **小斜角肌**　起自 C_6、C_7 横突，止于下干与锁骨下动脉之间的深筋膜。小斜角肌可使斜角肌间隙缩小，可直接卡压臂丛神经。

2. **锁骨下肌**　锁骨下肌的异常肥厚可以明显缩窄肋锁间隙，特别是在上肢外展上举或提重物时，通过影像学可以证实锁骨下肌与臂丛神经密切接触。

3. **胸小肌**　起自第2～5肋骨，向外止于肩胛骨喙突。臂丛神经、腋动静脉位于其深层。1945年，Wright即提出胸小肌综合征的概念，但未引起重视。1998年，George Thomas提出应该重视胸小肌综合征的存在。有些学者发现75%的神经型胸廓出口综合征的患者都有胸小肌综合征的阳性体征。

目前，大部分学者认为胸廓出口综合征是由易患因素和颈部微小损伤的共同作用导致的。颈部微小损伤多为过伸性损伤，常见症状为损伤后出现颈部疼痛，之后可出现斜方肌处疼痛、头痛，几

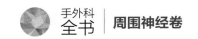

天或几周后出现上肢、手部的感觉异常或疼痛。也有一些患者否认外伤史，或有轻微损伤被遗忘。职业性重复姿势也可导致胸廓出口综合征，特别是长时间或重复性将上肢或手置于难受姿势的职业，如键盘操作者、装配工、窗口售票员、牙医等。

四、诊断

胸廓出口综合征目前依然是外科领域最难以诊断的疾病之一，该疾病的诊断主要依靠病史、主诉、查体，并排除其他能引起相似症状的疾病。

当患者出现颈、肩、上肢疼痛，感觉异常和无力，并且这些症状在某些姿势或某些活动时加重，就可以初步考虑神经型胸廓出口综合征。

患者多为20～60岁之间的女性，多发生于由于职业需要或娱乐活动需上肢反复举过头运动或举重物者，以及上肢劳损者，表现为臂丛神经多神经根受累。

病史方面既往可存在头、颈、上肢损伤史，之后出现颈、肩、上肢疼痛，以及感觉异常和无力，也可出现腋部、胸壁、斜方肌及头枕部的疼痛。上述症状可被两种情况加重：①牵拉臂丛的姿势，如提物、摆臂、驾驶等；②缩窄斜角肌三角的姿势，如上肢举过头活动。

症状以感觉受累为主，如出现运动受累，如手内在肌萎缩、无力等表明病程很长。

查体时具有重要价值的阳性体征包括：①环、小指感觉障碍；②前臂内侧感觉障碍；③大、小鱼际肌肉萎缩；④手握力下降，手内在肌或小指无力；⑤斜角肌三角、胸小肌止点处压痛；⑥按压斜角肌三角或胸小肌时会诱发上肢感觉异常或感觉异常加重；⑦按压斜角肌三角或胸小肌时感觉异常向尺侧放散；⑧斜角肌肌肉痉挛；⑨锁骨上神经干叩击试验，蒂内尔征（Tinel sign）阳性；⑩臂举过头后症状加重；⑪上肢张力试验阳性；⑫1分钟举臂试验阳性；⑬爱德生试验（Adson test）阳性。

（一）需要做的辅助检查

1. 必做项目

（1）颈椎X线正、侧双斜位片：可以发现是否有骨性异常，如颈肋，C_7横突过长、过宽，第1肋异常，锁骨异常。

（2）头部MRI：排除头部疾病。

（3）颈椎MRI：排除颈椎病（脊髓型、神经根型）、脊髓空洞症。

2. 选做项目

（1）胸部X线正位片：可以发现是否有第1肋异常。

（2）胸部CT：排除肺尖部肿物。

（3）臂丛神经MRI：可以发现臂丛神经水肿，并排除神经来源肿物。

（4）肩关节MRI：排除肩袖损伤、二头肌腱炎、肩锁关节退行性改变及其他肩关节疾病。

（5）心电图、心脏彩超：排除心脏疾病。

（6）双上肢动静脉彩超（静态、动态）：动静脉受压或动脉瘤形成，静脉血栓形成。

（7）肌电图和神经传导检查：一般为正常或非特异的，如出现前臂内侧皮神经传导功能障碍则有诊断价值。

（8）诊断性封闭：如诊断尚难确立，诊断性封闭有重要价值。可在超声引导下行斜角肌、胸小肌诊断性封闭，如果麻木、疼痛迅速减轻，受累上肢疲劳感减轻，为阳性。

（二）鉴别诊断

胸廓出口综合征的诊断还需要排除能引起颈、肩、上肢疼痛的其他疾病。

1. 腕管综合征。

2. 肘管综合征。

3. 腕尺管综合征。

4. 臂丛神经损伤。

5. 臂丛神经肿瘤。

6. 特纳综合征、神经痛性肌萎缩或臂丛神经炎。

7. 肩袖损伤或肩关节周围炎。

8. 脊髓型颈椎病或神经根型颈椎病。

9. 颈髓损伤。

10. 颈部肌张力障碍。

11. 脊髓空洞症。

12. 纤维肌炎。

13. 纤维肌痛。

14. 血管炎。

15. 雷诺病。

16. 硬皮病。

17. 复杂性区域疼痛综合征。

18. 肺上沟瘤。

19. 不稳定型心绞痛。

20. 肺栓塞。

21. 胃食管反流。

22. 偏头痛、慢性头痛。

23. 鼻窦炎。

24. 自主神经紊乱。

25. 精神障碍。

26. 脑部疾病。

27. 运动神经元病。

五、治疗

主要包括非手术治疗和手术治疗。

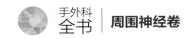

（一）非手术治疗

胸廓出口综合征的非手术治疗方法主要包括物理疗法、作业疗法、推拿、补充和代替医疗。

非手术治疗效果差异较大，对于诊断时病程即较长、已出现肌肉萎缩或肌力下降，以及不适症状严重影响工作（或生活）且保守治疗无效或短期有效又很快复发者，可选择手术治疗。

（二）手术治疗

1. 锁骨上入路　锁骨上入路可以充分切除前中斜角肌，对臂丛神经进行充分的减压、松解，还可以切除第1肋，特别是第1肋中后部，同时对于可能存在的解剖变异均能彻底处理。笔者认为锁骨上入路是最佳的手术入路，也是手外科医生最熟悉的手术入路。

坐位标记锁骨上缘，于锁骨上缘1cm做横行切口，内侧一般位于胸锁乳突肌后缘，外侧至喙突内侧缘，向下斜行延伸至喙突下缘水平，形成倒的V形，切开皮下及颈阔肌，将锁骨上皮神经保留于三角形皮瓣内，并向内侧掀起，显露肩胛舌骨肌，切除。锁骨上窝脂肪垫可纵行切开或向上掀起，露出斜角肌三角，膈神经位于前斜角肌上，自外上向内下走行，需注意保护，略游离前斜角肌后缘，注意锁骨下动脉及其分支，切除前斜角肌，松解锁骨下动脉。颈横动脉一般穿臂丛神经向外侧走行，需结扎切断。将锁骨下动脉向下牵拉，显露臂丛神经前方，观察臂丛神经各神经根卡压情况，如有小斜角肌可切除。臂丛后方分离并保护胸长神经，有时胸长神经有多支，且穿过中斜角肌走行，应注意保护，切除中斜角肌。对于第1肋是否需要切除，需根据术中第1肋与臂丛神经的关系是否密切来判断，术中需要通过活动上肢来观察，如果关系密切就需要切除，否则无须切除。第1肋切除时，首先进行可视面的骨膜下分离，对第1肋前缘及其下方前缘使用特制的骨膜剥离器进行骨膜下剥离，可以避免损伤胸膜，降低气胸发生率。第1肋切除使用超声骨刀进行，超声骨刀需要的操作空间比摆动锯、咬骨钳等小，因此可以减少对臂丛神经的牵拉，同时超声骨刀对软组织无损伤，可以避免损伤胸膜。第1肋一般切除肋横突关节以下4cm左右。切除后应注意有无肋胸膜韧带卡压 T_1 神经根，如有需要松解。

锁骨下方需显露锁骨下肌，切断并部分切除，于喙突止点处显露胸小肌并切断。

彻底止血，放引流后逐层关闭切口。

2. 术后处理

（1）疼痛管理：神经型胸廓出口综合征患者手术前即存在疼痛问题，术后由于手术操作疼痛加剧，可综合应用阿片类镇痛药、肌肉松弛剂、抗抑郁药、非甾体抗炎药、抗痉挛药处理患者疼痛问题。

（2）活动：活动需从手指、手腕开始，接着做前臂旋前旋后、肘屈伸，最后开始肩关节运动，在没有增加或出现新的疼痛的基础上，每天增加活动时间。

（3）随访：患者术后1个月内可能会有许多不适感，可以随时联系医生随访，之后按3个月、6个月、1年、2年时间点进行随访。

（4）重返工作：根据工作强度不同，重返工作时间也不一样，坐着上班的可能术后2周即可，操作键盘的需3～4周，体力劳动的需更长时间，且不一定能从事原工作强度的工作。

（张展　崔树森）

第二节
肘管综合征

一、概述

肘管综合征是上肢常见的周围神经卡压性疾病，发病率仅次于腕管综合征。1958年，Feindel 和Stratford 首次提出了肘管和肘管综合征的概念，之后人们对肘管综合征的解剖和疾病有了更加深入的认识，目前认为肘管综合征是尺神经在肱骨内上髁近端大约10cm位置至远端大约5cm位置范围内被单个或多个解剖因素卡压引起的临床综合征。

二、局部解剖

肘管综合征患者尺神经潜在的卡压部位有五个：①从施特鲁塞弓（Struthers 弓）到肱骨内上髁；②肱骨内上髁；③尺神经沟；④尺侧腕屈肌两起点（肘管）；⑤屈肌总腱-旋前圆肌腱膜。

第一个卡压部位起自Struthers 弓，止于肱骨内上髁，它由肱三头肌内侧头的浅层纤维组成，一般宽1.5～2cm，斜行跨过尺神经。在该部位，肌间隔和肱三头肌内侧头也可对尺神经形成卡压。

第二个卡压部位位于肱骨内上髁处或其近端，该部位卡压多为肘外翻或肘关节屈曲挛缩所致。

第三个卡压部位位于尺神经沟处，尺神经沟为一个骨纤维管道，前方是肱骨内上髁，侧方为尺骨鹰嘴，表面覆盖纤维腱膜。多种因素可导致该部位的尺神经卡压，如尺神经沟内骨折块、肘关节炎骨赘形成、囊肿、外伤后血肿、长时间屈肘、尺神经半脱位（或脱位）等。

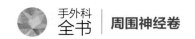
第四个卡压部位位于尺神经穿过尺侧腕屈肌两起点处，该部位的底是肘关节尺侧副韧带，顶是覆盖尺神经沟的纤维腱膜向远端的延续，该部位的纤维束也被称为Osborne韧带。Feindel和Stratford将此部位称为"肘管"。

第五个卡压部位是屈肌总腱-旋前圆肌腱膜，位于尺神经离开尺侧腕屈肌并穿过筋膜层时，该部位卡压较少见。

三、病因

肘管综合征的确切病因目前尚无肯定结论，大部分学者认为肘管处尺神经缺血或机械性压迫为主要因素。

常见的病因有以下几种。

1. **解剖变异** 滑车上肘部肌肉，起自鹰嘴内侧，止于肱骨内上髁，可对尺神经形成卡压；肱骨滑车先天性发育不全，肘关节畸形可卡压尺神经；覆盖尺神经沟的纤维腱膜组织先天性发育不全或薄弱，使尺神经脱位或半脱位；肱三头肌内侧头肥大可挤压尺神经。

2. **创伤** 肱骨远端骨折后局部骨赘形成、肱骨远端骨折畸形愈合形成骨突或肘外翻畸形、肘关节周围创伤后局部出血机化。

3. **占位性病变** 软组织肿瘤如囊肿、骨肿瘤等占位性病变。

4. **长时间屈肘或肘关节反复屈伸活动** 屈肘时肘管内容积下降55%，肘管内压力明显增加，可引起神经局部缺血、水肿，引起神经受压。

5. **尺神经脱位或半脱位** 覆盖尺神经的纤维腱膜组织薄弱，尺神经半脱位或脱位，屈伸肘关节时反复激惹尺神经。

四、诊断

临床表现和体格检查：肘管综合征患者多表现为环指尺侧、小指双侧、手背尺侧麻木、肘内侧疼痛。病程长的患者可出现手部不灵活，如持筷、拧钥匙无力等，严重者可出现手内在肌的萎缩，表现最明显也是最常能被患者发现的是第1骨间背侧肌的萎缩，静态时可表现为爪形手畸形。触诊检查需注意肘部是否有畸形，并从上臂至前臂沿尺神经走行触诊，看神经是否有压痛、增粗，是否有肿物压迫神经。肘管综合征患者触诊还可发现尺神经沟饱满或尺神经半脱位。屈肘试验（肘关节屈曲、腕关节伸直1分钟可诱发或加重症状）对肘管综合征具有一定诊断价值，但特异性不高，假阳性率约为10%。

辅助检查：常规拍摄肘关节X线正、侧位片，特别是既往有外伤史、关节活动度受限的肘关节外翻畸形患者，尺神经卡压可能是尺神经沟内骨折块或骨赘所致。常规做彩超检查，以明确局部是否有占位性病变。必要时进一步做MRI以明确肿块位置、大小、与神经的关系。电生理检查在肘管综合征的诊断中具有重要价值，但不能完全依赖电生理检查。全面的问诊、仔细的体格检查仍然是诊断肘管综合征首要的依据。运动神经传导速度低于每秒50m时，称绝对减慢；跨越肘部的神经传导速度与上臂或前臂相比减慢大于每秒10m时，称相对减慢。

鉴别诊断：肘管综合征需要与腕尺管综合征及胸廓出口综合征相鉴别。腕尺管综合征尺神经在腕部受压，尺神经腕背支于尺骨茎突近端3～4cm发自尺神经主干，因此手背尺侧感觉正常。胸廓出口综合征患者卡压部位位于颈部或胸小肌间隙，位置高，一般前臂内侧也会出现感觉异常，且多数患者症状复杂，多伴有颈肩部不适、姿势性症状加重等情况。

五、治疗

（一）非手术治疗

对于病程短、症状轻的患者，可选择非手术治疗。如肘部钝器伤、骨折，或长时间屈肘、肘部外源性物体压迫等导致的肘管综合征，如果解除卡压因素，神经症状可能逆转。

1. 支具制动　长臂夹板将肘关节固定于屈曲35°，腕关节固定于中立位3～4周，其间可进行肘和腕的主动活动以预防关节僵硬。一般固定3～4周。

2. 口服药物　常用的口服药包括肾上腺皮质激素、非甾体抗炎药、神经营养药物、减轻水肿药物等。

3. 物理治疗　肘管局部物理治疗、尺神经神经电刺激治疗。

（二）手术治疗

手术指征为非手术治疗症状不缓解或缓解后复发的患者、肌肉萎缩的患者、占位性病变卡压尺神经的患者、肌力进行性减弱的患者、尺神经运动神经传导速度肘段低于每秒40m的患者。

1. 尺神经原位松解术　尺神经原位松解术是指原位松解神经但不移位，不去除尺神经沟表面的纤维腱膜组织，该手术适应证少，仅适用于解决尺神经近、远断端的局部问题，以及反复活动后尺侧腕屈肌水肿的患者或健身致肱三头肌内侧头过度增生压迫尺神经者。该手术术式简单，术后无须制动。

2. 尺神经松解皮下（或肌下）前置术　尺神经松解前置术比原位松解术应用得更多，前置后尺神经从骨纤维管道中移位至良好的软组织床，另外移位后尺神经位于肘关节运动轴的掌侧，张力不受肘关节屈伸活动的影响，这一点对于有肘关节外翻畸形的患者尤为重要。常用的前置术有皮下前置和肌下前置两种。

皮下前置术是肘管综合征最常用的术式，该术式操作简单，最适用于皮下脂肪组织较厚的患者。该术式的主要缺点是尺神经移位后位置表浅，容易刺激尺神经。肌下前置术操作较复杂，但它可以将尺神经移位于较深的部位，受到肌肉组织的保护，对于活动量较大的患者可以避免尺神经被激惹。同时肌下前置使尺神经更贴近骨支架，消除了肘关节活动时尺神经的拉应力。该术式不能应用于活动度受限的肘关节炎患者。

手术切口应足够长，上臂沿内侧肌间隔切开，近端至肱骨内上髁近端8cm左右，远端至肱骨内上髁远端7cm左右。分离皮下组织，注意辨认并保护前臂内侧皮神经后支，该皮神经跨过切口走行，如果损伤后可形成痛性神经瘤并出现支配区的感觉障碍。

于深筋膜浅层掀起皮瓣，显露内侧肌间隔、肘管、屈肌总腱。从近端向远端依次切除覆盖在尺神经上的筋膜，首先是上臂，接着是尺神经沟表面的纤维筋膜组织、肘管的Osborne韧带，最远端是尺侧腕屈肌两起点筋膜的尺神经穿出处。切除内侧肌间隔远端部分，此时需注意该部位深层一般都存在肘关节血管网，应给予保护。从近端向远端松解尺神经，可携带尺侧上副动脉向前移位。移位时注意手法要轻柔，不要对神经造成额外损伤。肘关节附近尺神经的一些小分支被认为是关节支，如果对神经移位有影响可以切断。但也有一些学者认为，这些分支更可能是至尺侧腕屈肌的肌支，应该通过干支分离来保留。

皮下前置时，为防止尺神经重新滑入尺神经沟内，可应用皮下组织瓣或筋膜瓣将尺神经固定。固定后可屈伸活动肘关节，确保尺神经走行顺畅，无扭曲。

肌下前置时，需将旋前圆肌起点（屈肌总腱）完全剥离，剥离时可携带肱骨内上髁骨质，然后用螺钉将肱骨内上髁重建，也可仅剥离软组织，通过肱骨内上髁钻孔重建旋前圆肌起点。剥离时注意保护肘关节尺侧副韧带，剥离后需松止血带，彻底止血后将尺神经前置于肌下。

术后需用长臂石膏固定肘关节于略屈曲、前臂及腕关节于伸直位3~4周。拆除石膏后即可进行功能锻炼。

（张展）

第三节
腕尺管综合征

一、概述

早在1861年，法国学者Jean Casimir Felix Guyon首次提出在腕尺侧存在一个骨纤维管道（也称Guyon管），尺神经、尺动静脉从中通过，尺神经在此部位易受卡压。由于Guyon管（即腕尺管）内独特的解剖学特点，尺神经在该部位卡压后可表现不同的症状。

二、局部解剖

腕尺管起自腕掌侧韧带近端，远端至小鱼际纤维腱弓，长度为4～4.5cm。根据尺神经内解剖及神经与周围组织结构的关系，将腕尺管分为三个区：Ⅰ区为尺神经在分为浅、深支之前位于腕尺管内的部分，Ⅱ区为尺神经深支周围区域，Ⅲ区为尺神经浅支周围区域。尺神经浅支分布于掌短肌和环指尺侧及小指的皮肤，深支支配小鱼际肌，第3、4蚓状肌，拇收肌等。

Ⅰ区掌侧为腕掌侧韧带，腕掌侧韧带是豌豆骨近端明显增厚的前臂深筋膜，该韧带起自尺侧腕屈肌腱，止于掌长肌腱和屈肌支持带。背侧为屈肌腱和屈肌支持带尺侧部分。桡侧为腕掌侧韧带和屈肌支持带。尺侧为豌豆骨及尺侧腕屈肌腱。

Ⅱ区与Ⅲ区相邻，起自尺神经分叉处，至小鱼际纤维腱弓。Ⅱ区包绕尺神经深支，掌面为掌短肌，背侧由豆钩韧带、豆掌韧带及小指对掌肌组成。在Ⅱ区的远端，小鱼际纤维腱弓位于神经掌

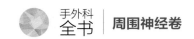

侧，小指对掌肌位于背侧，钩骨钩和小指短屈肌位于桡侧，小指展肌位于尺侧。

Ⅲ区起自尺神经分叉，为尺神经浅支周围区域，掌侧为掌短肌，背侧为小鱼际筋膜，桡背侧为Ⅱ区，尺侧为小指展肌。

尺神经在Ⅰ区内既有运动纤维，也有感觉纤维。该部位神经的横截面研究表明：掌桡侧为感觉纤维，延续为浅支，背尺侧为运动纤维，延续为深支。它们虽位于同一神经外膜内，但有各自独立的束，这两束纤维可分离至神经分叉前7.5cm，再向近端神经内即为丛状结构。

腕尺管内尺神经卡压可单独引起感觉障碍或运动障碍，或两者均受累。这归因于卡压部位的不同。环指尺掌侧及小指麻木同时伴有尺神经支配的手内在肌肌力下降的患者卡压部位一般位于Ⅰ区。但Ⅰ区内卡压如果轻微也可能只产生感觉障碍或运动障碍，由于感觉纤维在掌桡侧而运动纤维在背尺侧，因此掌侧来源的肿物可只压迫感觉纤维，而背侧来源的肿物可只压迫运动纤维。Ⅱ区的尺神经深支卡压只产生其支配肌肉的无力或萎缩。Ⅲ区卡压只有环指尺掌侧及小指的感觉障碍。

三、病因

腕尺管综合征的发病率远低于肘管综合征，与肘管综合征不同，一般腕尺管综合征都有明确的病因，如占位性病变、骨折（或脱位）、解剖变异、腕部长时间过伸、职业性损伤等。常见的病因有：

1. **占位性病变** 腕尺侧的良性肿瘤是引起腕尺管综合征的最常见原因，其中以腱鞘囊肿最为多见，其他偶有神经鞘瘤、巨细胞瘤、纤维瘤、瘤样钙盐沉积症（慢性肾功能衰竭引起的）、痛风石沉积引起腕尺管综合征的报告。

2. **骨折或脱位** 桡骨远端、尺骨、腕骨的骨折或脱位可直接压迫尺神经，骨折或脱位后的出血或水肿也可加剧这种压迫。钩骨钩或豌豆骨骨折可直接损伤尺神经，骨折块移位、骨折端出血引起后期的粘连等也可造成尺神经的继发损伤。

3. **解剖变异** 引起腕尺管综合征的最常见解剖变异为异常肌肉进入腕尺管，如额外出现的小指短屈肌、小指展肌。掌长肌腱、尺侧腕屈肌、指浅屈肌也可进入腕尺管而引起尺神经压迫。豌豆骨或钩骨钩的解剖变异也可引起腕尺管综合征。

4. **腕部长时间过伸** 最常见的病例为长时间骑自行车，竞技自行车选手或业余爱好者均可发生，一般停止骑车即可好转。

5. **职业性损伤** 手提钻或风钻操作者可以因为反复打击性或振动性损伤而引起腕尺管综合征，这种振动也可引起尺动脉栓塞或动脉瘤形成，引起腕尺管综合征。

6. **其他** 肌腱移位拇对掌功能重建术后移位的肌腱可以压迫尺神经。类风湿性关节炎引起的尺侧腕屈肌腱鞘炎、指浅屈肌腱鞘炎也可导致腕尺管综合征。也有一些患者找不到具体病因，多与腕管综合征伴发，且多有基础疾病，如糖尿病等。

四、诊断

腕尺管综合征根据卡压部位的不同可出现不同症状：Ⅰ区的卡压既可以同时出现运动障碍、感觉障碍，也可以单独出现运动或感觉障碍；Ⅱ区的卡压仅出现运动障碍；Ⅲ区的卡压仅出现感觉障碍。

诊断时应详细询问是否有外伤史、职业性振动性损伤或长时间伸腕动作（如长时间骑行）等可能引发腕尺管综合征的情况。另外，能引起周围神经卡压的全身性因素也应考虑，如类风湿性关节炎、骨关节炎等。

体格检查应包括尺神经支配的感觉区及肌肉的查体，但应不限于尺神经支配区的检查。更近端的肘管、胸廓出口、颈椎等部位的详细查体有利于鉴别诊断。压痛点的诱发、腕掌屈试验（Phalen试验）、神经干叩击试验可支持临床诊断。

辅助检查可首先做彩超，因为良性肿瘤等占位性病变是引起腕尺管综合征的首要原因。X线可拍摄腕关节后前位、侧位、斜位、腕管位片，可发现钩骨钩、豌豆骨的损伤或病变。CT可发现隐匿性骨折，还有助于发现占位性病变、解剖异常等。MRI对软组织疾病有较好的诊断价值。CT或磁共振血管成像（MRA）、计算机体层摄影血管造影（CTA）有利于评估血管病变情况。

肌电图及神经传导检查可以确定尺神经卡压部位及严重程度，对于双卡综合征或多卡综合征具有较高的辅助诊断价值。

五、治疗

（一）非手术治疗

职业性振动性损伤或长时间腕关节背伸导致的腕尺管综合征患者，可采取非手术治疗。要脱离引起该疾病的工作，改变生活方式，避免长时间腕关节背伸。可用石膏或夹板将腕关节固定于中立位。非甾体抗炎药或局部激素注射可能对部分患者有效。

排除了占位性病变和骨折、无明显诱因的腕尺管综合征患者，也可选择非手术治疗。

（二）手术治疗

有明确占位性病变（或骨折、脱位后出现神经症状并进行性加重）的患者，需手术治疗。切口可与腕管综合征切口相同，必要时向近、远端作Z形延长。从近端向远端逐层切开，在尺侧腕屈肌腱桡侧显露尺神经和尺动脉。向远端探查尺神经血管束，依次切开腕掌侧韧带、掌短肌、小鱼际脂肪和纤维组织。注意探查尺管底是否有肿物、解剖变异、异位骨化等。通过触诊钩骨辨认小鱼际纤维边缘，将其切断。尺神经运动支位于小指展肌、小指短屈肌间，穿过小指对掌肌起点，需仔细探查。彻底止血，间断缝合切口，包扎，石膏外固定腕关节于20°背伸位。术后10天拆线，外固定3周后拆除。

疼痛症状一般术后即可缓解或消失，但感觉及运动功能障碍需逐渐恢复。

（张 展）

骨间前神经卡压综合征

一、概述

正中神经穿出旋前圆肌后发出了最大的分支——骨间前神经，其在行程中受到各种因素的卡压，出现的以旋前方肌肌力减弱、拇指及示指屈曲无力、无感觉障碍为特点的一组疾病称为骨间前神经综合征。Kiloh和Nevin在1952年对其进行了保守治疗并取得成功，故也称为Kiloh-Nevin综合征。

二、局部解剖

骨间前神经在肱骨外上髁以远5～8cm处起自正中神经，与骨间前动脉伴行于前臂骨间膜前方，在拇长屈肌与指深屈肌中间下行，其间发出交感纤维分布至骨间前动脉。骨间前神经为运动神经，主要支配拇长屈肌、指深屈肌的桡侧半和旋前方肌。其终支为腕关节、桡尺远侧关节的关节支。

三、病因

1. 腱性纤维束带压迫

（1）旋前圆肌的腱性组织压迫。

（2）指浅屈肌腱弓压迫。

（3）异常的副肌肉压迫：指浅屈肌至拇长屈肌的副肌肉和肌腱压迫或拇长屈肌的副头压迫。

（4）肱二头肌滑囊异常增生组织压迫。

2. **血管因素**　异常的桡动脉分支、骨间前动静脉栓塞与牵涉等。

3. **自发性因素**　许多病例报告都提出此病约半数无明显诱因。

四、诊断

早期主诉为前臂近端的疼痛，随病情进展，旋前方肌、拇长屈肌、示指指深屈肌无力，甚至瘫痪，但无正中神经支配区的感觉障碍，也无正中神经支配的手内在肌功能异常。

1. **平奇-格里普征（Pinch-Grip征）**　正常的拇、示指捏物时，拇指掌指关节和指间关节均为稍屈曲位，但当骨间前神经损伤导致的拇长屈肌和示指指深屈肌瘫痪时，会出现拇指指间关节过伸、示指近指间关节高度屈曲、远指间关节过伸，导致示指指腹仅能触及拇指指腹近半侧的现象，即为Pinch-Grip征阳性。

2. **蒂内尔征（Tinel征）**　前臂近端正中神经的Tinel征阳性。

3. **神经电生理检查**　包括肌电图检查和神经传导检查等。

4. **超声和MRI检查**　可以直观地发现骨间前神经走行中的明显卡压因素。

五、治疗

主要包括非手术治疗和手术治疗。

1. **非手术治疗**　非手术治疗主要包括局部制动、局部理疗、营养神经药物治疗、局部注射肾上腺皮质激素等治疗。

2. **手术治疗**　对于症状明显、诊断明确、保守治疗无效者均应积极行手术探查。

（1）手术采用臂丛神经阻滞麻醉或全身麻醉，在止血带下进行。

（2）沿肘前内侧沟至前臂上部掌侧做S形切口。

（3）切断肱二头肌腱膜，显露并牵开正中神经，于肱桡肌与旋前圆肌间分离进入，于旋前圆肌起点两头之间显露骨间前神经，切开旋前圆肌两头间的纤维化组织，切除肱骨头或尺骨头与肱筋膜间的异常束带。

（4）在切口的下段，于旋前圆肌与桡侧腕屈肌间进入，将指浅屈肌腱弓处对骨间前神经的潜在卡压束带进行切开减压。对骨间前神经走行过程中的迷走肌肉、血管异常或囊肿等，凡是有可能造成卡压的因素均应去除。

（5）必要时对该段的骨间前神经进行适度松解。松解神经时应在神经的桡侧操作，以免损伤到骨间前神经的分支。

（6）彻底止血，避免形成血肿和瘢痕而导致新的卡压因素。

（7）术后手部可立即活动，对于肘部是否需要制动有不同观点，多数医生倾向于可用三角巾悬吊固定肘部2～3周。

（于维）

第五节
骨间后神经卡压综合征

一、概述

桡神经在肘关节水平分为浅、深两支，其中深支即为骨间后神经。骨间后神经在经过 Frohse 弓和旋后肌管时受到压迫而产生垂拇垂指的症状，称为骨间后神经卡压综合征，也称为旋后肌综合征。

二、局部解剖

桡神经在肱桡关节上下 3cm 范围内分成深、浅两支，深支即骨间后神经。骨间后神经紧贴桡骨头前进入旋后肌管，该肌有环形纤维包绕神经，故称旋后肌管。1908 年，Frohse 描述了旋后肌管的起始部分有一弧形的纤维腱性增厚，后人称此半环状腱性组织为 Frohse 弓。骨间后神经从此腱弓下方经过，当前臂完全旋前时，骨间后神经可能被此弓及桡侧腕短伸肌起始部的腱性组织压迫产生卡压。骨间后神经入旋后肌后即有一分支支配旋后肌，穿出旋后肌并分成深、浅两支，浅支支配背侧的浅层肌肉（指总伸肌、尺侧腕伸肌、小指固有伸肌），深支支配背侧的深部肌肉（拇长展肌、拇短伸肌、拇长伸肌及示指固有伸肌）。

三、病因

1. Frohse 弓和异常的纤维束带压迫　Frohse 弓纤维化或异常增生，桡骨头前侧的横行纤维束带或桡侧腕短伸肌内侧腱缘直接压迫神经。

2. **桡侧返动脉压迫** 桡侧返动脉及其分支呈丛状扩张而压迫神经。

3. **外伤** 桡骨小头骨折、孟氏骨折均可导致骨间后神经的压迫。

4. **局部炎症和肿瘤** 包括肘关节的滑囊炎、类风湿性关节炎、淀粉样沉积、局部囊肿或其他占位性病变等对神经的压迫。

四、诊断

早期主诉常为肘外侧的疼痛、酸胀、沉重不适感，夜间加剧，体征为前臂抗阻力旋后时可诱发出疼痛，向上可放射至肩，向下可放射至腕背部。随症状加重会出现伸拇、伸其余四指无力，前臂旋后无力，逐渐至肌肉瘫痪而伸拇、伸其余四指功能完全丧失，而伸腕功能存在，伸腕时由于尺侧腕伸肌的麻痹可出现伸腕时桡偏的现象，同时桡神经浅支的支配区（虎口区）无感觉障碍。在体格检查时可在相当于 Frohse 弓的部位有一显著压痛点，敲击时可诱发骨间后神经的 Tinel 征阳性。结合电生理检查示桡神经深支的卡压即可明确诊断。另外，局部的超声和 MRI 检查可直观地发现骨间后神经走行中的卡压。

五、治疗

主要包括非手术治疗和手术治疗。

（一）非手术治疗

非手术治疗主要包括局部理疗、营养神经药物治疗、局部注射肾上腺皮质激素等治疗。

（二）手术治疗

对于确诊骨间后神经卡压综合征，早期症状经过保守治疗无效的患者，或症状明显、肌肉已麻痹或发现明确卡压因素的患者，均应积极早期行手术探查。其手术要点为：

1. 手术采用臂丛神经阻滞麻醉或全身麻醉，在止血带下进行。

2. 以肘前外侧沟为中心，取弧形或 S 形切口。

3. 从肘上肱桡肌与肱二头肌、肱肌之间找到桡神经主干及骨间后神经；从肘下于肱桡肌与桡侧腕长伸肌之间进入，即可看到骨间后神经进入旋后肌的入口、桡侧返动静脉；在切口远端从桡侧腕短伸肌与指总伸肌之间进入，可看到骨间后神经的旋后肌分支。从近到远分离并保护骨间后神经，切开 Frohse 弓及旋后肌，充分显露神经，向下方探查并充分松解神经，注意保护骨间后神经的分支，去除异常的纤维索带，结扎桡侧返动脉及其分支，解除神经周围的粘连、瘢痕，切除占位性病变等。

4. 根据神经压迫的情况适度行神经外膜松解。

5. 松止血带，彻底止血，缝合皮下组织及皮肤。

6. 肌肉麻痹的患者术后配合神经电刺激、理疗等物理治疗，手及肘部多数医生建议无须制动，鼓励早期功能练习。

（于维）

第六节
旋前圆肌综合征

一、概述

旋前圆肌综合征是指正中神经肘前走行在旋前圆肌两头之间和指浅屈肌腱纤维弓时遭卡压所致的正中神经远端运动、感觉障碍的一组疾病，由Seyffarth在1951年首次报告，并命名为旋前圆肌综合征。

二、局部解剖

正中神经在肘前区走行于肱二头肌扁形腱膜深层，继而穿过旋前圆肌，于肱骨头与尺骨头之间进入指浅屈肌腱纤维弓的深面，向前臂远端走行。正中神经在这一段行程中，易受到如上因素的受压。

1. **肱二头肌腱膜**　在肘部正中神经浅面，呈三角形或长方形。如腱膜增厚、紧张或水肿，可造成对正中神经的压迫。

2. **肱肌**　位于肱二头肌深面，如肱肌肥厚，可将正中神经向前方挤压，增加肱二头肌腱膜的紧张度，进而造成对正中神经的卡压。

3. **旋前圆肌**　起点有两个头，肱骨头起于肱骨内上髁腱，尺骨头起于尺骨冠突内侧或骨间膜，以锐角与浅头相连，形成腱弓结构。正中神经穿过两头间时易受此腱弓的卡压。

4. **指浅屈肌**　起于肱骨头的腱性部分，从内向外斜行向下，与尺侧头形成一腱性增厚的腱弓，是正中神经潜在受压的形态学基础。

三、病因

1. **解剖变异**　旋前圆肌肱骨头和（或）尺骨头肥大，异常的副肌肉，肱动脉异常分支压迫正中神经，肱骨内上髁上方肱骨异常骨性突起顶压正中神经等。

2. **异常的纤维束带** 异常的纤维束带可位于肱二头肌腱膜、旋前圆肌两个头之间、指浅屈肌腱纤维弓、Struthers弓等部位。

3. **局部创伤及炎症** 肘部创伤血肿机化，肘部骨折或关节脱位将正中神经向前方挤压，慢性劳损致局部肌肉、韧带炎性渗出、肌肉纤维化，继而肌肉及筋膜变性、增厚，导致神经压迫和粘连。

4. **肿物压迫** 肘前局部肿物等占位性病变压迫正中神经。

四、诊断

患者主诉为前臂近端近肘部掌侧疼痛，呈酸痛、刺痛，也可放散至前臂。行前臂旋前或旋后动作时症状加重。而压痛点在肘前及旋前圆肌附近，并可引出沿正中神经放散的Tinel征阳性。手部正中神经支配区感觉功能障碍，为手部桡侧3指半和手掌桡侧半麻木、感觉减退。正中神经支配的鱼际肌无力甚至麻痹，导致拇指掌侧外展和对掌功能受限。若卡压部位近肘部，可同时存在骨间前神经支配区（拇长屈肌、示指指深屈肌、中指指深屈肌、旋前方肌）的功能障碍，即拇指与示指乏力、作用不协调、握物困难，出现Pinch-Grip征阳性。同时，可通过电生理检查来明确卡压的程度。利用超声、MRI检查来判断正中神经走行中的卡压因素。

五、治疗

主要包括非手术治疗和手术治疗。

（一）非手术治疗

非手术治疗主要包括局部制动、局部理疗、营养神经药物治疗、局部注射肾上腺皮质激素等治疗。

（二）手术治疗

症状明显、诊断明确、保守治疗无效的患者均应积极行手术探查，其手术要点和骨间前神经松解相类似。

1. 手术采用臂丛神经阻滞麻醉或全身麻醉，在止血带下进行。

2. 沿肘前内侧沟至前臂上部掌侧做S形切口。

3. 切断肱二头肌腱膜，显露并牵开正中神经，于肱桡肌与旋前圆肌间分离进入，于旋前圆肌两头之间显露骨间前神经，切开旋前圆肌两头间的纤维化组织，切除肱骨头或尺骨头与肱筋膜间的异常束带。

4. 在切口的下段，于旋前圆肌与桡侧腕屈肌间进入，将指浅屈肌腱弓处对骨间前神经的潜在卡压束带进行切开减压。对正中神经走行过程中的迷走神经、肌肉、血管异常或囊肿等，凡是有可能造成卡压的因素均应去除。

5. 注意保护神经分支，对正中神经进行适度松解。

6. 彻底止血，避免形成血肿和瘢痕，导致新的卡压因素。

7. 术后手部可立即活动，对于肘部是否需要制动有不同观点，多数医生倾向于可用三角巾悬吊固定肘部2～3周。

（于维）

第七节
腕管综合征

一、概述

腕管综合征是最常见的周围神经卡压性疾病，它是正中神经在腕部受到卡压引起的一组疾病。早在1854年，Paget就已报告了一例桡骨远端骨折后的腕管综合征病例。1924年，Galloway完成了首例腕管松解手术。但直到20世纪50年代，Phalen发表了一系列论文后，该疾病才被广泛认识。该疾病多累及40～60岁人群，女性多于男性。

二、局部解剖

腕管为一骨纤维管道，其三面为骨性结构，腕管底为腕骨，桡侧缘为舟骨和大多角骨，尺侧缘为钩骨、三角骨和豌豆骨，掌侧为纤维性结构——屈肌支持带。其内走行有正中神经、拇长屈肌腱及4条指浅屈肌腱、4条指深屈肌腱。虽然腕管入口、出口均开放，但其内组织液压力是稳定的。各种能引起腕管内结构体积增大或腕管容积缩小的情况均可引起腕管综合征。

屈肌支持带由三个部分组成：近端为前臂深筋膜的延续，中间部分为腕横韧带，大、小鱼际之间的筋膜构成远端部分。

在腕横纹近端5cm水平，皮支发自正中神经掌桡侧，行于前臂深筋膜的深层，掌长肌腱与桡侧腕屈肌腱之间（图4-7-1）。行腕管切开减压时，需注意勿损伤皮支。

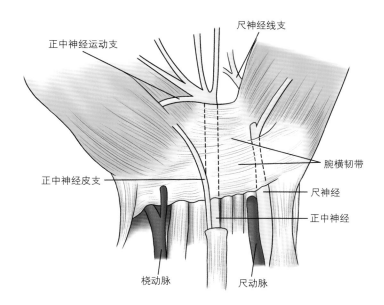

正中神经运动支
尺神经线支
腕横韧带
尺神经
正中神经皮支
正中神经
桡动脉
尺动脉

图4-7-1 正中神经皮支示意图

正中神经返支可以三种形式通过腕横韧带：最常见的为韧带外型，即返支在正中神经经过腕横韧带最远端后发出；韧带下型为返支，在正中神经行经腕横韧带下时即发出，但继续向远端走行，出腕横韧带后又向桡侧走行，支配大鱼际；穿韧带型为返支在正中神经行经腕横韧带下时发出，并穿过腕横韧带向桡侧走行（图4-7-2）。还有少数患者返支起自正中神经尺侧缘，然后向桡侧走行。由于这些变异的存在，手术时需要特别小心，勿损伤正中神经返支。

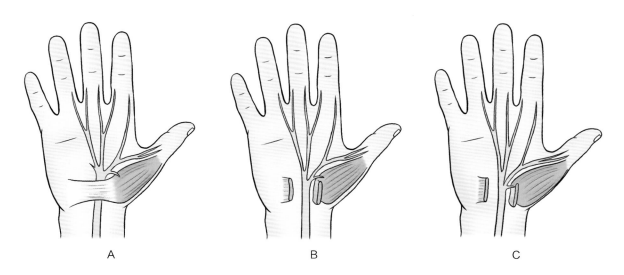

A   B   C

图4-7-2 正中神经返支常见的三种类型示意图

A. 韧带外型　B. 韧带下型　C. 穿韧带型

三、病因

腕管综合征的病因复杂，与该疾病相关的因素如下：

1. **遗传因素** 少数病例有家族遗传倾向，同家族内姐妹、母女或祖孙同时患病。家族性腕管

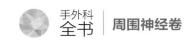

综合征一般发病年龄早，患病男女比例更为悬殊，可达1：15，且双侧患病多见。

2. **全身因素**　妊娠、甲状腺功能减低症、肢端肥大症、类风湿性关节炎、糖尿病、各种原因引起的淀粉样变性（如血液透析引起的β_2微球蛋白沉积）、痛风等均可引起腕管综合征，在询问病史时应仔细问诊。

3. **解剖变异**　常见的解剖变异有指浅屈肌肌腹过低、蚓状肌肌腹过高或先天性额外肌肉（或肌腱）使腕管内容积缩小，压力增高。

4. **腕部损伤**　桡骨远端骨折、月骨脱位、钩骨骨折、舟骨骨折等腕部骨折与脱位可引起腕管容积的改变，腕部损伤还可能出现腕管内血肿、水肿，引起腕管综合征。

5. **腕管内占位性病变**　最常见的为屈肌腱周围滑膜炎，滑膜增厚引起腕管内压力增高，多数为非特异性滑膜炎，少数可出现类风湿性滑膜炎、结核性滑膜炎、色素绒毛结节性滑膜炎。其他如腕管内腱鞘囊肿、脂肪瘤等也可引起腕管内容积减小。

6. **慢性劳损**　腕关节屈伸活动时腕管内压力会增加，导致腕管综合征的相关职业因素包括重复性、姿势性、力量性、机械性刺激。然而这些因素导致腕管综合征的机制尚不清楚，尚无直接证据支持职业是腕管综合征的直接病因。

四、诊断

患者主诉拇指、示指、中指及环指桡侧半感觉异常、麻木和（或）疼痛。由于中指和环指桡侧半的神经支在腕管内最浅表，部分病程短的患者仅表现为中环指感觉异常或麻木。麻痛症状在夜间或清晨出现较多，部分患者有麻醒史。患者也可出现大鱼际区域的疼痛不适，有时拇指外展无力不灵活。随着病程发展，拇短展肌和拇对掌肌可以出现萎缩。

1. **腕掌屈试验（Phalen试验）**　该试验是指腕关节屈曲，增加腕管内压力，从而诱发腕管综合征症状的诱发试验，以1分钟内诱发症状为阳性。反Phalen试验是指腕关节背伸时诱发腕管综合征症状，腕关节屈曲位下用指端按压腕管近端诱发症状。

2. **神经干叩击试验（Tinel征）**　在腕掌侧腕横韧带处叩击时，有向正中神经支配区放射样感觉异常者为Tinel征阳性。

3. **电生理检查**　包括肌电图检查和神经传导检查，腕管综合征患者鱼际肌的肌电图检查可出现失神经电位，神经传导检查远端运动潜伏期超过4.5毫秒，感觉潜伏期超过3.5毫秒被认为异常。但应注意虽然电生理检查为临床医生提供了神经功能的量化评估结果，但其也有一定的局限性，准确性受操作者的经验影响，仅是临床检查的重要补充，不能代替医生的仔细查体。

4. **超声和MRI检查**　超声和MRI检查可以发现一些继发性腕管综合征的病因，如滑膜病变、腕管内肿物、腕管内肌肉肌腱变异等，可根据病情合理使用。

五、治疗

主要包括非手术治疗和手术治疗。

（一）非手术治疗

腕管综合征的非手术治疗主要包括支具制动、局部注射肾上腺皮质激素和口服药物治疗。

1. 支具制动　将腕关节固定于中立位可缓解腕管内压力，但由于中立位固定不利于手功能的发挥，白天不宜制动，夜间用支具固定腕关节于中立位。固定时间为6周到3个月。该方法对早期轻中度腕管综合征临床症状的缓解有明确作用。

2. 注射肾上腺皮质激素　近年来，许多研究均表明局部注射肾上腺皮质激素对腕管综合征有良好的疗效，美国骨科医师协会推荐所有腕管综合征患者，在接受手术治疗前，如无禁忌均应考虑局部注射类固醇治疗。

3. 口服药物　常用的口服药包括肾上腺皮质激素、非甾体抗炎药、神经营养药物、减轻水肿药物等，但除了肾上腺皮质激素，其他药物尚无证据表明有确切疗效，且由于口服肾上腺皮质激素较局部注射疗效差，副作用大，目前不提倡应用。

（二）手术治疗

保守治疗不缓解的腕管综合征患者可以考虑手术治疗。手术通过切开屈肌支持带降低腕管内压力，缓解患者的症状。目前常用的手术方法有开放性腕管松解手术、小切口腕管松解手术、内镜下腕管松解手术。

1. 开放性腕管松解手术　局部麻醉、臂丛神经阻滞麻醉、全身麻醉均可应用，但局部麻醉患者可能会感到止血带不适。

于鱼际纹尺侧5～6mm平行于鱼际纹做切口，向近端弧形延长至腕横纹近端（图4-7-3），分离脂肪组织，于切口近端显露屈肌支持带近端部分及前臂筋膜，于掌长肌腱尺侧纵行切开前臂筋膜及屈肌支持带近端部分，可以看到正中神经尺侧缘，如果需要可以在此处将止血钳头部插入腕管内，轻轻分开止血钳，推开正中神经及腕管内容物，于正中神经尺侧缘向远端切开全部屈肌支持带，直至显露掌浅弓周围脂肪组织。自近端向远端探查正中神经，观察正中神经受压部位及正中神经是否有变异情况。对于大鱼际萎缩明显或大鱼际区域疼痛的患者，建议探查正中神经返支。首先分辨正中神经返支，对于韧带下型或穿韧带型返支需特别注意不要损伤。一般正中神经返支浅层会有掌筋

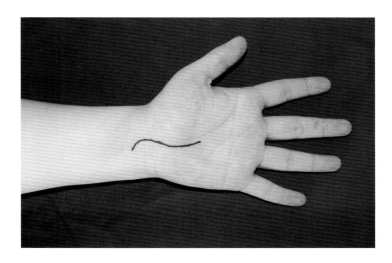

图4-7-3　开放性腕管松解手术切口

膜组织，将其切断，返支周围可能会有腱性组织形成管道，应将其切开，彻底松解返支。最后探查腕管内是否有占位性病变，腕管底部是否有骨赘、钙化等。

使用双极电凝彻底止血，间断缝合闭合切口，放置负压或皮片引流。

对于是否行神经外膜、神经束膜松解，目前的证据表明在腕管松解的同时行神经外膜松解与单纯行腕管松解效果没有统计学差异。目前的临床研究也无法证实神经外膜松解的优点，因此并不建议使用。

腕管松解同时行屈肌腱滑膜切除并不优于单纯腕管松解，且术后血肿还可能引起肌腱、神经粘连，因此并不建议常规使用。但对于痛风性滑膜炎、结核性滑膜炎等，建议同时行滑膜切除。

腕管综合征合并轻度腕尺管综合征的患者，已有证据表明腕管松解后腕尺管容积同步变大，腕尺管症状可能同时得到缓解，因此没必要一期同时行腕尺管松解。

2. 小切口腕管松解手术 于鱼际纹近端平行于鱼际纹，于其尺侧5～6mm做1.5～2cm切口（图4-7-4），分开皮下脂肪组织，分开掌筋膜，显露腕横韧带，切开腕横韧带，并用组织剪向远、近端切开屈肌支持带其他部分。2012年美国手外科学会的调查表明，在美国应用小切口行腕管松解的医生更多，但对于重度腕管综合征，更多的医生倾向于传统开放式手术。然而，有学者提出，对于重度腕管综合征，两种手术方式的预后基本一致。小切口腕管松解手术不能探查腕管内结构，不能行正中神经返支松解，对于需行腕管探查及正中神经返支松解的患者并不适合。

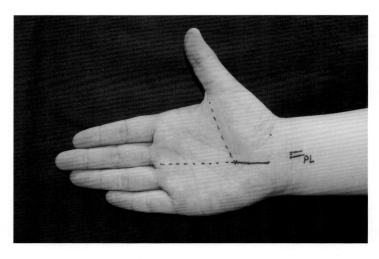

图4-7-4 小切口腕管松解手术切口

3. 内镜下腕管松解手术 内镜下腕管松解手术最早由日本学者Okutsu提出，随后美国学者Chow提出两切口内镜下腕管松解术，但由于Chow的两切口手术远端切口相关并发症，其应用受到限制。目前应用较多的为Agee的单切口内镜技术。

4. 术后处理 术后手指可立即活动，对于腕部是否需要制动有不同观点，多数医生倾向于固定腕部2～4周，也有医生认为固定7～10天即可。患者分别进行屈腕和屈指练习，可以避免由同时屈腕屈指引起的弓弦样畸形。

（张展）

参考文献

[1] FIELDS W S, LEMAK N A, BEN-MENACHEM Y. Thoracic outlet syndrome: review and reference to stroke in a major league pitcher [J]. AJR Am J Roentgenol, 1986, 146 (4): 809-814.

[2] ROOS D B. Congenital anomalies associated with thoracic outlet syndrome. Anatomy, symptoms, diagnosis, and treatment [J]. Am J Surg, 1976, 132 (6): 771-778.

[3] POITEVIN L A. Proximal compression of the upper limb neurovascular bundle. An anatomic research study [J]. Hand Clin, 1988, 4 (4): 575-584.

[4] SANDERS R J, RAO N M. The forgotten pectoralis minor syndrome: 100 operations for pectoralis minor syndrome alone or accompanied by neurogenic thoracic outlet syndrome [J]. Ann Vasc Surg, 2010, 24 (6): 701-708.

[5] OCHI K, HORIUCHI Y, TAZAKI K, et al. Fascicular constrictions in patients with spontaneous palsy of the anterior interosseous nerve and the posterior interosseous nerve [J]. J Plast Surg Hand Surg, 2012, 46 (1): 19-24.

[6] PHAM M, BÄUMER P, MEINCK H M, et al. Anterior interosseous nerve syndrome: fascicular motor lesions of median nerve trunk [J]. Neurology, 2014, 82 (7): 598-606.

[7] CARTER G T, WEISS M D. Diagnosis and treatment of work-related proximal median and radial nerve entrapment [J]. Phys Med Rehabil Clin N Am, 2015, 26 (3): 539-549.

[8] RODNER C M, TINSLEY B A, O'MALLEY M P. Pronator syndrome and anterior interosseous nerve syndrome [J]. J Am Acad Orthop Surg, 2013, 21 (5): 268-275.

[9] HIDE I G, GRAINGER A J, NAISBY G P, et al. Sonographic findings in the anterior interosseous nerve syndrome [J]. J Clin Ultrasound, 1999, 27 (8): 459-464.

[10] 韦加宁. 韦加宁手外科手术图谱 [M]. 北京：人民卫生出版社，2003.

[11] ALJAWDER A, FAQI M K, MOHAMED A, et al. Anterior interosseous nerve syndrome diagnosis and intraoperative findings: A case report [J]. Int J Surg Case Rep, 2016, 21: 44-47.

[12] PRASARTRITHA T, LIUPOLVANISH P, ROJANAKIT A. A study of the posterior interosseous nerve (PIN) and the radial tunnel in 30 Thai cadavers [J]. J Hand Surg Am, 1993, 18 (1): 107-112.

[13] SINGH V A, MICHAEL R E, DINH D B, et al. Posterior interosseous nerve syndrome from thermal injury [J]. Case Rep Surg, 2014: 891393.

[14] STANLEY J. Radial tunnel syndrome: a surgeon's perspective [J]. J Hand Ther, 2006, 19 (2): 180-184.

[15] MINAMI M, YAMAZAKI J, KATO S. Lateral elbow pain syndrome and entrapment of the radial nerve [J]. Nihon Seikeigeka Gakkai Zasshi, 1992, 66 (4): 222-227.

[16] DJURDJEVIC T, LOIZIDES A, LÖSCHER W, et al. High resolution ultrasound in posterior interosseous nerve syndrome [J]. Muscle Nerve, 2014, 49 (1): 35-39.

[17] NAAM N H, NEMANI S. Radial tunnel syndrome [J]. Orthop Clin North Am, 2012, 43 (4): 529-536.

[18] CHEN D S, GU Y D, ZHANG G M, et al. Entrapment of posterior interosseous nerve of forearm. Report of 25 cases [J]. Chin Med J (Engl), 1994, 107 (3): 196-199.

[19] JOHNSON R K, SPINNER M, SHREWSBURY M M. Median nerve entrapment syndrome in the proximal forearm [J]. J Hand Surg Am, 1979, 4 (1): 48-51.

[20] FUSS F K, WURZL G H. Median nerve entrapment. Pronator teres syndrome. Surgical anatomy and correlation with symptom patterns [J]. Surg Radiol Anat, 1990, 12 (4): 267-271.

[21] OLEHNIK W K, MANSKE P R, SZERZINSKI J. Median nerve compression in the proximal forearm [J]. J Hand Surg Am, 1994, 19 (1): 121-126.

[22] PRESCIUTTI S, RODNER C M. Pronator syndrome [J]. J Hand Surg Am, 2011, 36 (5): 907-909; quiz 909.

[23] LEE A K, KHORSANDI M, NURBHAI N, et al. Endoscopically assisted decompression for pronator syndrome [J]. J Hand

Surg Am，2012，37（6）：1173-1179.

　　[24] MORRIS H H，PETERS B H. Pronator syndrome: clinical and electrophysiological features in seven cases [J]. J Neurol Neurosurg Psychiatry，1976，39（5）：461-464.

　　[25] HAGERT E. Clinical diagnosis and wide-awake surgical treatment of proximal median nerve entrapment at the elbow: a prospective study [J]. Hand（N Y），2013，8（1）：41-46.

　　[26] KOO J T，SZABO R M. Compression neuropathies of the median nerve [J]. J Ame Society Surg Hand，2004，4（3）：156-175.

　　[27] AMADIO P C. The first carpal tunnel release? [J]. J Hand Surg Br，1995，20（1）：40-41.

　　[28] SHIN E K，BACHOURA A，JACOBY S M，et al. Treatment of carpal tunnel syndrome by members of the American Association for Hand Surgery [J]. Hand（N Y），2012，7（4）：351-356.

　　[29] MURTHY P G，GOLJAN P，MENDEZ G，et al. Mini-open versus extended open release for severe carpal tunnel syndrome [J]. Hand（N Y），2015，10（1）：34-39.

　　[30] YANG I H. Neurovascular injury in hip arthroplasty [J]. Hip Pelvis，2014，26（2）：74-78.

　　[31] 陈福文，张树明，徐明球，等. 股神经卡压综合征的手术治疗 [J]. 中国骨与关节损伤杂志，2012，27（2）：181-182.

　　[32] IMMERMAN I，PRICE A E，ALFONSO I，et al. Lower extremity nerve trauma [J]. Bulletin of the Hospital for Joint Diseases，2014，72（1）：43-52.

　　[33] LEFEVRE N，BOHU Y，KLOUCHE S，et al. Complete paralysis of the quadriceps secondary to post-traumatic iliopsoas hematoma: a systematic review [J]. Eur J Orthop Surg Traumatol，2015，25（1）：39-43.

　　[34] 李伟，高成贤，丛杰，等. 股神经卡压症（附5例报告）[J]. 中国矫形外科杂志，1998，5（3）：227-228.

　　[35] BRAVE P S，NUNES S E，BRONKHORST M W. Anatomical variations of the lateral femoral cutaneous nerve and iatrogenic injury after autologous bone grafting from the iliac crest [J]. J Orthop Trauma，2015，29（12）：549-553.

　　[36] CRAIG A. Entrapment neuropathies of the lower extremity [J]. PM R，2013，5（5 Suppl）：S31-S40.

　　[37] PAYNE R，SEAMAN S，SIEG E，et al. Evaluating the evidence: is neurolysis or neurectomy a better treatment for meralgia paresthetica? [J]. Acta Neurochir（Wien），2017，159（5）：931-936.

　　[38] 刘斌，张立岩，王济纬. 股外侧皮神经卡压综合征的临床诊治 [J]. 中国骨伤，2005，18（3）：185-186.

　　[39] NATSIS K，PARASKEVAS G，TZIKA M，et al. Variable origin and ramification pattern of the lateral femoral cutaneous nerve: a case report and neurosurgical considerations [J]. Turk Neurosurg，2013，23（6）：840-843.

　　[40] SANDERS A E，ANDRAS L M，CHOI P D，et al. Lateral femoral cutaneous nerve palsy after spinal fusion for adolescent idiopathic scoliosis (AIS) [J]. Spine（Phila Pa 1976），2016，41（19）：E1164-E1167.

　　[41] ŞEŞEN H，ÇATMA M F，DEMIRKALE İ，et al. The fate of lateral femoral cutaneous nerve after surgical reduction of developmental dysplasia of the hip: preliminary results [J]. J Pediatr Orthop B，2016，25（3）：212-216.

　　[42] OZAKI Y，HOMMA Y，BABA T，et al. Spontaneous healing of lateral femoral cutaneous nerve injury and improved quality of life after total hip arthroplasty via a direct anterior approach [J]. J Orthop Surg（Hong Kong），2017，25（1）：2309499016684750.

　　[43] KAY J，SA D，MORRISON L，et al. Surgical management of deep gluteal syndrome causing sciatic nerve entrapment: a systematic review [J]. Arthroscopy，2017，33（12）：2263-2278.

　　[44] MICHEL F，DECAVEL P，TOUSSIROT E，et al. The piriformis muscle syndrome: an exploration of anatomical context, pathophysiological hypotheses and diagnostic criteria [J]. Ann Phys Rehabil Med，2013，56（4）：300-311.

　　[45] FISHMAN L M，DOMBI G W，MICHAELSEN C，et al. Piriformis syndrome: diagnosis, treatment, and outcome - a 10-year study [J]. Arch Phys Med Rehabil，2002，83（3）：295-301.

　　[46] AL-AL-SHAIKH M，MICHEL F，PARRATTE B，et al. An MRI evaluation of changes in piriformis muscle morphology induced by botulinum toxin injections in the treatment of piriformis syndrome [J]. Diagn Interv Imaging，2015，96（1）：37-43.

　　[47] HAN S K，KIM Y S，KIM T H，et al. Surgical treatment of piriformis syndrome [J]. Clin Orthop Surg，2017，9（2）：136-144.

　　[48] 刘向东. 医源性腓总神经损伤136例回顾与分析 [J]. 山西大同大学学报（自然科学版），2009，25（1）：48-50.

　　[49] 蒋寿宁. 腓骨豆致腓总神经麻痹三例报告 [J]. 天津医药，1990，（3）：182-183.

　　[50] 李艳，刘春红，魏秀芝，等. 腓肠肌外侧头种子骨致腓总神经麻痹一例报告 [J]. 中国矫形外科杂志，1997，4（1）：67.

　　[51] ANSELMI S J. Common peroneal nerve compression [J]. J Am Podiatr Med Assoc，2006，96（5）：413-417.

　　[52] JANG S H，LEE H，HAN S H. Common peroneal nerve compression by a popliteal venous aneurysm [J]. Am J Phys Med Rehabil，2009，88（11）：947-950.

　　[53] BROWN R E，STORM B W. "Congenital" common peroneal nerve compression [J]. Ann Plast Surg，1994，33（3）：326-329.

第 五 章

特殊的周围神经损伤及处理

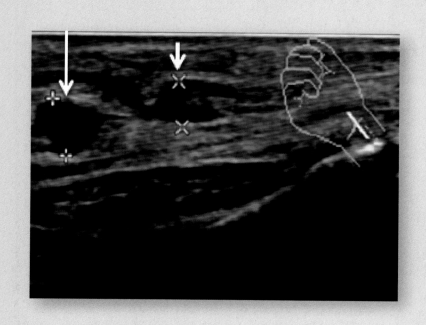

第一节
药物注射性神经损伤

一、概述

注射性神经损伤是一种随着预防接种和抗生素的应用而出现的医源性神经损伤。据报告,其发生率占所有周围神经损伤的2%。1920年,Turner首先在《柳叶刀》(*The Lancet*)上发表了关于臀肌注射青霉素引起坐骨神经损伤的文章,但当时人们对该损伤的实质并不了解。随着后来各种抗生素的普遍应用,类似的神经损伤逐渐增多,人们逐渐明确了此类型的神经损伤是注射所致,进而对注射性神经损伤的临床表现、预后等有了较为一致的认识。如今随着免疫组化、电生理等先进手段广泛用于注射性神经损伤病理生理的研究,人们对其病理及发病机制有了更深刻的认识,在此基础上,临床的诊治也更加合理。

二、病理生理

神经内注射药物后0.5~1个小时,神经外观与正常无异。光镜下可见,神经纤维排列紊乱,间距增大,髓鞘水肿。电镜下可见局部脱髓鞘,轴突轻度皱缩。6个小时后,神经外观苍白,轻度充血、水肿。光镜下神经纤维肿胀,髓鞘开始皱缩,轴浆内微丝微管减少,线粒体肿胀。24个小时后,神经明显充血、水肿,表面有出血点,髓鞘破碎,可见吞噬细胞,轴浆内可见大量髓样小体,线粒体肿胀,间崎消失。施万细胞胞核凝集,呈颗粒状。1周后,可以观察到广泛的轴突及髓鞘变性，并有大量单核-吞噬细胞集聚。轴突皱缩，其中轴丝蜷曲在一起，线粒体退变而出现空泡。

活跃的退变一直持续到第2周，可见单核-吞噬细胞吞噬髓鞘碎片，并已观察到神经纤维再生的最早征象：施万细胞分裂及轴芽出现。3.5周时，轴突的退变不再是主要的病理改变，已有少许再生神经纤维出现，更多的轴突形成，有时已具备第一层髓鞘。5周时，已有一些细小的神经纤维形成。

三、临床表现

临床手术探查时，病变多位于注射部位水平，但有时也向上、下延伸一段距离。病变部位神经增粗且形状不规则。有时呈一个位于侧方的神经瘤，质地可硬可软。神经周围的瘢痕将其与周围结缔组织紧密连接。神经内纤维化时，使局部神经质地变硬。

在注射性神经损伤中，主要有三个因素决定损伤的程度：注射部位、药物本身对神经的毒性作用、药物剂量。

（一）注射部位

某些药物，如庆大霉素、氯霉素等，在注射到神经束膜外时，一般不会造成神经损伤或者仅仅造成轻微损伤，但当注射到神经束膜内时则会引起神经纤维的明显退变，以粗大神经纤维变化最为明显，细小神经纤维相对较少。可见，对于某些药物，只有神经束膜内注射才会导致注射性神经损伤。还有一些药物如青霉素、地西泮（安定）等注射到神经束膜外时会造成中等程度的损伤，粗大纤维退变明显，细小纤维多可幸免；当注射到神经束膜内时，粗大纤维和细小纤维均会发生退变，呈完全的脱髓鞘和轴突变性。

（二）药物本身对神经的毒性作用

据不完全统计，可造成注射性神经损伤的西药有青霉素、硫酸链霉素、硫酸庆大霉素、盐酸卡那霉素、苯唑青霉素、头孢菌素钠、地西泮、盐酸吗啡、安乃近、氨基比林、盐酸哌替啶（杜冷丁）、氯丙嗪、琥珀酸氯霉素钠、茶苯海明（晕海宁）、破伤风类毒素、右旋酐铁（葡聚糖铁）、阿托品、核酸、地塞米松、氢化可的松、氟羟氢化泼尼松（去炎松）、甲泼尼龙（甲基强的松龙）、磺胺二甲异噁唑、二乙醇胺、硫酸双氢链霉素、土霉素、红霉素、四环素、复方奎宁、维生素K、维生素B_1、维生素B_6、普鲁卡因、利多卡因、布比卡因、丙二醇、氢氧化钙糊剂、铋剂，中药及其制剂则有黄芩、黄连、黄柏、红花、当归、威灵仙、乌头碱、柴胡等。这些药物所造成的神经损伤程度并不相同：在青霉素盐的不同剂型中，青霉素钙对坐骨神经的损伤最重；B族维生素、麻醉药品只造成肌力减弱，肌肉轻度萎缩，髓鞘板层结构基本完整，细胞器无损伤；注射地塞米松仅造成神经轻微损伤；氢化可的松对神经损伤最重。

（三）药物剂量

药物损伤程度与注射药物剂量成正比。10000～50000U青霉素神经束膜内注射只引起粗大神经纤维的脱髓鞘等轻微神经损害。注射100000U青霉素时，可见神经纤维轴突变性明显，髓鞘退变严重，仅存少量小神经纤维。再加大青霉素注射剂量，神经损伤也会进一步加重。另外神经的粗细也被认为与其损伤程度有关。

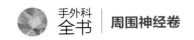

需要强调的是，注射性神经损伤不属于局灶性损伤，因为注射药物是作用于整个神经纤维单位的，而神经变性在注射远端仍可见。

四、诊断

作为一种医源性损伤，患者均有注射史，主要症状为注射时即感到疼痛沿受累神经走行区域放射，然后是短暂的感觉丧失和早期运动功能障碍，后期就诊者多以残余运动障碍为主诉，也有表现为受累神经感觉区的持续性疼痛的。据报告，坐骨神经损伤占所有注射性神经损伤的84.3%，其次是5.4%的桡神经损伤，正中神经损伤占3.6%。注射性神经损伤诊断并不困难，但当遇到特殊情况，如患者不能提供可靠主诉，或者不能将注射性神经损伤与原有疾病后遗症相区分时，可以考虑使用肌电图辅助检查。注射性神经损伤中，肌电图波幅下降为最显著特点，具有早期诊断价值。

五、治疗

（一）根据神经损伤分度因人而异

由于神经损伤的个体性差异，在治疗时也应因人而异。治疗的第一步应该是判断神经损伤的严重程度。Sundland将注射性神经损伤分为三度：

1. 重度损伤　是由注射对神经毒性或破坏性最大的药物引起的，神经坏死而代之以纤维组织，很难自行恢复功能，多需手术探查和修复。如果药物对神经损伤严重且剂量较大，及早手术冲洗可能是有益的。但是，药物对神经的副作用是即刻的，即使立即冲洗也未必能取得预期的疗效。

2. 中度损伤　这型损伤最常见，药物直接作用于神经，导致神经纤维变性即反应性纤维组织增生，瘢痕将压迫神经纤维或整条神经而影响其功能，虽然有自主恢复功能的可能性，但要延迟较长时间，并且常常为不全性功能恢复。神经松解术有效。

3. 轻度损伤　药物对神经功能只是造成短暂的阻滞，神经功能很快即可恢复。该型损伤难在骨科临床上遇到。

了解注射药物及其神经损伤作用的大小、注射剂量、出现神经损伤症状的快慢、神经功能是完全丧失还是部分丧失、体征是渐有改善还是静止（或加重），这些都是临床决策中的重要参考因素。如果注射药物已知有较强神经损害作用，且注射剂量足够大，应争取早日手术治疗。反之，则可以进行充分的观察后再决定是否手术。

（二）确定治疗方案

病程中，如果很快（如在几天内）开始功能恢复，这是预后较好的标志之一。但如果超过了预计时间，神经功能仍无法恢复，则预后较差。注射性神经损伤是一种仍保持着神经连续性的病变，经过变性过程后，神经纤维按约每天1mm的速度再生。这可以通过沿神经走行区域的Tinel征、肌力的恢复及肌电图等来检验，但是Tinel征阳性并不能提示预后，神经功能的恢复还取决于到达末端器官的神经纤维的数量。反过来，Tinel征未引出则意味着神经再生的受阻。这时应考虑及时改变治疗方案。

决定是否手术治疗时，还有一个重要的因素是视什么神经受伤而定，即是否造成肢体的严重病废。支配肢体功能的主要神经受到严重损伤时应手术治疗。注射伤后，神经分布区域的持续疼痛也是手术指征之一。

手术时机对神经功能恢复有重要意义。早期手术的不利之处在于：①有些患者可能已经失去了自行恢复功能的机会，而功能要达到有"价值"的程度可能需要 12 个月的时间；②不必要的手术介入可能会加重神经损害；③对于那些令人犹豫的病例，及时手术探查也难以确定是否需要切除受累神经段并修复之。

通常认为，注射性神经损伤发生后，观察 6 周是恰当的，这样做的依据是：①神经已经过了变性、水肿阶段，降低了手术难度，通过观察、触摸及电生理检查可以尽早查明病变的程度。②对于严重损伤（即神经坏死）需要神经修复者，这是一个最短的延迟期。因此，当对神经是否坏死尚有疑问的时候，最好仅神经松解，观察 12 个月后再决定是否需要手术。③神经松解时，可以切除明确的神经内、外增生纤维结缔组织和瘢痕，为神经纤维再生提供机会。④即使有部分功能恢复，神经松解也可使通常并不完全的功能恢复得以改善。

针对不同的病理改变，可行神经松解、切除＋缝合或切除＋移植。

1. 神经松解术　是使用最多的方法，适用于不完全性神经功能丧失伴发疼痛者。手术中要切除所有的神经瘢痕，有人建议用薄硅胶膜以防止再度瘢痕压迫。多数学者不提倡神经内松解，以免损伤神经束间血管及交通支。然而，多数情况下，只有神经束内或束间注射才会造成神经损伤，只有神经束的损伤或束间瘢痕才是神经功能障碍的主要病变所在。根据注射性神经损伤的病理，也有人主张应探查神经束间并松解。

2. 神经瘤切除＋缝合　适应证有：①经足够长的观察时间，没有神经功能恢复；②坚硬的神经瘤代替了大部分神经或整条神经；③电生理测试，电刺激不能通过神经瘤。神经瘤应在显微镜下进行切除，以保证切至正常神经末端，并在显微镜下缝合相应神经束，束膜缝合应严密，缝合线张力不可过大，以免翻卷的束膜影响轴突通过。术后石膏固定 4～6 周。

3. 神经瘤段切除＋移植　只在神经切除段过长，不能直接缝合时适用。

注射性神经损伤病变程度不一，手术时机不易把握，治疗效果尚不能令人满意。作为一种医源性损伤，预防其发生尤为重要。许多药物都具有神经毒性，注射时应熟悉局部解剖，避开神经是可靠的预防措施。加强对基层医疗单位注射操作者的专业知识培训，将会有效减少注射性神经损伤的发生。婴幼儿臀部瘦小，解剖标志不明显，又常不能很好地配合注射，因此注射用具及注射部位应与成人的不同。

（张凡亮）

第二节

冷冻性神经损伤

一、概述

冷冻伤是由低温引起的人体全身或局部性损害，可出现周围神经的冷冻性损伤。其主要病因是低温寒冷，但有时气温不低，因潮湿、风速大加速散热，局部血液循环障碍，全身抵抗力降低等原因，也可发生冷冻伤。

二、病理生理

目前关于冷冻性神经损伤的确切机制尚不清楚，目前大家普遍接受的说法是缺氧导致损伤和缺血再灌注损伤。Large 和 Heinbecker 认为，寒冷环境中血运减少，神经组织及其周围组织出现缺氧，进而导致组织坏死。Michael S. Irwin 则认为，缺血再灌注损伤在发病机制中起了主要作用。在基础实验中，对仓鼠进行反复冷冻性神经损伤建模，发现其皮下微循环的超微结构改变，与缺血再灌注损伤后预期的变化非常相似。将兔子后肢浸于0℃冷水中20分钟后再复温，复温过程中可见与缺血再灌注损伤相关的氧自由基的形成。在临床上，重复冷冻-复温这个过程会加重冷冻性神经损伤的症状，而这又为缺血再灌注损伤这一机制提供了更有力的证据。在兔子模型中，已经证明，初始损伤部位局限于冷浸肢体中神经的一小部分。这说明在缺血的有害作用与冷却的保护作用之间存在着平衡。在受伤的地方，这种平衡被破坏，保护作用丧失，局部波动引起反复缺血再灌注损伤。

三、临床表现

冷冻伤分为冻结性损伤和非冻结性损伤，临床表现根据不同类型及不同阶段有别。

（一）冻结性损伤

冻结性损伤是0℃以下的寒冷造成组织冻结，包括局部的冻伤和全身的冻僵。神经损伤主要发生于局部损伤中，其发展过程分为三个阶段：

1. 生理调节阶段　肌肉紧张，出现寒战，局部血管收缩和扩张交替出现，随寒冷的持续，局部血管持续性收缩，使局部温度降低，加重缺血、缺氧。局部出现冷感、刺痛感。

2. 组织冻结阶段　局部组织开始冻结，出现冰晶。冰晶的形成可使细胞膜发生破坏，细胞脱水、代谢障碍，甚至发生坏死。皮肤苍白，感觉麻木或丧失知觉，一般不出现明显肿胀。

3. 复温阶段　复温后微循环发生改变，受冻区血管扩张、血液淤滞，毛细血管通透性增加，局部出现肿胀和水泡。神经内膜水肿，发生进行性坏死，轴突运输受阻，引起神经传导的麻痹、神经纤维坏死。受冻皮肤红肿、充血，严重者可出现皮肤、皮下组织、肌肉、骨骼，甚至肢体的坏死。至后期，患者可遗留长期的感觉过敏和疼痛。

（二）非冻结性损伤

非冻结性损伤是暴露于潮湿条件和0℃以上低温而造成的手或脚的损害，战时多见于战壕足，平时多见于水手的水浸足（手）。

寒冷阻滞神经纤维的快速轴浆运输，引起神经传导速度下降，使神经传导发生障碍，当有髓神经纤维的传导速度降到正常的1%～2%时，将导致传导阻滞。寒冷状况下，神经内膜受损，在复温后内膜水肿，出现进行性坏死；因神经内膜内缺乏淋巴管，引流不畅，轴浆流动受阻，引起神经传导麻痹，最终导致神经坏死。

非冻结性损伤在临床分四期：

1. 暴露期　肢体感觉麻木、无力，局部组织逐渐肿胀，皮肤颜色呈花斑状。

2. 充血前期　肢体持续肿胀，远侧感觉缺失，呈苍白色或蓝色，并伴有程度不同的肢体肿胀，动脉搏动常缺失。

3. 充血期　复温2～3个小时后，肢体变红、变热，动脉搏动有力，常伴烧灼样或抽搐样疼痛。24～36个小时后肿胀加重，出现水泡和皮下瘀斑。由于紧身衣、鞋的压迫或治疗不当，偶尔会出现表皮坏死或肢体坏疽。此期一般持续6～10周，也可从几天到几个月。

4. 充血后期　多数患者功能已完全恢复，严重者有渐进性的感觉障碍，开始是间歇性，尔后呈持续的冷感，在痛觉缺失区的边缘会出现多汗症。

冷冻性神经损伤的许多症状都是继发于周围神经损伤的。研究显示，症状的严重程度与在寒冷条件下的暴露时间成正比。在急性期，尽管神经的所有功能都会受到影响，但痛觉和温度觉功能是受影响最重的；随后，可能出现运动无力和肌肉萎缩，严重情况下可能出现组织坏死和坏疽。典型的慢性后遗症是以多汗症、冷敏感和不适当的血管温度反应为特征的自主神经功能紊乱。

四、诊断

冷冻性神经损伤常为冻伤的伴随疾病，当患者有冻伤史，且出现神经性疼痛与感觉障碍时，就有可能为冷冻性神经损伤。

五、治疗

（一）预防

对寒区人员进行防冻教育，合理饮食，防止营养不良。加强体育锻炼，尤其是耐寒锻炼，提高耐寒能力。衣物、鞋袜不要过紧，保持干燥。在寒冷环境下要加强活动。受伤后应及时给予正确处理，以免加重损害。

（二）治疗

应尽快使冻伤患者脱离寒冷环境，脱去湿冷、紧身的衣袜，复温要迅速。运用抗凝剂、血管扩张剂等以改善微循环。对复温后肿胀的肢体应抬高，以利于静脉回流。对冻伤后坏死的创面应保持干燥并预防感染，坏死组织脱落或切除后及早植皮。严重冻伤遗留经久不愈的溃疡或长期的疼痛、多汗等症状，可以进行交感神经封闭治疗，必要时可行交感神经切除。

（张航）

第三节
热烧伤与电击伤

一、概述

烧伤包含了许多类型，例如热烧伤、电烧伤、放射性烧伤和化学烧伤等，烧伤所引起的周围神经损伤严重影响了伤肢功能的恢复，而不同类型的烧伤都通过各自不同的机制对机体组织（包括神经组织）造成直接的损伤。根据Henderson等的统计，15%的热烧伤患者中存在着周围神经的病变，并且在烧伤面积超过体表总面积20%的病例中，周围神经病变发生率较高；而根据Helm等的统计，热烧伤患者中周围神经病变发生率高达29%。同时，随着电能在现代社会中的广泛应用，电击伤患者日益增多，占同期住院烧伤病例的10%以上。当电烧伤面积小于体表总面积的20%时，就可有严重的神经病变，其中以手及腕部最为多见。

二、临床表现

（一）热烧伤

据文献报告，在烧伤面积达体表总面积20%以上的病例中，有72%的患者有尺神经和桡神经的传导异常。然而，大多数的人则认为，由于周围神经处于皮肤和皮下组织之下，受到相对的保护，热烧伤造成周围神经的直接损伤是不常见的。涉及皮下脂肪和其下结构的全层烧伤即所谓的Ⅳ度烧伤中，可以发生神经组织的凝固性坏死。然而这一般只限于少数处于浅表位置的周围神经，例如肘部的尺神经、桡神经在手背的浅表分支，肌皮神经、正中神经、腓总神经也可受到损伤。损伤的神经可以发生变性、渐进性坏死、迅速坏死、神经炎和多发性神经炎等病变。病变的发生、发展和修复过程是沿神经干及其分支进行的，与一般神经损伤和修复的规律及变化是一致的。可以自接近烧伤的部位神经开始出现沃勒变性，并沿远断端神经干及其分支逐渐发展。神经的再生也是神经纤维由神经损伤区近断端向远断端逐渐生长，生成新的神经而恢复正常。如果损伤的范围很广，则说明烧伤的程度较重，一般难以找到合适的方法使神经损伤一期修复，通常需要肌腱移植、关节融合等功能重建手术。

对于严重的烧伤，例如烧伤的面积大于体表总面积的25%，烧伤和周围受损组织毛细血管的通透性增加，从而使血浆大量进入组织间隙，导致水肿的形成。早期抗休克输注的大量液体进一步加重了组织水肿的形成。虽然未受损的皮肤及皮下组织的张力较低，可以减小大量充血所产生的压力，但焦痂是无弹性的，特别是在四肢，故而水肿对周围神经的压迫难以减轻。在四肢的烧伤中，水肿的压迫作用和进行性的组织缺血，进一步加重了烧伤部位以下或远断端的周围神经，以及软组织的受损程度。

如果外科医生不能正确识别水肿所掩盖的正常解剖结构，那么在切痂过程中则有可能造成周围神经的医源性损伤。尺神经在肱骨内、外上髁水平最容易受到损伤，因此在行组织松解术时，切口应位于肱骨髁的前侧；在上肢远断端桡侧的切痂过程中，桡神经的浅表分支极易遭到损害，易导致剧烈疼痛的神经瘤。

骨骼牵引是周围神经在烧伤中受到损伤的另一个重要原因。在皮瓣、肌皮瓣移植后常采用骨骼牵引以抬高并限制肢体的活动，但不适当的牵引可以对臂丛及其分支产生不适当的牵拉而造成牵拉伤。此外，在清创、切痂，以及皮瓣、肌皮瓣移植后，如果敷料包扎过紧，可以对与骨性突起相接触的尺、桡神经等产生压迫。无论是在皮瓣、肌皮瓣移植后，还是在抗挛缩过程中，不适当的伸展锻炼和石膏外固定都可以导致尺神经麻痹或臂丛神经损伤。

在热烧伤中，周围神经延迟性损伤的常见原因是烧伤组织在修复过程中产生的纤维粘连对周围神经的压迫。除此之外，异化骨的形成也可以对周围神经局部压迫而产生症状。在关节周围发生的骨化性肌炎，最常见于肘关节。由于肘关节周围异化骨的形成，偶尔在行神经松解的过程中发现其包裹尺神经，而且被包裹的尺神经支配区以远失去功能。腓总神经最易在腓骨小头的部位受到损伤。腓总神经的许多解剖特性决定了它极易遭到损伤。它位于腓骨小头骨性突起的附近，其上只覆盖皮肤和浅表的筋膜，极易受到压迫。此外，其延伸度只有大约0.5cm的范围，易受牵拉而损伤。皮瓣和肌皮瓣移植后敷料的覆盖、包扎对腓骨小头处腓总神经的压迫，以及长期处于蛙腿姿势（髋、膝关节屈曲伴足内翻），都是腓总神经损伤的主要原因。当大腿内侧和会阴部烧伤时，患者通常需要处于蛙腿姿势，而当患者身材特别高挑或者在两腿间需放置尿壶时，更增加了这种可能性。

尺神经的病变除了热烧伤的直接损伤外，还与不适当的姿势有关。涉及上肢的烧伤患者常采用仰卧位，上肢置于枕头上，并使肘关节屈曲、旋前，这种姿势增加了肘管中尺神经损伤的机会。当肘关节屈曲时，尺神经所在的肘管变得狭窄，一旦前臂旋前，尺神经与其所处部位的骨性表面相摩擦，容易受到损伤。当后背部及臀部烧伤，患者呈俯卧位时，前臂的旋前也容易使尺神经损伤。在手术室或病房内，长时间肩关节的不适当姿势也可以造成臂丛神经的损伤。肩关节外展大于90°，且上臂外旋，可使锁骨与第1肋骨的距离减小，长期牵拉臂丛神经，也可产生臂丛神经麻痹症状。

烧伤后周围神经的损伤，可以继发于某些病理情况，常见者为慢性尿毒症后出现的各种类型的周围神经病变，表现为节段性脱髓鞘、轴突变性等改变，常有明确的运动和感觉障碍。随着病变的发展，可以引起广泛的神经变性，在尿毒症被纠正7～10天后，可以恢复正常。此外，当有肝功能衰竭、糖尿病等症发生时，也可能有类似的周围神经病变发生。从烧伤面积达35%的患者体内可以分离出一种高分子量的脂蛋白物质，即所谓的神经毒素，这种神经毒素与目前观察到的一些烧伤后的神经症状有关。在这类患者中，先有局部神经传导速度的减慢，如果进一步发展，则可影响多部位周围神经，最后可以影响全身所有的神经，但具体机制目前尚不明了。

（二）电烧伤

除以上所述的热烧伤外，电烧伤对周围神经的损伤更为显著。电能引起的烧伤通常按电压的高低被分为低压电击伤和高压电击伤。低压电通常指电压低于380V的电能，380V以上的电能则被称为高压电。高压电击伤所致周围神经损伤占据了电击伤的大部分，按Baiba J. Grube等的统计，其百分比达67%。

高压电引起的烧伤也可分为三类：电弧火花烧伤、火花引燃衣物后的烧伤及电接触烧伤。前两类烧伤的病理改变均与一般热烧伤相同，而电接触烧伤（包括低压电接触烧伤）则具有独特的病理变化和病程。

电接触造成的周围神经损伤，尤其是前臂远端及腕部高压电造成的正中神经、尺神经的损伤最为多见。患者手部的感觉、运动及神经营养功能常常受到严重损伤。电击伤后周围神经的病理变化和一般的机械性损伤不同，用外伤后神经轴索传导功能障碍、轴索中断、神经断裂三种情况分类难以指导临床工作。电接触致周围神经损伤存在着多种致伤机制，其中较为紧急并能得到有效缓解的是继发于深部组织损伤的水肿对神经组织的压迫。

人体是由电阻不同的组织构成的复合传导体，其中以神经、血液的电阻最低。对于低压电而言，电流沿着电阻低的组织流动；对于高压电而言，电流多沿着人体最短直线距离流动，在肢体则多沿屈侧向心方向流动，因此受高压电影响的神经组织多限于屈侧。流经体内的电流产生的热量与该组织的电阻成正比，因此电阻小的神经损伤的范围广，但程度稍轻，坏死的范围参差不齐，极为复杂。

大量电流通过神经组织，不仅产生热变性，还产生电场而使邻近细胞的细胞膜解离、破裂，进而使整个细胞裂解。由于神经组织单位面积通过的电流较多，往往在周围组织坏死之前神经即已发生了坏死。

电击伤可以有极小的皮肤伤口，但由于电流随着神经、血管流动，易造成筋膜下细胞的损伤，其水肿对血管、神经所造成的压迫明显深于前面描述的热烧伤，故而治疗时不仅要切除焦痂，还要切除筋膜，对神经血管束减压。

急性周围神经感觉功能和运动功能的缺失要考虑电流的直接影响，如果没有热损伤的存在，这种病变是短暂的，并且是完全可以恢复的。电击伤中，周围神经永久性损伤仅局限于凝固性坏死的区域。

在神经受到损伤的同时，血管受损的程度也很严重，血管壁损伤可导致血栓形成，且受损范围常超出烧伤区域，除在电流入口处有热能直接引起的凝固性坏死区外，也可因血管受损而使其远侧的组织处于缺氧状态，组织缺氧后易于继发感染，血管栓塞加重，缺氧状态随之加重，形成恶性循环，以致伤后早期表现为进行性组织坏死，晚期广泛纤维增生压迫周围神经而产生延迟性周围神经功能缺失。此外，细胞内 DNA 和酶的变化也是细胞分解和坏死的原因。近来的研究表明，细胞膜的破裂和解离可导致一些晚期神经损伤的症状。

三、诊断

为了正确处理烧伤所致周围神经损伤，首先要及时判断烧伤后周围神经损伤的存在。

1. 根据烧伤的部位及治疗方式警惕神经损伤的发生　对于热烧伤而言，在Ⅳ度烧伤时，直接损伤的主要是浅表的周围神经，例如，肘部为尺神经支配区，手为桡神经的浅表分支支配区，对于这些部位的深度烧伤要考虑同部位神经的损伤。此外，在切痂、骨骼牵引及包扎伤口后出现了感觉、运动功能的障碍，则应考虑医源性神经损伤。对于入口小、创面小的电击伤，不能忽略周围神经损伤。

2. 周围神经运动、感觉功能障碍　不同神经损伤均表现为支配区感觉减退或消失，以及不同程度的运动功能减退（从肌力的轻度减弱到整条神经支配的肌肉麻痹）。

（1）尺神经：常表现为爪形手，物理检查可发现环、小指的麻木及所支配各肌的变化。

（2）桡神经的浅表分支：常表现为手桡背侧感觉的减退或消失。

（3）正中神经：表现为掌侧拇、示、中指和环指桡侧半，以及背侧示、中指远节感觉功能丧失，同时出现支配区各肌肌力的减弱或丧失。

对于臂丛而言，一般多见于医源性损伤，例如牵引及不适当的体位。运动障碍表现为手、前臂和上臂肌肉瘫痪，以及手、前臂和上臂的部分感觉减退或消失。如损伤发于 C_8、T_1 近椎间孔处，可以出现 Horner 征。

对于下肢的腓总神经损伤，垂足、伸肌肌力弱，以及小腿外侧和足背的感觉减弱是经常出现的症状。

上述症状可以出现在烧伤的同时、烧伤后数小时，而迟发的周围神经损伤可以在伤后2～6年内出现症状。对于难以缓解的持续剧烈疼痛尚要考虑神经瘤的形成。如果临床上出现了肌力的减弱，要注意区分是否仅由肌纤维烧伤引起，肌电图（EMG）检查有利于两者的区分。

3. 反射　根据神经和肌肉受损的情况，出现腱反射减退或消失。

4. 营养性改变　神经损伤后，其支配区皮肤温度低、无汗、光滑、萎缩、指甲起嵴，呈爪状弯曲。无汗或少汗区一般与感觉消失的范围相符合，但对于一些大面积烧伤患者，营养改变的情况难以观察。

5. 电生理检查　临床上将电生理检查分为 EMG、神经电图和诱发电位，而其中又以 EMG 的应用最为广泛。EMG 检查可以确定神经是否受损，以及受损伤的严重程度，尚有助于鉴别神经源性损伤和肌源性损伤。

四、治疗

热烧伤与电击伤的预防是指预防烧伤后水肿、纤维粘连对周围神经的卡压，以及防止切痂、包扎及摆放患者体位时对周围神经造成的损伤。对于烧伤导致大量血浆渗出而产生的水肿病例，及时的切痂可以起到保护神经血管的作用。合适的尿量可以反映治疗的效果（成人每小时的尿量为30～50ml，幼儿每千克体重每小时的尿量为1ml）。远端肢体脉搏的消失和超声多普勒提示血流中断都需要紧急的减压手术，在床旁或抢救间就可以行切痂术。只要有合适的灯光、止血剂和电凝器就可以开展手术，并减少血容量的丢失。通常并不需要麻醉，但如果需要，可以沿切痂边界注入0.5%的利多卡因，有时也可由静脉推注少量的吗啡。对于上肢烧伤的减压，切口位于桡侧，从肩峰的尖部至肘前皱褶部，直至腕部屈曲皱褶的桡侧，切口必须跨过腕部至鱼际。如果烧伤并未扩展至上肢整体，减压只需至未烧伤皮肤的边缘。

抬高肢体可以减缓水肿的形成并促进静脉回流。如果脉搏仍未恢复，则需增加尺侧减压，切口从腋部至肘前皱褶的尺侧，至腕部屈曲皱褶的尺侧，切口须跨过腕部。对于手指烧伤病例，需行远侧的切痂术。当手背水肿明显并明确诊断有手内肌缺血时，还需行背侧骨间肌的减压。总之，切痂术（不用切除筋膜）对于热烧伤中恢复有效的血流灌注是十分重要的；然而在电击伤中，由于水肿对神经、血管的压迫多位于筋膜下，一般的切痂是不够的，还必须切除筋膜。

由于屈肘、前臂旋前的体位可以导致肘管中尺神经的受压，故而应该使涉及上肢烧伤或后背、臀部烧伤的患者采用肘伸、前臂旋后的姿势，并能随时调整以获得舒适的体位，这样可以大大减少尺神经受压的机会。肩关节长期处于外展大于90°并外旋的体位，将导致臂丛神经的牵拉伤，故而在必须保持肩关节外展、外旋的体位时，应限制肩关节的外展角度小于90°并水平内收30°，以减轻臂丛神经受到的压迫。

保持膝关节伸直、足背屈体位的同时在腓骨小头处的大量敷料上开窗，可以防止由于体位不当和敷料包扎不当而对腓总神经产生压迫。

在切痂过程中，应熟悉焦痂周围的正常解剖结构，并采取合适的方法以避免对周围神经的医源性损伤。例如，在肱骨内、外上髁前侧取切口行松解术可以避免伤及肘管中的尺神经。

纤维瘢痕的存在常是晚期周围神经卡压的原因，故而在焦痂切除后，早期予以皮瓣及肌皮瓣修复，有利于改善局部供血及组织的营养，防止继发感染，从而促进愈合，减少反应性纤维组织的增生，进而避免延迟性周围神经损伤的发生。总之，在警惕周围神经损伤的同时，做好烧伤后的基本工作，强调焦痂的切除，细心包扎创面，正确予以牵引，可以从一定程度上减少周围神经损伤的机会。

不论是热烧伤合并神经损伤，还是电击伤合并神经损伤，如果焦痂自然分离，创口一旦感染，神经就都会随之发生坏死，造成严重的伤残。因此，成败的关键是早期清创后，力争皮瓣或肌皮瓣覆盖，防止创口感染并一期愈合。治疗方面要注意以下几点：

1. **手术时机** 烧伤（包括热烧伤、电击伤等）常合并心、脑、肾等严重并发症，须待全身情况许可时才可进行手术，但手术过迟，创面又易发生感染。此外，电击伤特有的进展性坏死，也会加重深部组织（如神经组织）的坏死程度。所以，除肢体血液循环障碍的病例应施行紧急手术外，其他病例应首先抗休克及保护心肾，待全身情况平稳后即行手术，一般在伤后3～7天手术为宜。如果患者就诊较晚，尤其是大关节部位的烧伤，只要创面没有侵袭性感染，也并非手术的绝对禁忌证，只要清创彻底，同时采用血供丰富的肌皮瓣封闭开放的关节，应用有效的抗生素，效果也好。

2. 彻底清创　不论是热烧伤还是电击伤，清创都要彻底。首先根据电烧伤或热烧伤的范围，切除坏死的皮肤、筋膜，然后探查肌肉、肌腱，对于缺血的组织应彻底切除，但烧伤的神经和肌腱可以保留。待充分止血后，用生理盐水冲洗伤口，撒入硫酸新霉素粉。

在电烧伤中，由于皮肤损害范围较小，而深部组织的损害既广且深，因此切口必须包括烧伤近端和远端，以完成有充分广度和深度的探查。例如腕管部位的电烧伤，切开坏死皮肤和深筋膜后，应逐层探查腕屈肌群、指深屈肌群、指浅屈肌群、拇长屈肌和旋前方肌。应彻底切除失活的肌肉组织，以防感染。对于正中神经、尺神经，除明显液化坏死者外，应保持其解剖延续性，有可能在皮瓣或肌皮瓣的覆盖下恢复其功能。

对于清创后暴露的神经，必须用湿润的合成膜或生物膜予以覆盖，直至做好皮瓣或肌皮瓣移植的准备。对于周围神经连续性已被破坏的病例，神经近断端需与周围软组织缝合在一起，防止神经回缩，准备好在伤口愈合后行神经移植术。

对于大腿、躯干部大块肌肉的损伤，切开清创必须早而彻底，以防气性坏疽的发生。对于手、前臂的烧伤，笔者认为更应关心的是功能的恢复，只要可能，就每天清创、更换敷料，以观察伤口的状态。如果在单个手指的损伤中，骨、肌腱、神经出现永久性损害，就需要截指，但在电损伤中，多为多个手指的损伤，故而只有明显不能好转的手指才需要截掉。

3. 选择血供丰富的皮瓣或肌皮瓣严密闭合创面　烧伤或部分烧伤后处于间生态的神经组织需要保留。如果早期创面感染不严重，首选随意型皮瓣。选择随意型皮瓣简单、可靠、省时，对供区的影响不大，而到达医院较晚或延迟手术者可能已发生坏死或感染，由于随意型皮瓣抗感染能力差，易导致皮瓣下感染，此时应选择血供丰富的轴型皮瓣、筋膜皮瓣、肌皮瓣等，尤其是肌皮瓣，较之随意型皮瓣抗感染能力强，有利于间生态的神经组织的成活。肌皮瓣不仅可有效地覆盖创面，对深度烧伤而致软组织缺损者，还可起到充填缺损、消除无效腔、控制感染、促使创面愈合的作用。用其覆盖烧伤后处于间生态的组织，由于血管能重新长入，这些组织还能保存下来，可见肌皮瓣对修复烧伤致组织缺损并神经组织暴露者有良好效果。电烧伤周围往往伴有深Ⅱ度烧伤，清创时宜一并切除修复，以防术后感染由边缘向皮瓣下蔓延。对于肢体环匝状和同一肢体的多处电烧伤，如采用多个带蒂皮瓣覆盖，技术上有一定难度，应用缝合血管的游离皮瓣、肌皮瓣或大网膜移植，有时是较佳的选择。但由于电烧伤附近的血管多有内膜损伤，缝合应在内膜正常部位进行，否则术后易发生血栓。

4. 抗生素的应用和负压引流　术前创面宜采取暴露疗法，局部应用磺胺嘧啶银防止创面感染液化。术中闭合创面前选用广谱抗生素如硫酸新霉素1g、多黏菌素B 50万U，溶于5～10ml生理盐水内混合注入皮瓣下，同时配合全身抗生素应用。术后因为渗液较多，故宜采用引流或负压引流，以防积液诱发感染。

5. 烧伤合并神经损伤　应用皮瓣或肌皮瓣覆盖，如无感染，感觉和运动功能都可以恢复。烧伤的神经损伤与切割伤不同，由于解剖连续性存在，术后不必急于在3～6个月内行神经探查和修复手术。每隔半年左右需行定量的神经感觉和运动功能检查，如持续有所进步，即使超过1～2年也可等待；如功能恢复已有3～6个月停滞时，则应及早探查。对于神经缺损2cm以上须移植神经才能修复者，无论局部条件多好，术后感觉和运动功能都不可能达到正常程度。对于电烧伤者，神经的电阻低，伤情重，缺损的长度常常大于2cm，且远心端残存的部分处于纤维粘连压迫的情况下，神经移植后功能恢复不佳，但为争取一定的感觉恢复，神经移植是必要的。

6. **物理治疗及功能锻炼** 在皮肤、神经、肌腱修复后，须强调物理治疗及功能锻炼，视功能恢复情况再施行相应手术，将可以利用的组织进行移植调整，争取在功能部位获得较好的恢复。

7. **其他** 不论是热烧伤，还是电击伤后，若出现了多神经病变，就都要考虑糖尿病、尿毒症等其他疾病的存在，往往在缓解了这些疾病的病情后，神经病变的症状也随之消失。

（鲜航）

第四节
放射性神经损伤

一、概述

放射性周围神经损伤可见于任何接受放射治疗的部位，目前报告最多的部位是臂丛神经。放射性臂丛神经损伤常见于乳腺、肺尖、头颈部位的肿瘤患者，在肿瘤放疗过程中，针对腋、锁骨上、颈部等淋巴结引流区给予高剂量照射时，忽视了臂丛神经所能耐受的剂量问题，最终导致该病的发生。放射性神经损伤可导致神经支配区的感觉、运动功能障碍和剧烈疼痛，具有迟发、缓慢进展、进行性加重、疗效差等特点，严重影响患者生活质量。下腹部或盆腔的肿瘤照射后腰骶神经丛支配区也常见放射性神经损伤。

二、病因

放射性神经损伤的主要发病机制为血管壁受到放射线照射，超过其所能耐受的剂量，使血管壁出现放射性损伤，发生微循环改变，出现纤维化反应，导致管腔狭窄、微小血栓形成，从而引起神经缺血性改变。同时放射线也可引起臂丛神经周围组织、脂肪组织、神经束间结缔组织出现广泛纤维化、瘢痕化，这可使臂丛神经受到压迫而绞窄。以上情况若持续存在，使神经内、外循环受到破坏，导致轴突及髓鞘薄壁组织损伤、脱髓鞘及轴索退变，最终引起臂丛神经功能障碍，发展为不可逆性臂丛神经损伤。对于接受放疗的患者，臂丛神经周围组织的纤维化是一个渐进性的过程，时间跨度可以从几年到几十年不等，最终会导致血管壁纤维化，对神经造成损伤。

放射性神经损伤的主要致病因素有以下几种：

1. **放疗因素** 放射性神经损伤的发病与放疗技术、放疗总剂量、单次分割剂量等因素密切相关。高剂量及单次大剂量照射、剂量的不均匀分布、高危区的高剂量照射等均是导致放射性神经损伤的危险因素。臂丛神经放疗总剂量及单次分割剂量与臂丛神经损伤情况的相关文献报告详见表5-4-1。有研究报告，放射性臂丛神经损伤（radiation induced brachial plexus injury，RIBPI）发病率与其所受最大照射剂量相关，当照射剂量＞70Gy，放射性神经损伤发病率明显增加。

表5-4-1 RIBPI发病率及其所受照射总剂量、单次分割剂量相关文献报告表

疾病	作者	病例数	总剂量/Gy	单次剂量/Gy	中位潜伏期	RIBPI发病率/%
乳腺癌	Stoll	33	55	4.58	2.5年	73
	Johansson	71	54～57	3.5	4年	63
	Olsen	128	54.25	2.17	4年	15
	Powell	338	45	3	—	5.9
		111	54	1.8	—	1.0
肺癌	Forquer	37	26	8	13月	18.9
	Amini	90	70	2.0	14月	16
头颈肿瘤	Platteaux	43	＞60	2.0	2年	0

2. **其他因素** 联合治疗因素，如手术导致的血肿、感染、广泛的淋巴结清扫、化疗药物毒性反应等均可能加重臂丛神经损伤程度。此外，年龄、基础性疾病（肥胖、糖尿病、高血压、高脂血症）等，均是造成患者损伤差异的个体因素。

三、临床表现

（一）潜伏期

放射性神经损伤的潜伏期可以是几个月或几年，最新研究显示平均潜伏期为4.26年。部分文献报告的中位潜伏期时间详见表5-4-1。Stoll和Bentzen等一致认为，放疗到出现症状性放射性神经损伤的时间取决于放疗总剂量及单次剂量，当总剂量或单次剂量增加时，放疗结束后出现首发症状的间隔时间就会缩短。

（二）临床表现

症状主要发生在臂丛上、中干所在部位，发病时轻重不一，初期主要表现为上肢主观感觉异常（90.3%）、神经性疼痛（54.8%），随着病变进展，逐渐发展为整个上肢感觉减退、麻痹无力（48.4%）、肌肉萎缩（9.7%），甚至瘫痪。感觉异常主要与腋下神经受压、锁骨上区域组织硬化等有关。神经性疼痛多表现为中等程度。在活动功能方面，上肢活动功能的减弱常发生于放疗后的前几个月内，这主要与神经肌肉萎缩有关。患者神经损伤症状的多样化，主要取决于损伤神经的部位。正中神经损伤比较常见，其症状类似于腕管综合征，表现为鱼际肌收缩、手掌平坦、指端感觉障

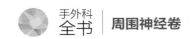

碍，而后延伸到前臂及整个上肢。放疗后上臂淋巴水肿可加重上肢神经压迫症状，这跟广泛性淋巴结清扫及大剂量放疗有关。

四、诊断

在接受过颈部、腋窝、锁骨上区域放射治疗并长期存活的肿瘤患者中，部分患者若干年后出现臂丛神经功能障碍症状，常常需要经过多次就诊、反复检查，甚至神经活检等，才能明确诊断。目前国内外尚无确切的放射性神经损伤的诊断标准。一般认为，结合患者的放疗史、无症状间歇期、临床特点、查体时有明显的神经损伤体征（如Tinel征、Froment征）等，即可初步诊断。实验室检查和影像学检查等可作为该病诊断和鉴别诊断的依据。

1. **病理活检**　病理活检对该病诊断具有参考价值，Bates等研究发现，对可疑组织的活检中可见到纤维组织粘连，交织成网，并且无炎症细胞渗入。

2. **神经肌电图**　神经肌电图结果在臂丛神经损伤定性及定位方面都有意义。张辉等对7例患者行电生理检查，发现健、患侧臂丛神经主要分支的运动及感觉神经传导速度及波幅均存在显著差异。肌纤维颤动（肌纤颤）放电对放射性神经损伤有很大诊断价值，马跃文等对8例患者行肌电图检查，均出现肌纤颤及正尖波，随病程延长，运动单位电位（motor unit potential，MUP）数目逐渐变少，波幅下降。感觉神经传导速度不能引出。

3. **MRI检查**　放射性神经损伤病灶在MRI图像上显示两侧对称，曲线轮廓位于斜角肌前后缘，与臂丛神经走行一致；前后对比观察，病灶较稳定、无明显变化等特点表明为放射性神经损伤。

4. **其他**　CT、PETCT、超声造影、肿瘤相关因子检查等在排除肿瘤转移及局部复发等方面意义重大。

5. **鉴别诊断**　在诊断放射性神经损伤时需要注意与肿瘤复发、转移及放射相关性肿瘤相鉴别，尤其是与神经纤维鞘瘤相鉴别，后者往往疼痛剧烈，病情发展快，肌无力多定位于C_8至L_1之间，根据病史、临床特点、MRI、肌电图等鉴别诊断。

五、治疗

放射性神经损伤是一种不可逆疾病，目前尚无有效的治疗方法，因此重在预防。

（一）预防

临床工作中需要严格掌握放疗指征，设计科学合理的放疗方案，在保证不影响疗效的情况下，尽量减少臂丛神经受照射的剂量及范围。放射治疗肿瘤协作组（Radiation Therapy Oncology Group，RTOG）已经拟定头颈部肿瘤使用调强放疗技术时，将臂丛神经归入"危及器官"，耐受剂量在60～66Gy之间。放疗时，将臂丛神经勾画出来并限制照射剂量使其在可耐受的范围内。药物、高压氧、手术等治疗对放射性神经损伤有一定的缓解作用。

（二）药物治疗

在药物治疗方面，肝素钠、苄丙酮香豆素钠（华法林）对放射性神经损伤有一定的恢复作用。Happold等对6例患者使用抗凝剂（华法林和肝素钠）治疗周围神经放射性毒性，发现4例患者症状有轻微改善。Glantz等报告1例患者先后使用华法林、肝素钠治疗，3个月后患者肌力明显改善，肌肉痉挛及肌束颤动现象明显降低。抗凝剂产生疗效的确切机制目前尚不十分清楚，考虑跟缺血性脱髓鞘神经损伤机制有一定关系。

（三）高压氧治疗

高压氧主要是针对放射性神经损伤的发病机制进行治疗。提高血氧分压和血氧含量，可以有效纠正局部组织低氧状态，使局部组织内氧供得以保证，改善局部营养状况。Pritchard等通过临床双盲试验研究，发现高压氧可以提高患肢温感觉阈值，但在减慢或逆转放射性臂丛神经损伤方面疗效不明显。

（四）手术治疗

在手术治疗方面，有学者发现为放射性神经损伤患者行臂丛神经松解术的同时进行肌肉、肌皮瓣及大网膜等健康组织的移植，可通过重建周围血管床，改善神经血供，缓解症状，且越早诊断、治疗，效果越好。对于晚期出现明显肌肉萎缩甚至上肢功能障碍的患者，该手术无明显效果。

（赵睿）

第五节

火器性神经损伤

一、概述

据第二次世界大战战伤统计，火器性神经损伤约占外伤总数的10%，骨折合并神经损伤约占60%，按其受伤概率排序为尺神经、正中神经、坐骨神经、桡神经、腓总神经。上肢神经损伤约占60%～70%。即使是在和平时期，火器性神经损伤也不少见，Dubuisson将火器列为臂丛神经损伤的第二大致伤因素，占臂丛神经损伤的25%。

二、病因

火器伤主要有枪伤和弹片伤。神经损伤的程度取决于子弹的口径、速度和射入的角度。低速度火器伤引起神经的直接损伤，高速度火器伤除了直接损伤（神经断裂）外，更常见的是冲击波真空效应引起的神经牵拉伤和挫伤，而且高速度火器伤更容易发生广泛性损伤，同时引起开放性骨折及血管损伤等，尤其是炸伤，组织损伤严重，且常合并感染。周围神经火器伤的致伤机制和投射物本身的物理因素是分不开的。投射物除对神经产生机械性的高速撞击和切割造成直接损伤外，还可在体内产生压力波和瞬时空腔，使神经被推移牵拉而造成间接伤或震荡伤。由于瞬时空腔扩张与萎缩的迅速变化，神经干受到牵拉震荡可直接导致髓鞘剥脱，神经纤维受损，微管、微丝减少，神经内微血管广泛受损，通透性增加，血浆蛋白渗出。束膜压力升高，压迫斜行穿过束膜的毛细血管，神经缺氧加重，毛细血管通透性进一步增加。动物实验发现犬后肢枪伤后2个小时神经内液已明显高于对照组，24个小时达高峰；伤后2个小时氧分压已降低，24小时时最低，之后逐渐回升。严重缺氧的结果是神经纤维传导障碍、脱髓鞘、沃勒变性。长时间水肿将致纤维细胞浸润，产生大量胶原，神经瘢痕形成。瘢痕收缩压迫，使轴流受阻、轴突变细，并妨碍毛细血管再生，影响神经纤维的再生修复和传导功能修复。

此外，高速投射物击中机体时产生的强冲击波也可直接损伤脊神经节以及施万细胞。周围神经火器伤使中枢神经元所遭受的损伤比其他损伤类型严重得多，与一般性神经切割伤比，坐骨神经火器伤除造成腰段脊髓小的出血灶、神经元水肿和空泡样变性外，还能导致神经元发生更为严重的凋亡，并使神经元的数量明显减少。

火器性周围神经损伤的另一个重要病理表现为损伤的不均匀性。主要是指同一神经损伤时，有的神经束受到损伤，而有的结构保持正常。镜下受损的神经束内有些轴索变形，轴浆中线粒体增多、肿胀，有时有线粒体空泡化，轴索可与髓鞘分离，毛细血管破裂，轴索内产生髓样小体。板层结构模糊不清，微丝、微管稀疏断裂，其生理功能也出现障碍。

值得注意的是，火器伤除造成局部的神经扭伤外，还能使远离致伤部位的神经发生病理改变。例如，当射击猪左侧大腿造成坐骨神经火器伤时，对侧坐骨神经虽然肉眼观察没有出血和坏死，但伤后即刻和48小时在镜下发现髓鞘磷脂膨胀进入轴突、轴浆混乱、微管减少、施万细胞肿胀等表现，提示当临床检查和处理周围神经火器伤时，除注意受损神经外，还应注意那些所谓正常的邻近神经。

三、临床表现

（一）神经断裂伤

火器性神经断裂伤与其他因素所致神经断裂伤的临床表现相似，即伤后对应肢体的运动、感觉功能完全丧失，肌肉明显萎缩。火器伤者都伴有完全的神经变性，神经再生过程明显延迟。

（二）神经间接伤

神经间接伤属一般性神经损伤，如刀割伤等。多数伤员在受伤瞬间可产生电击样剧痛，并向受伤肢体放射，随后产生肢体麻木。而火器性神经间接伤时，多数伤员在没有强烈疼痛的情况下，就出现感觉麻痹；少数伤员在麻痹症状出现前，就有不自主的肌肉收缩或抽搐，数分钟后出现肌无力，继而转为肌肉松弛性麻痹，受损纤维支配的肌肉收缩力降低或肌肉萎缩，相应感觉部位功能完全丧失，但部分未断裂神经仍保留传导功能，沿受伤部位远侧神经干叩打，Tinel征为阳性。

四、诊断

火器性神经损伤的诊断较为简单，有火器伤害的病史即可诊断。

五、治疗

（一）火器性神经损伤缺损的修复

火器伤致神经干完全断裂时一般伴有神经缺损，与一般神经切割伤不同的是其损伤范围广，周围瘢痕多。修复时也必须将受损神经彻底切除，才能使再生神经纤维通过。由于伤口污染严重，初期外科处理时应注意：①伤口彻底清创，不缝合神经；②神经损伤部分不切除，也不游离断端，更不能扩大伤口去寻找另一端，防止污染扩散；③神经断端不用丝线标记，可用正常组织覆盖游离神经；④尽早促使伤口愈合，被动活动关节，为二期修复神经创造条件。二期修复神经一般是在伤口愈合1～3个月为宜，此时伤部基本软化，关节的活动已恢复，全身情况稳定，神经膜细胞增生活跃，有利于断端连接；若伤后时间太久，神经轴突的生长就不活跃；伤后时间越久，修复效果越差。因为伤后3个月运动终板开始变性，伤后6个月神经远断端纤维化及神经纤维管萎缩。如在二期修复时发现创口多，无良好的软组织基床，需先行皮瓣或肌皮瓣移植，创造神经修复和恢复的良好软组织基床。一般探查修复神经火器伤时常需较长切口。因受伤神经被广泛组织粘连，为避免损伤神经，应从两端正常部分向损伤部位进行分离直至游离出两断端。行神经缝合前要彻底切除近断端的假性神经瘤和远断端的胶质瘤。

（二）火器性周围神经间接伤的处理

一般火器性周围神经间接伤外科处理方法主要是神经松解手术治疗。松解神经周围的瘢痕，解除瘢痕组织对神经的压迫，有助于神经纤维和功能恢复。对火器性神经间接伤所致灼性神经痛行神经松解术后，可使伤者疼痛消失。但在火器性周围神经间接伤治疗方法中讨论最多的是手术时机问题，因为损伤早期难于判断神经损伤的真实程度和是否有自发恢复的可能性。最初认为神经火器伤后应观察2～3个月再决定是否手术，这种观点在20世纪70年代被广泛接受。然而，近些年的报告多主张早期手术，一旦损伤急性反应期过后，就施行神经松解术及瘢痕组织切除术等，并建议观察时间不超过6周，如无恢复迹象，则早期手术探查。当然，对火器性周围神经间接伤的治疗时机不仅参考时间因素，还要考虑原伤口是否感染、有无合并病变及患者手术承受能力等因素。除了临床观察判断神经将来的恢复情况外，还可通过辅助检查确定神经功能的恢复程度，如通过术前伤肢肌电图和神经传导速度检查以判断神经损伤性质和程度，以确定是否采取手术治疗及选择合适手术方法。

（三）烧灼性神经痛的处理

常见于火器性神经部分损伤，是一种临床综合征，占四肢神经伤总数的1%～3%，多见于坐骨神经、胫后神经及正中神经，在神经部分损伤后约一周内发生。其病因尚不清楚。临床表现主要为剧烈疼痛，为烧灼性痛，视、听刺激（强光、强声）、情绪波动（受惊、发怒）、接触伤肢或身体其他部分均可引起剧痛。局部灼痛，但是温度不高。患肢皮肤早期充血、发热、多汗，晚期光滑干燥，常有萎缩。轻者可自愈，重者迁延半年或1年以上。轻者不需要特殊治疗；症状严重者，采用减少刺激、住暗室、服用镇静剂等方法。交感神经封闭可以减轻症状，顽固者可做交感神经节切除术。如伤口愈合，局部条件许可时，探查神经，做神经内外彻底松解术，切除增厚的神经外膜，必要时做束间松解术或切开束膜减压术，完全切除神经周围瘢痕组织，将神经置于健康组织中。术后灼性神经痛立即减轻或治愈，感觉和运动功能也显著改善，有时肢体尚有轻度敏感，但不影响功能。应当注意的是，神经松解术，尤其是内松解术，操作必须十分仔细慎重，以免损伤神经束，造成不良后果。

周围神经伤的外科修复后，神经功能的恢复取决于：①神经损伤的类型和程度。除依据肌电图、诱发电位检查以及其他物理检查措施判定神经损伤的程度外，简明创伤分级标准及国际红十字会战伤分类系统有助于预测术后神经功能的恢复。②损伤神经的解剖特征。单纯运动或感觉神经效果优于混合神经。③损伤神经的部位。损伤部位低的效果优于部位高的。此外，伤者年龄越小，受伤至手术时间间隔越短，手术效果越好。周围神经火器伤手术修复后，功能恢复程度首推桡神经、肌皮神经和股神经，中等推荐正中神经、腓神经和胫神经，尺神经功能恢复最差。周围神经火器伤经手术治疗多数可望获得满意的疗效。

（丛锐）

参考文献

［1］陈中伟. 周围神经损伤基础与临床研究［M］. 济南：山东科学技术出版社，1998.

［2］IRWIN M S. Nature and mechanism of peripheral nerve damage in an experimental model of non-freezing cold injury［J］. Ann R Coll Surg Engl，1996，78（4）：372-379.

［3］顾立强，裴国献. 周围神经损伤基础与临床［M］. 北京：人民军医出版社，2001：309.

［4］HELM P A，JOHNSON E R，CARLTON A M. Peripheral neurological problems in the acute burn patient［J］. Burns，1977，3（2）：123-125.

［5］GRUBE B J，HEIMBACH D M，ENGRAV L H，et al. Neurologic consequences of electrical burns［J］. J Trauma，1990，30（3）：254-258.

［6］申文江，王绿化. 放射治疗损伤［M］. 北京：中国医药科技出版社，2001.

［7］CAI Z，LI Y，HU Z，et al. Radiation-induced brachial plexopathy in patients with nasopharyngeal carcinoma: a retrospective study［J］. Oncotarget，2016，7（14）：18887-18895.

［8］BENTZEN S M，THAMES H D，TRAVIS E L，et al. Direct estimation of latent time for radiation injury in late-responding normal tissues: gut, lung, and spinal cord［J］. Int J Radiat Biol，1989，55（1）：27-43.

［9］CHEN A M，YOSHIZAKI T，VELEZ M A，et al. Tolerance of the brachial plexus to high-dose reirradiation［J］. Int J Radiat Oncol Biol Phys，2017，98（1）：83-90.

［10］BATES T，EVANS F G B. Report of the independent review commissioned by the Royal College of Radiologists into brachial plexus neuropathy following radiotherapy for breast carcinoma［J］. Colle Radia，1995，7（4）：236.

［11］MONDRUP K，OLSEN N K，PFEIFFER P，et al. Clinical and electrodiagnostic findings in breast cancer patients with radiation-induced brachial plexus neuropathy［J］. Acta Neurol Scand，1990，81（2）：153-158.

［12］张辉，许则民，尹维田，等. 乳腺癌根治术后放化疗致臂丛神经损伤7例的电生理学分析［J］. 中国老年学杂志，2009，29（21）：2821-2823.

［13］马跃文，孙瑞. 乳腺癌术后放射性臂丛神经损伤临床分析［J］. 中国全科医学，2012，15（5）：572-574.

［14］HAPPOLD C，ERNEMANN U，ROTH P，et al. Anticoagulation for radiation-induced neurotoxicity revisited［J］. J Neurooncol，2008，90（3）：357-362.

［15］GLANTZ M J，BURGER P C，FRIEDMAN A H，et al. Treatment of radiation-induced nervous system injury with heparin and warfarin［J］. Neurology，1994，44（11）：2020-2027.

［16］PRITCHARD J，ANAND P，BROOME J，et al. Double-blind randomized phase Ⅱ study of hyperbaric oxygen in patients with radiation-induced brachial plexopathy［J］. Radiother Oncol，2001，58（3）：279-286.

［17］刘伟国，杨小锋. 神经损伤的基础与临床［M］. 杭州：浙江大学出版社，2008.

［18］DUBUISSON A，KLINE D G. Indications for peripheral nerve and brachial plexus surgery［J］. Neurol Clin，1992，10（4）：935-951.

［19］沃尔夫，霍奇基斯，佩德森，等. 格林手外科手术学［M］. 田光磊，蒋协远，陈山林，主译. 6版. 北京：人民军医出版社，2012.

［20］胥少汀，葛宝丰，徐印坎. 实用骨科学［M］. 4版. 北京：人民军医出版社，2012.

第 六 章

周围神经损伤修复后
的康复

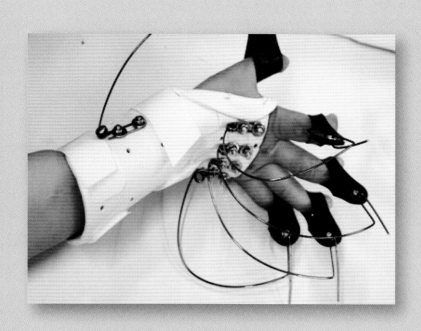

康复训练

一、康复训练的重要性

（一）周围神经损伤

周围神经损伤是指周围神经丛、神经干（或其分支）受到外界暴力或物理化学因素作用而发生的结构变化与功能改变。前者主要包括锐器切割伤、外力牵拉挤压伤等，后者主要包括缺血性损伤、化学药物损伤、冷热因素刺激所致损伤等。由于周围神经干是由运动、感觉和自主神经纤维组成的混合性神经，损伤后会引起神经支配区运动、感觉和自主神经系统的功能障碍。

周围神经作为中枢神经系统及周围效应器官间联系的桥梁，损伤后往往会出现中枢神经系统功能退化，以及效应器官的功能缺失和其他器官的继发性改变。

1. **感觉功能障碍**　包括主观感觉功能障碍和客观感觉功能障碍。一般情况下，患者主观感觉出现障碍比客观感觉多且明显。在神经功能恢复过程中，患者主观感到的疼痛、麻木、感觉过敏等症状往往难以忍受。

（1）主观感觉功能障碍：在无任何外界刺激的情况下出现的感觉功能障碍。包括：①自发性疼痛，多为尖锐的烧灼痛，为周围神经损伤后最突出的症状之一。②感觉异常，神经损伤后感觉纤维所支配的相关皮肤区域出现麻木感、冷热异常、震动感等，麻木感最为多见。③幻觉，肢体缺失或截除后周围神经损伤伴有的幻肢疼痛或幻肢存在感。

（2）客观感觉功能障碍：①感觉、温度觉、位置觉、实体觉等丧失。②感觉减退。③感觉过敏，感觉阈值降低，细小刺激引起强烈反应，以痛觉、温度觉过敏现象最为常见。④感觉倒错，如将热误认为冷等。

2. **主动运动功能障碍**　损伤平面以下神经支配的肌肉的主动运动功能减弱或全部丧失，肌肉麻痹失去张力，呈弛缓性瘫痪。瘫痪肌肉与其拮抗肌肉失去力量平衡而出现特征性动力性畸形，如桡神经损伤引起的垂腕、垂指畸形等。

3. **自主神经功能障碍**　神经损伤后早期出现皮温升高、无汗及外周血管扩张充血，如臂丛神经阻滞麻醉后出现的上肢浅静脉怒张。

4. **反射减弱或消失**　如股神经损伤后出现膝跳反射减弱或消失。

（二）康复治疗

周围神经损伤修复后无论是早期还是恢复期，及时、规范的康复治疗都十分重要。神经损伤后的3个月内是神经修复的"黄金时期"。必须手术治疗者，原则上应尽早修复。损伤后神经的修复，只是为功能恢复创造一个重要条件，如果完全依靠其自然恢复，多不能达到应有的结果，必须在神经修复后的整个恢复过程中接受适当的功能再训练，即康复治疗。手术修复是功能康复的必要前提，康复治疗能使手术治疗获得更完善的结果，可以将手术修复比喻为房屋框架结构的建立，康复就相当于房屋的室内装修，两者相辅相成才能得到满意的效果。

康复治疗对于不需要手术的周围神经损伤、暂时不宜早期手术的周围神经损伤者，主要有三方面的作用：

1. 促进周围神经轴突再生，更快、更好地长至合适的终末器官。

2. 神经再生尚未恢复对终末器官再支配之前，对瘫痪肢体的处理极为重要。康复治疗能预防瘫痪肢体关节僵硬、肌肉纤维化、挛缩及皮肤营养不良性溃疡。

3. 一旦再生轴突与同性质的靶器官重建突触联系，就为神经功能恢复奠定了基础，但很多再生轴突并不支配原先的靶器官，如原先支配拇指感觉受体的感觉轴突再生后却支配了示指的感觉受体，这将导致原先神经冲动的效应（如感觉定位、类型）发生改变，而运动和感觉康复再训练可以最大限度提高神经功能的恢复。

康复治疗的短期目标：早期康复目标主要是早缓解疼痛、早消除水肿、促进神经再生、预防肌肉萎缩及组织粘连；恢复期康复目标主要是促进神经再生、恢复神经的正常功能、矫正畸形；远期康复目标是最大限度地恢复功能、恢复正常的日常生活和社会活动、重返工作岗位和进行力所能及的劳动、提高生活质量。

二、运动功能的康复训练

（一）损伤早期的康复

损伤早期的康复主要是针对致病因素除去病因，消除炎症、水肿，减少对神经进一步的损伤，预防挛缩畸形的发生，为神经再生提供一个好的环境，治疗时应根据不同病情进行有针对性的处理。

1. **病因治疗**　尽早除去致病因素，减轻对神经的损伤。神经压迫所致者，可用手术减压；营养代谢障碍所致者，应补充营养，纠正代谢障碍。

2. 运动疗法 运动疗法在周围神经损伤的康复中占有非常重要的地位，应注意在神经损伤的急性期，动作要轻柔，运动量不能过大。

（1）维持功能位：周围神经损伤后为了防止关节挛缩，保留受累处最实用的功能，应将损伤部位及神经所支配的关节保持良好的姿势，在大多数情况下，应保持在功能位，早期可行支具固定。

（2）被动运动和推拿：被动运动的主要作用为保持和增加关节活动度，防止肌肉挛缩变形；其次能保持肌肉的生理长度和肌张力、改善局部血液循环。在周围神经损伤后，即应进行被动运动，鼓励患者进行自我被动运动。当肌力达到2～3级时，就应进行助力运动。被动运动时应注意：只在无痛范围内进行；在关节正常活动范围内进行；不能过度牵拉已麻痹的肌肉；运动速度要慢，周围神经和肌腱缝合术后进行，要在充分固定后进行；推拿按摩手法要轻柔；强力的按摩对软瘫的肌肉多有不利，长时间的按摩也有加重肌肉萎缩的风险。

（3）主动运动：如神经损伤程度较轻，肌力在2～3级，在早期也可进行主动运动。注意运动量不能过大，尤其是在神经创伤、神经和肌腱缝合手术后。

3. 物理因子治疗

（1）温热疗法：早期应用短波透热疗法、微波透热疗法、热敷、蜡疗、红外线照射等，可以消除炎症、改善局部血液循环、促进水肿吸收，缓解疼痛，有利于神经再生。治疗时要注意温度适宜，尤其是有感觉障碍和局部血液循环差时，容易发生烫伤。若患者感觉丧失，或治疗部位机体内有金属固定物时，应选脉冲短波或脉冲微波治疗。

（2）激光疗法：常用氦氖激光或半导体激光照射损伤部位或沿神经走向选取部位照射，每部位照射5～10分钟，有消炎、促进神经再生的作用。

（3）磁疗：具有镇痛、镇静、消炎、消肿的作用，对周围神经损伤有较好的疗效，多用脉冲磁场疗法，在损伤后早期开始，磁场强度以0.3～0.5mT为宜。

（4）水疗：用温水浸浴、旋涡浴，可以缓解肌肉紧张，促进局部血液循环，松解粘连。在水中进行被动运动和主动运动，水的浮力有利于瘫痪肌肉的运动，水的阻力使肢体在水中的运动速度较慢，防止运动损伤发生。

（5）超声波疗法：用小剂量脉冲式超声治疗。

4. 矫形器治疗 由于周围神经修复所需的时间很长，运动障碍持续时间会很长，很容易发生关节挛缩，因此早期就应将关节固定于功能位，矫形器夹板常用来固定关节。在周围神经损伤的早期，使用夹板的目的主要是防止挛缩等畸形发生；在恢复期，其目的还有矫正畸形和提供助动功能（图6-1-1，图6-1-2）。运动性夹板可以帮助瘫痪肌肉运动。

上肢关节的功能位如下：

（1）肩关节：屈45°，外展60°，无内外旋。

（2）肘关节：屈90°，前臂中立位。

（3）腕关节：腕背伸40°～50°，尺偏约15°，指屈肌处于最大功能位。

（4）手：在腕轻度背伸、尺偏时，手指在其各关节处稍屈曲，从示指到小指屈曲角度递增。拇指处于对掌位，掌指关节半屈曲，指间关节轻微屈曲。

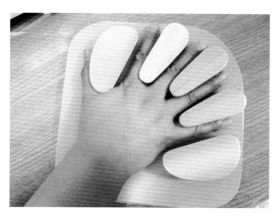

图6-1-1　夹板

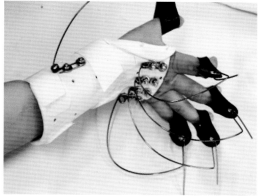

图6-1-2　助动功能支柱

（二）恢复期的康复

急性期炎症水肿消退后，即进入恢复期。此期康复的重点在于促进神经再生、保持肌肉质量、增强肌力和促进感觉回复功能等。

1. 促进神经再生　现已证明，物理治疗和某些药物可以促进神经再生。

（1）物理治疗：①电流电场法。用低频脉冲电流、调制中频电流或直流电，植入式电极有侵入性、增加感染机会等缺点，可用体表电极。一般将阴极置于神经损伤远断端体表位置，阳极放在近断端体表位置，电流强度要小，刺激时间要长（图6-1-3）。②脉冲电磁场法。可选用脉冲短波、脉冲微波、脉冲磁。电极片置于神经损伤部位，输出功率20W左右，每次治疗20分钟，每天1次（图6-1-4）。

（2）药物治疗：碱性成纤维细胞生长因子（bFGF）能促进神经轴突再生、促进伤口愈合。用药途径有两种：一为肌内注射，二为局部导入。方法为阳极导入，电流可采用直流电、极性较强的低频流电（如间动电）或半波中频电流。阳极衬垫中加入适量药物，置于神经损伤部位，阴极与之对置或并置于远断端。神经节苷脂也有促进神经再生作用，如单唾液酸四己糖神经节苷脂钠（施捷因）、神经节苷脂复合物（康络素）。其他药物还有B族维生素（维生素B$_1$、维生素B$_6$、维生素

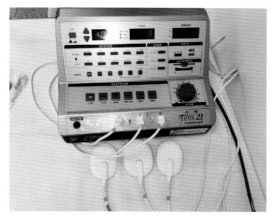

图6-1-3　神经肌肉电流电场治疗仪

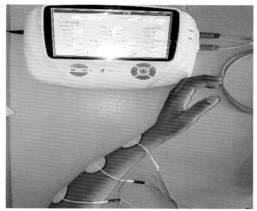

图6-1-4　经肌肉生物反馈刺激脉冲电磁场治疗仪

B₁₂）。这些药物参与神经组织的糖和脂肪代谢，也可用于周围神经损伤的辅助治疗。

2. **延缓肌肉萎缩**　周围神经损伤后，当受累肌肉完全瘫痪、强度-时间曲线检查为完全失神经支配曲线、肌电图检查无任何动作电位或只有极少的动作电位时，应采取措施以防止、延缓、减轻失神经肌肉萎缩，保持肌肉质量，以迎接神经再支配。康复措施包括神经肌肉电刺激（neuromuscular electrical stimulation，NMES）、按摩、被动运动等。

3. **肌力增强训练**

（1）0～1级肌力：做电刺激治疗，低频直流电或中频干扰电等可刺激神经肌肉的敏感点，引起神经兴奋和肌肉收缩。

（2）2～4级肌力：此时增强肌力的最好办法是主动运动，周围神经损伤后肌肉出现微弱的收缩时，就应开始主动运动训练。2级肌力时做助力主动运动；3级肌力时做等长运动或等张运动；4级肌力时做主动抗阻力运动。各主要肌群分别选择适当方式依次进行训练。

肌力训练主要方法包括：①助力主动运动。即治疗师帮助患者进行主动锻炼或利用绳索、挂钩、滑轮等简单装置，将运动肢体悬吊起来，以减轻肢体自身重量，然后在水平面上进行主动运动锻炼。②等长运动。全力或接近全力时肌肉收缩，持续3～10秒，一般持续6秒，每次中间可休息2～3分钟，3次为1组，一天1组。③等张运动。分向心性等张运动和离心性等张运动。肌肉在抵抗阻力收缩时，长度缩短（向心性）或被拉长（离心性），关节发生运动。④主动抗阻力运动。是指克服额外阻力的一种主动运动，有徒手抗阻力运动和抗机械阻力运动。

4. **维持和恢复关节活动度训练**

（1）物理治疗：蜡疗、红外线疗法、短波疗法等热疗及药物离子导入疗法有软化瘢痕组织、改善纤维组织可塑性、强化关节活动度训练的效果（图6-1-5，图6-1-6）。对感觉丧失区域进行物理治疗时需防灼伤，音频、经皮的神经电刺激疗法（transcutaneous electrical nerve stimulation，TENS）和超声疗法等有镇痛作用，有利于关节活动度训练。

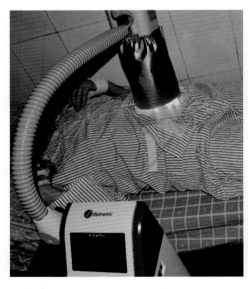 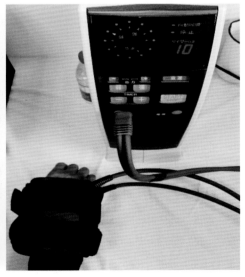

图6-1-5　激光治疗用于腹部瘢痕软化　　　图6-1-6　超短波治疗用于腕背瘢痕软化

（2）主动运动和助力运动：关节活动受限时，应指导患者努力进行该关节的主动运动。肌力不足以做最大幅度运动时，可采用健侧肢体或其他辅助措施辅助进行关节活动度训练。

5. ADL训练 ADL即日常生活活动（activities of daily living，ADL）能力，如穿衣、整理个人卫生、进食等能力练习和其他有实用价值的能力，如使用计算机及其他各种用具等能力练习。当肢体基本功能恢复不良时进行这些专门训练，可以增强独立生活及参加适当工作的能力。有时需要在特殊支具帮助下，利用特制工具进行。

6. 心理康复 可采用医学宣教、心理咨询、集体治疗、患者示范等方式消除或减轻患者心理障碍，使其发挥主观能动性，积极配合进行康复训练。

（三）晚期行肌腱移位术后的康复

上肢周围神经损伤严重而神经修复无效时，临床采用神经或肌腱移位术重建手部功能。周围神经和肌腱移位术是一种功能替代疗法，由于原来的神经或肌肉的功能在移位后发生了变化，相关大脑运动区的运动模式必须随着发生变化。康复治疗通过积极训练建立新的中枢运动动作模式。

在肌腱移位术前，应加强该肌肌力的训练，努力增强其肌力。在神经或肌腱移位术后，应尽早、积极进行分阶段、有目的的训练。固定期间的康复治疗与骨折后固定期的相同。取下外固定后，所有按摩、被动运动均应轻柔，相应关节活动范围从小到大，切忌动作粗暴，避免过重牵拉移位的神经。经过训练，大脑运动区会逐渐建立起新的运动中枢。训练期间，还可应用"电体操"刺激相应部位，采用音频电疗松解移位术后的组织粘连。肌电生物反馈若应用于神经移位术后的功能训练中，也显示有较好的疗效。

肌腱移位术后应在约一个月后去除外固定，这时除了应用物理治疗疗法外，还要特别加强肌肉的主动运动。当周围神经或肌腱移位后的肌力恢复到4级时，应以肌力抗阻训练为主，结合ADL的训练，争取早日恢复功能。

三、感觉功能的康复训练

感觉再训练是周围神经损伤患者整体康复程序的一个组成部分。它能使患者在功能性感觉恢复中发挥最大的潜能。

（一）基本原理

周围神经损伤修复术后，神经末梢的排列错误，许多新生的轴突芽不能长入原来的髓鞘内，因而出现了非正常感觉和某些部位的感觉缺失，但患者通过感觉再学习（即集中注意力、反馈、记忆、强化），将这种异常刺激感觉与受伤前脑中已存在的对某种物体表面形状的反应模式联系起来，进一步训练后患者就有可能形成一种高度的本体感觉认识。经这种训练后，感觉功能会有较好的恢复，而且是与对物体的形状、大小、重量的认识有关。定位训练的目的是将触觉和视觉刺激联系起来形成新的触视模式。

（二）手感觉的恢复

手各种感觉的恢复按先后顺序依次是痛觉、温觉、30Hz振动觉、移动性触觉、恒定性触觉、256Hz振动觉、辨别觉。因此，感觉训练程序分为早期阶段和后期阶段。早期主要是痛觉、温觉、

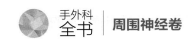

触觉、定位和定向的训练。后期主要是辨别觉训练。腕部正中神经和尺神经修复术后8周，可以开始早期阶段的感觉训练。假如存在感觉过敏，则脱敏治疗应放在感觉训练程序之前。

（三）训练方法

首先要求患者在手上画出感觉缺失区域，训练前进行感觉评定。当保护性感觉（痛觉）恢复时，感觉训练程序即可开始。感觉训练后的评定一个月1次。每天训练时间不宜过长、过多，一天3次，每次10～15分钟为宜。

（四）定位觉训练

治疗师在安静的环境里训练患者。用30Hz音叉让患者知道什么时候在什么部位开始移动性触觉训练。用铅笔擦头沿着需要再训练的区域，从近到远触及患者。患者先睁眼观察训练过程，接着闭上眼睛，将注意力集中于所觉察到的感受，而后睁眼确认，再闭眼练习。这样反复学习，直至患者能够较准确地判断刺激部位。当患者能够觉察到指尖的移动性触摸时，即可开始恒定性触觉练习。使用256Hz音叉作为导标，以确定何时开始练习。用铅笔的橡皮端点压，开始时压力较大，然后逐渐减轻。经过"闭眼—睁眼—闭眼"训练程序，反复体会，直至患者能够准确地感知刺激部位。

（五）辨别觉训练

当患者有了定位觉以后，可以开始辨别觉训练。刚开始时让患者辨别粗细差别较大的物体表面，逐渐进展到差别较小的物体表面。每项训练采用"闭眼—睁眼—闭眼"方法。利用反馈，重复地强化训练。

要特别强调的是：正规感觉再训练结束，患者恢复主动活动以后，后期阶段的感觉训练是依靠患者自己双手的不断使用而得以维持的。这可能需要较长时间。

四、周围神经损伤的康复治疗进展

近几年，随着整个康复医学的快速发展，康复理念、治疗技术及康复设备不断推陈出新。早期康复、全程康复、多学科综合康复极大地改善了周围神经损伤患者的预后效果。有研究报告82.8%的患者康复后患肢的功能评分较治疗前恢复50%以上。各种康复设备及技术，如上下肢康复机器人、经颅磁刺激、功能性电刺激、生物反馈治疗及基因技术等的临床应用，进一步提高了神经再生恢复速度及康复治疗效果。

周围神经损伤修复过程中，神经营养因子可以刺激神经轴突再生。基因治疗技术可以将神经再生基因精确地提供给神经损伤部位，促进神经的再生及功能的恢复。基因治疗技术的应用有赖于DNA克隆技术和有效的基因转移手段。Gravel等报告，通过局部注射的方法将携带BDNF和睫状神经营养因子（CNTF）基因的重组腺病毒直接注入大鼠损伤的周围神经，使其在施万细胞中表达与分泌，从而促进损伤的运动神经元轴突再生。同时基因治疗中还存在着腺病毒载体安全性、外源基因高效持续表达、基因转移、受体细胞的归宿等问题，还需进一步研究。

功能性电刺激（functional electrical stimulation，FES）利用电流的作用促进损伤的周围神经再生，并预防骨骼肌的失神经萎缩。电刺激是神经损伤康复最常用的治疗方法，一般于损伤后2～3

周开始。Lundborg等报告，失神经支配的肌肉在1年内重新获得神经支配，功能恢复良好，12～18个月内重新获得神经支配，肌肉功能部分恢复，如果肌肉重新获得神经支配的时间大于24个月，则无法恢复其功能。

中医中药在周围神经损伤的康复过程中同样有非常积极的意义，目前直流电中药离子导入及电针刺激等技术已广泛用于神经康复治疗。

周围神经损伤后，各种物理治疗可以刺激神经的再生及创伤的恢复，减轻神经损伤的疼痛症状，目前已广泛用于临床，但其部分机制仍然有待进一步研究和探讨。同时应关注心理康复，康复过程中对患者进行积极的心理辅导，树立康复的信心。

（黄启顺　雷伟）

第二节
康复功能评价

周围神经损伤后修复疗效一直是困扰医务工作者的难题之一，周围神经损伤后的功能恢复实为轴突再生的过程，在周围神经损伤的同时，常常合并骨折、软组织（肌肉等）损伤。许多因素影响神经恢复，因此对周围神经损伤后功能给予准确的评价也相对比较困难。如何判断肢体的功能障碍是由肌肉损伤、骨折、关节活动障碍引起的，还是单纯由周围神经损伤引起的，需要详细询问病史、细致进行体格检查，必要时结合神经电生理、影像学检查结果，才能得出比较准确的结论。临床上对神经功能的评价主要是针对运动功能、感觉功能、自主神经功能以及神经电生理等方面进行的。

一、运动功能评价

周围神经的运动功能主要通过所支配的肌肉来体现，周围神经损伤后运动功能障碍主要表现为肌力减退或消失、肌肉萎缩、肌张力降低、腱反射减弱或消失等。对周围神经损伤后运动功能的评价，主要检测其所支配肌肉的肌力、肌张力和肌肉萎缩程度。

（一）肌力测定

对于肌力的测定，目前仍常规采用徒手肌力测定来评价，用肌力的分级作为运动神经功能损伤或者恢复评价指标。早在1912年，Lovett根据肌肉是否收缩及对抗阻力的大小为标准，将肌力以百分比表示，分为6级（表6-2-1）。

表6-2-1 Lovett运动功能评定标准

恢复程度	分级	评价	评定标准
100%	5	正常	抗强阻力，全幅度活动
75%	4	良好	抗一定阻力，全幅度活动
50%	3	尚可	抗地心引力，全幅度活动
25%	2	差	无地心引力，全幅度活动
10%	1	轻微	肌肉轻微收缩，无关节活动
0	0	零	肌肉无收缩

在测定肌力时，通过触摸该肌腹的收缩及肌腱的滑动、能否对抗阻力、关节活动范围等指标来判定肌肉功能，不能单纯以关节功能来替代各个肌肉的功能。Lovett评价方法对单块肌肉功能的评价比较准确，但当单根神经支配一群肌肉时（单根神经），损伤后表现为肌群功能减退或丧失，该评价方法就有所欠缺。肢体整体运动功能评价应包括肢体近端大肌肉和肢体远端小肌肉功能综合评价，不同的肌肉之间还应存在协同、叠加效应评价。为此，1954年英国医学研究理事会（Medical Research Council，MRC）提出了一种综合评价肢体运动神经功能的方法（表6-2-2）。

表6-2-2 MRC运动功能评定标准

分级	评定标准
M_5	完全恢复
M_4	所有协调和自主运动均能完成
M_3	所有重要肌肉均能抗阻力活动关节
M_2	近端和远端肌肉均恢复收缩功能
M_1	近端肌肉恢复收缩功能
M_0	无肌肉收缩

为了更好地理解MRC分级标准中的近端肌肉和远端肌肉，还做出了具体规定（表6-2-3）。

表6-2-3 上肢神经支配的近端肌肉和远端肌肉

神经	近端肌肉	远端肌肉
桡神经	肱桡肌	拇长展肌
	桡侧腕长伸肌	拇长展肌
	指总伸肌	
	尺侧腕伸肌	示指固有伸肌
正中神经	旋前圆肌	拇短展肌
	桡侧腕屈肌	
	指浅屈肌	
	拇长屈肌	
尺神经	尺侧腕屈肌	小指展肌

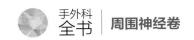

另外，其他评价方法如Sunderland评定标准（表6-2-4）。

表6-2-4　Sunderland评定标准

分级	评定标准
M_5	肌力、活动范围均正常
M_4	能抗强阻力活动
M_3	能抗弱阻力活动
M_2	关节活动不能抗重力
M_1	肌肉收缩时关节无自主活动
M_0	无肌肉收缩

在评价运动功能时，方法众多。只有明确评定标准，才能加以比较。目前MRC提出的运动功能评定标准在临床上更为常用。

在肌力定量测定方面，上肢神经损伤曾有研究者应用捏力计和握力计等计量器材对相应的肌肉力量进行定量测定，用患侧肌力占健侧肌力的百分比来表示临床效果，这样更为客观，避免了不同检查者的主观差异。

（二）肌肉萎缩程度

根据肌肉萎缩程度常分为5级。

－：肌肉无萎缩，功能完全正常。

＋：肌肉轻度萎缩，功能基本正常。

＋＋：肌肉中度萎缩，主要功能丧失。

＋＋＋：肌肉重度萎缩，功能完全丧失。

＋＋＋＋：肌肉发生不可逆转的重度萎缩，肢体呈皮包骨状态。

二、感觉功能评价

感觉神经的评价一般从皮肤痛觉、触觉、压觉、温度觉、位置觉和神经干叩击试验等方面进行评价。

（一）浅感觉检查

1. 痛觉

（1）痛觉部位检查：患者闭目，检查者分别用大头针的尖端与钝头以同等力量刺激患者皮肤，要求患者立即说出具体的感受及部位，如疼痛、疼痛减退或消失、疼痛过敏等，有障碍时，记录障碍的类型、部位和范围。

（2）疼痛强度评价：疼痛强度的评价适用于治疗前后疼痛强度及将强度变化进行对比的患者。量化评价疼痛强度及其变化的方法，包括视觉模拟量表法、语言分级评分法、数字分级评分法等。

1）视觉模拟量表法（visual analogue scale，VAS）：又称目测类比量表法，VAS通常采用10cm长的直线（横、竖向均可），按毫米最小刻度画格，两端分别代表"无痛"（0）和"极痛"（100）。

被测者根据感受程度，用笔在直线上画出与其疼痛程度相符的点，从"无痛"端至记号间的距离即为痛觉评分分数。一般重复2次，取平均值。VAS是目前最常用的疼痛强度评定方法。

VAS也可以用游动游标卡尺进行评定。游动标尺正面为0～10之间可游动的标尺，背面为从0到10的数字的VAS游动标尺。患者移动游标标尺至自己认定的疼痛位置时，医生立即在尺的背面看到具体数字。

若在直线的两端分别标上"疼痛无缓解""疼痛完全缓解"，则成为测定疼痛强度的疼痛缓解目测类比评分法，用于评价疼痛的缓解情况。

2）语言分级评分法（verbal rating scale，VRS）：由一系列用于描述疼痛的形容词组成，也称为语言评价量表。疼痛的描述词按从最轻到最强的顺序排列，有4级评分法、5级评分法，如按"无痛""轻度疼痛""中度疼痛""重度疼痛""极度疼痛"表示。

3）数字分级评分法（numerical rating scale，NRS）：包括11点数字评分法（以无痛0依次增强到最剧烈疼痛的10的11个点来描述疼痛强度）、101点评分法（与11点数字评分法类似，0表示无痛，10表示最痛）。被测者根据个人疼痛感受在其中一个数字上画记号。

对疼痛的评定，相对而言难以定性、定量，迄今为止尚无一种行之有效的客观评价方法。只有在评定时设法量化，才可客观地进行评价、对比。评价时应对疼痛部位、强度、疼痛特性和发展过程等有所判定并予以记录，以利于对治疗效果进行评价。对疼痛的诱因、改变因素、所用药物及其反应也应有所记录。

2. 触觉

（1）轻触觉：让被检查者闭目，用棉絮或羽毛轻触其皮肤，请其回答有无感觉，无感觉者则为触觉障碍。触觉注意事项：不合宜人群是皮肤有严重损失的患者，避开瘢痕与胼胝部位。检查时要求：①检查时要求患者闭目。②检查时患者要回答感觉有无东西碰触皮肤，并确定部位。③刺激的走向应与肢体的长轴平行。

（2）冯-弗雷试验（Von Frey试验）：Von Frey于1898年设计了用于测定皮肤的触觉。用一套粗细不同的单丝尼龙线，根据不同型号的尼龙线对皮肤的压力不同，测定皮肤触压觉阈值。被检测者处于安静无干扰的环境中，闭上眼睛，凭感觉回答是否知道。测定10次，答对7次或7次以上就算正确，然后将检测结果记录在特制的图上，将检查结果分为四类（表6-2-5）。

表6-2-5 Von Frey试验量表

分类	皮肤感觉	数字*
Ⅰ	感觉正常	1.65～3.61
Ⅱ	保护性感觉减退	3.84～4.31
Ⅲ	保护性感觉丧失	4.56～6.65
Ⅳ	感觉完全丧失	>6.6

注：*代表折弯单丝尼龙线所用力，以10的对数表示。

3. 两点分辨觉（two-point discrimination，2PD） 目前认为，2PD是测定感觉障碍或判断感觉功能恢复有效的检测方法，结果精确可靠，不同医生间检测误差较小。

根据检测的方法不同可分为静止两点分辨觉（s2PD）和移动两点分辨觉（m2PD）。

（1）静止两点分辨觉（s2PD）：Weber于1835年提出，主要用于测定慢反应纤维的密度，观察受试者是否能辨别是一点或者两点，以及两点间的最小距离。要求：从远到近检测，检测器两点间的距离从10cm开始，逐渐缩小或扩大；压力适当，不能造成皮肤缺血；两线与手指纵轴平行；受试者闭眼；在3~5秒迅速说出是一点感觉还是两点感觉；每区域重复3次，2次以上回答正确，则说明该区域2PD的距离正确。如能感觉到刺激，但不能辨别是一点刺激还是两点同时刺激，表示感觉尚未完全恢复，可增大两点间距离，直至能同时分辨出两点刺激为止。手掌侧Weber-Moberg s2PD评定标准见表6-2-6。

表6-2-6　Weber-Moberg s2PD评定标准

区域	距离/mm		
	正常	减弱	消失
指尖—DIP（7）	3~5	6~10	>10
DIP—PIP（6）	3~6	7~10	>10
PIP—指蹼（5）	4~7	8~10	>10
指蹼—远侧掌横纹（4）	5~8	9~20	>20
远侧掌横纹—掌中部（3）	6~9	10~20	>20
掌根和腕部（2和1）	7~10	11~20	>20

注：DIP为远指间关节，PIP为近指间关节。

手背侧皮肤阈值均比掌侧高，7~12mm为正常，13~20mm为减弱，大于20mm则为消失。肘关节和膝关节以下s2PD的距离：40~50mm为正常，55~80mm为减弱，大于80mm为消失。肘关节和膝关节以上s2PD的距离：65~70mm为正常，80~100mm为减弱，大于100mm为消失。也可以与自体健侧进行对比，异常皮肤质地、环境温度对检测结果也有一定的影响。

（2）移动两点分辨觉（m2PD）：Dellon于1978年设计，即沿手指移动刺激，可同时检测快反应、慢反应两种纤维，较s2PD更优越。手指分开，用两点分辨觉检测器，沿手指掌侧面从近端向远端移动刺激，移动方向与手指纵轴平行。两点的距离项调整为5~8mm，在受试者迅速回答出是一点还是两点后，再调整两点距离，共检测10次，有7次答对者为正确。正常手指末端m2PD为2mm。

4. 温度觉　测定肢体对冷热的感觉，用盛有热水（40~45℃）及冷水（5~10℃）的试管，在患者闭目的情况下，冷热交替接触患者皮肤，让患者说出是冷还是热。试管与皮肤接触面积不可过大，接触时间以2~3秒为宜。检查时注意两侧对称部位的比较。这种温度标准对单纯识别冷、热是容易做到的，但对温度觉过细的精确评价是不易做到的。

5. 压觉　用拇指或其余手指的指尖用力压在患者皮肤表面，压力大小应足以使皮肤下陷，让患者说出是否感到压力。

6. 神经干叩击试验　这是检查神经再生的一种简单方法。当神经轴突再生尚未形成髓鞘之前，对外界的叩击和震动可出现疼痛、放射痛和过电感的过敏现象。定期重复检查，可了解神经再生情况和再生速度。

（二）深感觉（本体感觉）检查

1. 关节觉 关节觉是指对关节所处的位置、角度和运动方向的感觉，包括对被动运动的运动觉和位置觉，一般两者结合起来检查。

（1）位置觉：患者闭目，检查者移动患者肢体并停在某一位置，让患者说出肢体所处的位置，或让其在另一侧肢体模拟出相同的位置。

（2）运动觉：患者闭目，检查者在一个较小的范围内活动患者肢体，让患者说出活动方向，比如向上或者是向下，或让其用对侧肢体模仿。如感觉不清楚，可加大活动幅度。患者在检查者加大关节被动活动范围后才可辨别出肢体位置变化时，提示本体感觉障碍。

身体的位置觉和运动觉的精细程度正好与肢体远近皮肤感觉的敏感性相反。正常时，被动活动指（趾）间关节，能确定指（趾）的位置和运动的方向。在肩关节不到$1°$的被动活动都能识别，并且能够重复活动到给定的位置，其误差不超过$2°$。指（趾）间关节则需活动$5°\sim10°$才能被识别。

2. 震动觉 将每秒震动$128\sim256$次的音叉柄端置于患者骨隆起处，询问患者有无震动，并注意震动持续时间，两侧对比。正常者有共鸣性震动感。

（三）复合觉检查

1. 实体觉 Moberg发明的拾物试验是迄今为止最常用的实体觉测定方法。让受试者将9件小物品从桌面上拾起，放入容器中，这些物品为小石头、钥匙、坚果、螺栓、回形针、硬币、短铅笔、别针、粉笔。先用正常手拾起这9件物品，睁眼状态下一次，闭眼状态下一次，在闭眼时确定物品。检查者应注意患者拾起物品的能力，测定患者完成的时间，完成该试验的正常时间应小于10秒，连续多次试验的结果比只做一次试验更为重要，拾物试验的优点是将感觉和运动结合在一起，是检查手的协同功能比较好的方法。

2. 图形觉 患者闭目，用笔或火柴棒在其皮肤上写数字或画图形，让患者说出所画内容。

（四）感觉功能的综合评价

1. Sunderland感觉功能分级评价

（1）针刺感

P_0：皮肤感觉消失。

P_1：能感觉皮肤上有无接触，但不能区分是针尖还是针眼孔部位在触及皮肤，感觉能或者不能定位。

P_2：能区分是针尖还是针眼孔部位在触及皮肤，针尖刺激皮肤呈钝痛感或不愉快感，有明显的放射痛和假性牵涉痛。

P_3：锐刺痛感，伴有一些放射痛或假性牵涉痛，除手掌、手背、手指、腿、足以外，不能具体定位。

P_4：锐刺痛感存在，伴有或不伴有刺痛，无或仅有很轻的放射痛，能定位到2cm。

P_5：对针刺有正常感觉，能精确定位。

（2）轻触觉

L_0：对轻触觉不能意识到。

L_1：知道皮肤上有无轻触。

L_2：轻触后引起放射性麻木感，对刺激点不能定位。

L_3：轻触觉能被察觉，但除手掌、手背、手指、腿、足外，不能定位。

L_4：能意识到轻触觉，但敏感度较弱，能定位到2cm。

L_5：对轻触有正常感觉。

（3）两点分辨觉

D_0：无两点分辨能力。

D_1：有部分两点分辨能力，但仍然不完全。

D_2：两点分辨能力正常。

（4）温度觉

T_0：无温度觉。

T_1：除高温或剧冷外，对一般冷热无感觉。

T_2：对温度15℃和60℃能正确区分，可区分冷或热。在此温度范围内，用测试管或测试盘接触皮肤，有触觉或感到压力。

T_3：对温度<20℃或温度>35℃能正确区分，可区分冷或热。在此温度范围内，用测试管或测试盘接触皮肤，有触觉或感到压力。

T_4：温度觉正常。

2. BMRC评定标准

S_0：单一神经支配区内感觉丧失。

S_1：单一神经支配区内深感觉恢复。

S_2：单一神经支配区内浅表痛觉和触觉有一定程度的恢复。

S_3：单一神经支配区内浅表痛觉和触觉恢复，感觉过敏消失。

S_{3+}：在S_3的基础上感觉进一步恢复，两点分辨觉也有一定程度的恢复。

S_4：完全恢复。

该评定标准目前最为常用，S_3和S_4的界线主要是两点分辨觉存在与否。两点分辨觉的出现，表示能分辨更高层次的感觉。S_2多表示保护性感觉存在，这在临床上已达到对肢体起自身保护的作用，不仅可以防止意外伤害，还可以达到治愈营养性溃疡的目的。S_2与S_3的界线主要是感觉过敏是否存在。

3. 津山氏评定标准

优：单一神经支配区内有浅表痛觉和触觉，无过敏反应，有定位能力，两点分辨能力存在。

良：单一神经支配区内有浅表痛觉和触觉，无过敏反应，有定位能力，但无两点分辨能力，也不能辨别粗、滑。

可：单一神经支配区内有浅表痛觉和触觉，在一定程度上恢复，过敏反应残存。

差：单一神经支配区内感觉丧失，或仅有深痛觉恢复。

三、自主神经功能障碍

自主神经是神经系统的有机组成成分，自主神经功能评价是周围神经损伤后功能评价的组成部分。常用的检查方法如下：

（一）一般检查方法

1. 外观 自主神经功能障碍者表现为皮肤发红或紫绀、指（趾）端变细、指腹塌陷，以及指（趾）甲粗糙变脆、局部隆起形成崤、远端弯曲、生长缓慢等。皮肤虽然细腻，但破损后愈合缓慢。

2. 温度 早期由于皮肤血管失神经支配而扩张，皮温较高；后期温度降低，皮肤苍白，畏冷。

3. 出汗功能 周围神经损伤后，感觉丧失区内皮肤无汗、干燥。检查出汗情况，借以判断神经损伤和恢复状况，适用于儿童及不易配合人群。

4. 立毛肌运动 当人受到寒冷刺激时，附着在毛囊周围的立毛肌就会收缩，毛囊向皮肤表面突起，在皮肤表面形成"鸡皮疙瘩"现象。周围神经损伤后，其支配区受到寒冷刺激不会出现"鸡皮疙瘩"现象，立毛肌收缩消失。

（二）特殊检查方法

1. 出汗检测

（1）碘淀粉试验：又称曼纳法（即Minor试验），根据碘遇淀粉变蓝色原理，在检查部位涂上1.5%碘酒，待干燥后撒上淀粉，无汗时，淀粉不变色，用灯烘烤，如淀粉变蓝色，表示皮肤有发汗功能。

（2）茚三酮试验（ninhydrin test）：根据氨基酸使茚三酮变色的原理，Moberg于1958年首先用于临床检查周围神经损伤后的恢复情况。让患者在干净纸上按一手印，用铅笔画出手指范围。在丙酮内加入茚三酮制成1%茚三酮丙酮溶液，将按过手印的纸条放入溶液中浸湿，将纸条加热至100～120℃，经5～10分钟纸条就会被烘干。由于汗液中含有微量的氨基酸，可使茚三酮逐渐变色。如有紫色指纹，表示手掌有发汗功能。

（3）溴酚蓝试验（bromphenol blue test）：溴酚蓝为酸碱指示剂，pH变色范围为3（对应黄色）～4.6（对应紫色）。根据其遇碱变蓝色的原理，将深橘黄色干粉溶入丙酮，制成2%～3%的溴酚蓝丙酮溶液，将普通纸张浸入溶液后，立即取出并烘干，制成一张橘黄色的发光纸。测试皮肤之前，将手洗净，并用酒精棉球擦拭手掌及手指，晾干。将纸张平铺于桌面上，手掌轻轻并完全按压在纸上，维持1分钟，避免手部移动以致指纹不清。如有出汗功能，汗点即被印成发亮的深蓝色小点，呈现深蓝色指纹或掌纹形态。这是因为汗液中含有pH为6.5或更高的OH^-离子，使橘黄色溴酚蓝变为蓝色。该方法是最简便、最精确的检查出汗功能的方法。

（4）阿司匹林法：应用阿司匹林作用于下丘脑的出汗中枢可引起全身出汗的原理，口服阿司匹林0.5～1g，同时喝水，可见损伤神经支配区出汗减少，甚至消失。

（5）毛果芸香碱法：毛果芸香碱作用于支配汗腺的交感神经节后纤维，可引起全身出汗。皮下注射1%毛果芸香碱1ml后可直接观察到周围神经损伤后，其神经支配区出汗减少，甚至消失。

2. 组胺潮红试验 用1：1000磷酸组胺皮内注射，出现以下三联反应为正常：①立即出现直径

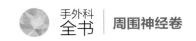

10mm的红斑；②半分钟后在红斑周围又出现直径20～40mm红斑；③注射部位有风团出现。如神经损伤，去支配区只有红斑而无三联反应。

3. 温水浸泡试验　O'Rinia于1973年介绍此方法。将患手浸入40℃温水中，观察指腹变化。正常者浸泡后指腹出现皱纹，损伤者皮肤光滑无皱纹，特别适用于检查配合不理想的患者。

四、周围神经电生理学评价

Berry在1944年用电生理的方法研究了周围神经再生，系统测量了猫坐骨神经损伤纤维的神经传导速度，Hodes在1948年将此方法应用于临床。由于电生理方法灵敏、准确，在临床上得到广泛推广应用，已成为评价周围神经再生的基本方法之一。

（一）强度-时间曲线检查

这是一种神经肌肉兴奋性的电诊断方法。正常神经干的基强度为5～8mA，时值1毫秒以下，正常的I-D曲线出现双曲线；神经损伤时，曲线向右上方飘移，基强度升高，时值延长；神经完全损伤时，曲线更向右上方移位，失去双曲线形，变成平线，基强度进一步抬升，时值进一步延长，成肌肉时值。I-D曲线动态检查，对周围神经再生进展可作出正确判断。通过时值测定和曲线描记，判断肌肉为完全失神经支配、部分失神经支配或者正常神经支配。它可对神经损伤程度、恢复程度、损伤的部位、病因进行判断，对康复治疗有指导意义。

（二）神经传导速度

神经传导速度（NCV）是指单位时间内神经冲动通过神经组织的距离，是一种较为客观的定量检查方法，反映了神经组织的兴奋性和传导性。包括运动神经传导速度和感觉神经传导速度。

计算神经传导速度时，以刺激点与记录点之间的距离除以潜伏期之差即神经传导速度。检查感觉神经传导速度时，因每一潜伏期只包括感觉神经纤维上的传导时间，所以只需一个刺激点和一个记录点就可以计算出神经传导速度。正常人四肢周围神经传导速度一般为每秒40～70m，不同的神经其正常值不同。部分神经损伤时，NCV可在短时间内维持正常，然后逐渐减慢，1周后降至正常NCV的80%左右。当神经干完全损伤时，神经传导终止，NCV为零。胡宗谋认为，运动神经NCV比健侧减慢100%为完全性损伤，减慢45%为严重性损伤，减慢25%为中度损伤，减慢10%为轻度损伤，特别是在臂丛神经损伤时，NCV的检查对鉴别根前性损伤和根后性损伤有重要的诊断价值。NCV的恢复往往遵循"早期快，晚期慢，且不能完全恢复至正常"的规律。同时，NCV主要反映神经干中粗直径的快传导纤维的情况，不能从整体上反映再生情况。此外，NCV的检查还受肢体温度、年龄、测量准确性等许多因素的影响，应用时只有结合查体，综合分析，才能得出正确结论。

（三）肌电图

肌电图（EMG）是将肌肉兴奋时发出的生物电引导出来加以放大，用图形记录，借以判断神经肌肉的功能状态，对评估神经的损伤和恢复有一定的价值。正常情况下，肌肉在完全松弛时，无动作电位出现，EMG表现为一条直线，称电静息；轻收缩时，呈现单个或多个动作电位，称单纯相；大力收缩时，运动单位密集放电，产生有节律的动作电位，呈密集而相互干扰的波形，不易分析，称干扰相；介于上述两者之间的情况，称为混合相。神经损伤后，出现失神经的纤颤电位和正相电位。随着神经的再生，肌肉重新获得神经支配，可出现再生电位，即4mV以上、时程稍宽的电位，标志着神经已经再生，预后良好。再过不久出现多相电位，其波幅开始很低，继而逐渐变大，时程大多延长。在再生的过程中，运动单位的数目增多，最大用力收缩时的干扰相密度也增加。但即使临床上完全恢复，8~10年后复查肌电图还可以见到运动单位时程延长和最大用力收缩时为混合相。若神经长期未获再生，肌肉发生纤维化，纤颤电位和正相电位也会消失。

（四）诱发电位

诱发电位（EP）是中枢神经系统在感受外在的或内在的刺激过程中产生的生物电活动，包括感觉神经动作电位（SNAP）、肌肉动作电位（MAP）、体感诱发电位（SEP）、运动诱发电位（MEP）。SEP检查主要代表感觉纤维的向心传导，而不能代表从大脑皮质向四肢肌肉终末发布的运动性电位的传导情况。但因四肢主要神经都是感觉纤维和运动纤维的混合神经，故SEP的图像基本上可以表示中枢神经和周围神经的连续情况，从而判断其功能存在的程度。SEP的观察参数主要是潜伏期、波形和波幅。周围神经完全损伤时，SEP表现为一条直线；在不全损伤时，SEP的波幅降低，潜伏期延长。神经近端损伤时，测定SEP比肌电图方便，特别是在诊断臂丛神经损伤时，SEP可区分脊神经是在神经的根部损伤，还是从脊髓撕脱；可区分是臂丛神经损伤，还是单独的神经干损伤；可判断损伤的程度是部分损伤，还是完全性损伤。用常规EMG和NCV来精确评价周围神经功能时，必须十分慎重，必须避免许多技术上、解剖上和生理上易犯的错误，而MAP的振幅和SNAP是有用的诊断依据，但需小心评价。

五、其他评价方法

（一）皮肤活检

皮肤作为周围神经纤维的终末部分，其神经纤维直径小于7μm者较多，小直径神经纤维占90%以上，常规电生理技术难以检测。Abegr等曾对皮肤切片进行形态学评估，国内也有相关报告。皮肤活检可定量分析痛温觉的表皮神经纤维密度和形态改变，评估多种神经纤维类型，易受取材部位、性别、年龄等影响，临床应用存在局限性。

（二）定量感觉测试

定量感觉测试（QST）是对感觉进行定量判断的一种心理物理学技术，可以反映整个感觉传导通路的功能，并对感觉障碍的程度进行定量评价。分别检查不同直径的神经纤维的功能，是临床评估周围神经功能的一个有效方法，广泛应用于临床及基础研究，弥补了对细小神经纤维损伤没有客观诊断指标的缺陷。QST包括定量温度觉、定量振动觉、定量触觉及定量自主神经检查等多种方法，通过阈值了解大、小有髓及无髓感觉神经纤维功能。QST在人体两侧同一部位具有对称性，易受测试设备、分析软件、受试者年龄、配合程度、刺激的特性以及测试者的状态等多方面的影响，需与临床检查及其他电生理检查结合才能辅助诊断，Magelr等曾进行了标准化的研究。QST与传统工具相比，具有可比性、重复性及敏感性好等优点。

（三）高频超声

正常神经在超声下显像为有回声的束状结构，在创伤性病变中可见回声中断、界线模糊不清等改变。秋楠等通过观察一期缝合术后缝合口声像图表现，判断损伤神经断端瘢痕或神经瘤形成、断端错缝至肌肉，以及断端缝合失败致神经连续性中断等情况，基本与二期手术所见吻合。高频超声对缝合口的神经束通过情况有较高的分辨率，能有效判断神经通路是否存在，为进行二次手术提供了有效的帮助。其临床应用有赖于高分辨率、操作者正确操作和丰富的经验，以及大量的临床病例资料支持。

（四）MRI

随着MRI技术的发展，神经成像、功能成像及分子成像等成像序列已成功应用于外周神经损伤中。周围神经损伤后，在MRI序列上可见神经纤维束增粗、走行扭曲，外周可见高信号水肿带包绕。弥散张量成像（diffusion tensor imaging，DTI）技术提供了神经损伤导致的局部肿胀或水分丢失的信息。三维MRI设备观察到在神经功能无明显恢复的情况下，损伤远断端神经纤维的显示率已较前增多。随着锰离子神经束示踪和轴突运输研究的深入，锰离子增强MRI可以显示轴突损伤后的再生修复情况。MRI技术易受肌肉、骨骼、内固定等物理因素和伪影的影响，重金属离子的细胞毒性作用也限制了其临床应用。

六、综合功能评价

根据临床观察，用单项神经功能恢复的指标来评定神经功能的恢复是没有价值的，神经功能的恢复必须包括运动神经、感觉神经和自主神经功能三项指标才有临床意义。目前对周围神经功能的综合评价尚无统一、规范的标准。常用的有以下几种。

（一）国内学者所使用的标准

1. 中华医学会手外科学会上肢部分周围神经功能评定试用标准

（1）腋神经功能

1）评定标准（表6-2-7）

表6-2-7　腋神经功能评定标准

分数	肩外展	肌力
4	＞90°	≥M_4
3	60°～90°	≥M_3
2	30°～60°	≥M_2
1	≤30°	＜M_2

2）综合评价

优：7分。

良：5～6分。

可：3～4分。

差：2分。

（2）肌皮神经功能

1）评定标准（表6-2-8）

表6-2-8 肌皮神经功能评定标准

分数	肘关节屈曲	肌力
4	>90°	≥M_4
3	60°～90°	≥M_3
2	30°～60°	≥M_2
1	≤30°	≤M_2

2）综合评价

优：7～8分。

良：5～6分。

可：3～4分。

差：2分。

（3）桡神经功能

1）评定标准（表6-2-9）

表6-2-9 桡神经功能评定标准

分数	伸腕	肌力	伸拇	伸指
4	>45°	M_4	TAM优	TAM优
3	≥30°	M_3	TAM良	TAM良
2	<30°	M_2	TAM中	TAM中
1	不能	$M_{0～1}$	TAM差	TAM差

2）综合评价

优：13～16分。

良：9～12分。

中：5～8分。

差：4分以下。

（4）正中神经功能

1）评定标准（表6-2-10）

表6-2-10 正中神经功能评定标准

分数	屈腕肌力	屈指	拇对掌	感觉
4	M_4	TAM优	正常	S_4
3	M_3	TAM良	可对环指	S_3
2	M_2	TAM中	可对示、中指	S_2
1	$M_{0～1}$	TAM差	不能	$S_{0～1}$

2）综合评价

优：13～16分。

良：9～12分。

中：5～8分。

差：4分以下。

（5）尺神经功能

1）评定标准（表6-2-11）

表6-2-11 尺神经功能评定标准

分数	外形	屈指	感觉
4	无爪形手畸形	TAM优	S_4
3	轻度爪形手畸形，不伴肌萎缩	TAM良	S_3
2	中度爪形手畸形，伴肌萎缩	TAM中	S_2
1	重度爪形手畸形，肌萎缩明显	TAM差	$S_{0\sim1}$

2）综合评价

优：10～12分。

良：7～9分。

中：4～6分。

差：3分以下。

（6）单根神经功能评定标准（表6-2-12）。

表6-2-12 单根神经功能评定标准

等级	标准
优	肌力M_4以上，感觉S_3以上
良	肌力M_3，感觉S_2
中	肌力M_2，感觉S_2
差	肌力$M_{0\sim1}$，感觉$S_{0\sim1}$

（7）肩关节功能

1）评定标准（表6-2-13）

表6-2-13 肩关节功能评定标准

分数	肩外展	肌力	肩外旋
4	>90°	≥M_4	>30°
3	60°～90°	≥M_3	10°～30°
2	30°～60°	≥M_2	0°～10°
1	≤30°	<M_2	0°

2）综合评价

优：10～12分。

良：7～9分。

中：4～6分。

差：3分以下。

（8）肘关节功能

1）评定标准（表6-2-14）

表6-2-14 肘关节功能评定标准

分数	屈曲	屈曲肌力	伸直	伸直肌力
4	>90°	≥M_4	0°	≥M_4
3	60°~90°	≥M_3	<−30°	≥M_3
2	30°~60°	≥M_2	−30°~＋50°	≥M_2
1	≤30°	<M_2	<＋50°	<M_2

2）综合评价

优：13~16分。

良：9~12分。

中：5~8分。

差：4分以下。

（9）前臂旋转功能

1）评定标准（表6-2-15）

表6-2-15 前臂旋转功能评定标准

分数	旋前	旋前肌力	旋后	旋后肌力
4	正常	≥M_4	正常	≥M_4
3	轻度受限	≥M_3	轻度受限	≥M_3
2	重度受限	≥M_2	重度受限	≥M_2
1	不能	$M_{0~1}$	不能	$M_{0~1}$

2）综合评价

优：13~16分。

良：9~12分。

中：5~8分。

差：4分以下。

（10）腕关节功能

1）评定标准（表6-2-16）

表6-2-16 腕关节功能评定标准

分数	背伸	背伸肌力	掌屈	掌屈肌力
4	>45°	>M_3	>45°	>M_3
3	≥30°	M_3	≥30°	M_3
2	<30°	M_2	<30°	M_2
1	不能	$M_{0~1}$	不能	$M_{0~1}$

2）综合评价

优：13~16分。

良：9~12分。

中：5~8分。

差：4分以下。

（11）手功能

1）评定标准（表6-2-17）

表6-2-17　手功能评定标准

分数	拇对掌	手指活动度	感觉
4	正常	手指屈伸好	S_4
3	能对环指	屈伸能达到正常的60%	S_3
2	能对示、中指	微屈或伸活动	S_2
1	不能	无活动	$S_{0\sim1}$

2）综合评价

优：10～12分。

良：7～9分。

中：4～6分。

差：3分以下。

（12）臂丛神经功能综合评定标准（表6-2-18）

表6-2-18　臂丛神经功能综合评定标准

综合评价	肩关节/分数	肘关节/分数	腕关节/分数	手/分数	上干或下干/分数	全臂丛/分数
优	4	4	4	4	7～8	13～16
良	3	3	3	3	5～6	9～12
中	2	2	2	2	3～4	5～8
差	1	1	1	1	1～2	1～4

2. 朱家恺的评定标准　朱家恺以1954年英国MRC颁布的运动、感觉分级标准为依据，根据多年的临床经验和资料，提出了以下评定标准。

（1）优：指混合神经恢复到M_4，而感觉神经恢复到S_{3+}以上，单纯运动神经或感觉神经则要达到M_5或S_4。

（2）良：指混合神经恢复到M_3、S_3以上，单纯运动神经或感觉神经达到M_4或S_{3+}。

（3）中：指混合神经恢复到M_2、S_2以上，单纯运动神经或感觉神经达到M_3或S_3以上。

（4）差：指M_1或S_1以下。

朱家恺认为，功能恢复优级的标准定位以M_4、S_{3+}以上为好，不仅长的肌肉有较大的抗阻力，小的肌肉也有恢复，具有协同功能的独立动作，神经支配区恢复良好的触觉和痛觉，两点分辨觉也有所恢复，这样的运动和感觉才具有良好的功能。

3. 陆裕朴等人的评定标准　陆裕朴等也以英国MRC颁布的运动、感觉标准为依据，将疗效分为优、良、中、差四级。

（1）优：M_4、S_{3+}，无畸形，功能正常。

（2）良：M_3、S_3，无畸形或轻微畸形，功能好，工作、生活稍有不便。

（3）中：M_2、S_2，有中等畸形，部分关节僵硬，肢体恢复保护性感觉。

（4）差：M_1、S_1，畸形重，关节僵，功能基本丧失。

（二）国外学者常用的评定标准

1. Omer评定标准 仅分为三级，并认为不同的神经评定标准应有所区别，例如正中神经的感觉恢复十分重要，要求达到S_3才算功能满意。尺神经以运动功能为主，感觉功能只要达到S_2就算满意。Omer以英国MRC颁布的运动、感觉分级标准为依据，制定了评定标准，共分为三级（表6-2-19）。

表6-2-19 Omer评定标准

神经	级别	运动功能	感觉功能
正中神经	良	M_3	S_4或S_{3+}
	中	M_2	S_3
	差	$M_{1\sim0}$	S_2或S_1
尺神经	良	M_4	S_3
	中	M_3	S_2
	差	$M_{2\sim1}$	$S_{1\sim0}$
桡神经	良	M_4	—
	中	M_3	—
	差	$M_{2\sim1}$	—
指神经	良	—	S_4或S_{3+}
	中	—	S_3
	差	—	S_2或S_1

2. Chen下肢评定标准

（1）一级：步态正常，感觉良好。

（2）二级：轻度跛行，感觉良好。

（3）三级：穿着高跟鞋能行走，感觉尚可。

（4）四级：无拐杖就不能行走，无感觉。

七、评定周围神经功能的注意事项

针对主要周围神经损伤，有很多评价指标及量表。目前国内主要依据中华医学会手外科学分会上肢部分功能评定试用标准，臂丛神经损伤的功能评定标准综合了肩肘关节活动度、具体肌肉肌力、支配区感觉以及肌电图检查指标，依功能状态判定疗效，确定治疗方案。下肢神经功能评价主要应用英国MRC评定标准，不论上肢神经损伤还是下肢神经损伤，对其功能进行评价时，除了要有一个评定标准外，还要注意以下几点：

1. **需患者配合** 进行周围神经功能检查时，患者必须意识清醒，认知良好。要求患者充分配合，有充足的时间，按常规要求检查。要求患者用力收缩被检查的肌肉，或说出感觉的程度，以此准确地反映神经功能的真实情况。若患者语言不通、不合作及蓄意隐瞒真相，将很难得到真实的结果。

2. **选用信度、效度高的评定工具** 通过查找文献和了解特定评定工具的信度、效度水平。如无从考证，则应首先对该检查、测量工具进行信度、效度检验，以判断是否可用于临床。在满足评定目的的前提下，尽可能选择信度、效度较高的方法和工具。

3. **选择与国际接轨的通用方法** 同类的评定方法，有些是在世界范围内使用多年的标准化的检测方法，有些是在一个国家或地区常用的方法，有些是某位作者发表的研究成果，但尚未被同行接受。在选择评定方法时，应首先选用国际通用的标准化的方法。

4. **适宜的气温、体位** 检查应在安静、温度适宜的室内进行。患者保持放松、舒适的体位，检查部位要充分暴露。

5. **提问禁忌** 检查者在提问时忌用暗示性语言。

6. **对比检查** 检查中注意观察患者左、右侧肢体和远、近端部位对比。若发现感觉障碍，应从感觉减退区或消失区查至正常区。如有过敏，则从正常区开始，逐渐查至过敏区。

7. **选用同一检查** 若有可能，首次评定与再次复查应用同一检查完成。

随着对周围神经修复机制的深入研究，发现基因技术、分子生物学技术、神经靶器官失神经过程的揭示等，均会促进神经功能评价的发展，探寻早期、安全、科学、有效、简便的神经功能评价方法将是长期的课题。

（黄启顺　吴霞）

参考文献

［1］叶伟胜，Jonathan Thomas Juzi（瑞士）. 骨科康复实践［M］. 北京：人民军医出版社，2010.

［2］李庆涛，徐东潭，徐光辉. 临床骨科康复治疗学［M］. 北京：科学技术文献出版社，2009.

［3］燕铁斌. 骨科康复评定与治疗技术［M］. 3版. 北京：人民军医出版社，2011.

［4］燕铁斌. 现代康复治疗学［M］. 广州：广东科技出版社，2004.

［5］李培建，李兵仓. 周围神经损伤的修复及基因治疗［J］. 创伤外科杂志，2002，4（1）：59-61.

［6］ALOE L. Rita Levi-Montalcini and the discovery of nerve growth factor: past and present studies［J］. Arch Ital Biol，2003，141（2-3）：65-83.

［7］SAVIGNAT M，DE-DONCKER L，VODOUHE C，et al. Rat nerve regeneration with the use of a polymeric membrane loaded with NGF［J］. J Dent Res，2007，86（11）：1051-1056.

［8］SUEKI D，BRECHTER J. Orthopedic rehabilitation: clinical advisor［M］. Missouri：Mosby（Elsevier），2009.

［9］GALLA T J，VEDECNIK S V，HALBGEWACHS J，et al. Fibrin/Schwann cell matrix in poly-epsilon-caprolactone conduits enhances guided nerve regeneration［J］. Int J Artif Organs，2004，27（2）：127-136.

［10］GRAVEL C，COTZ R，LORRAIN A，et al. Adenoviral gene transfer of ciliary neurotrophic factor and brain-derived neurotrophic factor leads to long-term survival of axotomized motor neurons［J］. J Nat Med，1997，3（7）：765-770.

［11］朱家恺，罗永湘，陈统一. 现代周围神经外科学［M］. 上海：上海科学技术出版社，2007.

［12］沈宁江，朱家恺. 自主神经功能评价在周围神经损伤和修复中的临床应用［J］. 中华显微外科杂志，1994，17（3）：178-179.

［13］OMER G E. Methods of assessment of injury and recovery if peripheral nerves［J］. Surg Clin North Am，1981，61（2）：303-319.

［14］LUNDBORG G，ROSÉN B. The two-point discrimination test--time for a re-appraisal［J］. J Hand Surg Br，2004，29（5）：418-422.

［15］何波，刘小林，朱庆棠，等. 周围神经修复临床疗效的科学评价［J］. 中华显微外科杂志，2011，34（1）：15-20.

［16］顾玉东. 臂丛神经损伤的功能评定标准与治疗方案［J］. 中华手外科杂志，2011，27（3）：130.

［17］陈银海，姚红华，杨忠. 强度-时间曲线在周围神经损伤康复评定中的应用价值［J］. 中华物理医学与康复杂志，2007，29（11）：769-771.

［18］姜南春. 周围神经感觉功能测定［J］. 现代康复，2000，4（10）：1448-1450.

［19］陈文荣，朱荣江，莫仕文. 肌电图在周围神经损伤及修复中的监测作用［J］. 医学临床研究，2012，29（6）：1113-1114.

［20］MATSUDA K，WANG H X，SUO C，et al. Retrograde axonal tracing using manganese enhanced magnetic resonance imaging［J］. Neuroimage，2010，50（2）：366-374.

［21］刘艾琳，陈为民，陈琳，等. 肱骨骨折术后合并桡神经损伤的高频超声诊断［J］. 中国医学计算机成像杂志，2013，19（2）：172-175.

［22］张凯莉，徐建光. 临床实用神经肌电图诊疗技术［M］. 上海：复旦大学出版社，2004.

［23］陆裕朴，褚晓朝. 晚期周围神经损伤的治疗［J］. 中华骨科杂志，1990，10（4）：241-245.

［24］洪光祥，裴国献. 中华骨科学（手外科卷）［M］. 北京：人民卫生出版社，2010.

［25］陆裕朴，褚晓朝，殷琦. 手部神经功能检查［J］. 手外科杂志，1990，6：84-86.

［26］SUNDERLAND S. Nerve and nerve injuris［M］. 2nd ed. Edinburgh：Churchill Livingstone，1978：351-356.

［27］OMER G E. Management of peripheral nerve problems［M］. Philadelphia：W.B. Saunders Company，1980：3-10.

［28］顾玉东，王澍寰，侍德. 手外科手术学［M］. 2版. 上海：上海医科大学出版社，1999.

［29］李贵存，赵林. 手功能评定标准专题讨论会纪要［J］. 中华外科杂志，1990，28：476-479.

［30］恽晓平. 康复疗法评定学［M］. 北京：华夏出版社，2005.